师徒情缘

——倪蔼然教授临床五十年经验求索

主　编　王志芳　葛　鼎

中医古籍出版社
Publishing House of Ancient Chinese Medical Books

图书在版编目（CIP）数据

师徒情缘：倪蔼然教授临床五十年经验求索 / 王志芳，葛鼎主编．-- 北京：中医古籍出版社，2025. 3.
ISBN 978-7-5152-2928-7

Ⅰ. R272

中国国家版本馆 CIP 数据核字第 20240GC903 号

师徒情缘——倪蔼然教授临床五十年经验求索

王志芳　葛鼎　主编

策划编辑　张　磊
责任编辑　张　磊　于　佳
封面设计　王　磊
出版发行　中医古籍出版社
社　　址　北京市东城区东直门内南小街 16 号（100700）
电　　话　010-64089446（总编室）　010-64002949（发行部）
网　　址　www.zhongyiguji.com.cn
印　　刷　河北文曲印刷有限公司
开　　本　710mm×1000mm　1/16
印　　张　18.75　　彩插 24 页
字　　数　201 千字
版　　次　2025 年 3 月第 1 版　2025 年 3 月第 1 次印刷
书　　号　ISBN 978-7-5152-2928-7
定　　价　98.00 元

《师徒情缘——倪藹然教授临床五十年经验求索》

编委会

编者说明

本书为倪蔼然教授指导，主要以其徒弟以及跟诊学生优秀文章为基础整理而成，目的是为了能更好地学习倪蔼然教授的临床诊治思路和经验，为后至跟师同门提供参考。因本书非一人一时之作，故在保证内容准确的前提下，基本保持原作者写作特点。书中所列的药物加减、药物剂量、病例、基本方为门徒总结，经倪蔼然教授审核确定，保证内容的真实性和有效性，可供中医师及中医爱好者参考和学习。

由于我们编写能力有限，书中有些许不足之处，在所难免。敬请各位读者在阅读过程中发现问题并及时提出，以便我们及时修改、完善，更好地为临床服务。

序　一

倪蔼然教授，主任医师，河北省资深中医儿科专家，享受国务院政府特殊津贴。1963年毕业于天津中医学院（今天津中医药大学），从事中医儿科临床及教学、科研工作50余年，勤读经典，深研理论，长期工作在临床一线，积累了丰富的临床经验，并将自己几十年来积累的宝贵经验毫无保留地授于学生。

本书主要从倪老师常用的对药、常见疾病、疑难杂病、门徒医话等四方面进行论述，体现了倪老师严谨的治学态度。倪老师精擅岐黄之术，疗哑科疾病，悉心传道授业，育杏林后学。学生们在跟师学习中，将老师的学术思想细心领悟，整理归纳，今天终于展示给大家，这将对河北的中医儿科事业发展起到很好的助推作用。

倪老师是河北中医儿科界的大家，其高尚的医德和精湛的医术是我们晚辈效仿之楷模。此书的出版，将给更多喜爱中医儿科的同道们带来福音，惠及一方百姓。

河北省中医院儿科主任、教授

耿少怡

序　二

我在跟随恩师倪蔼然教授学习之前，曾自学中医近二十年，由于天资愚钝，终是未得要领。拜师以后，师傅通过临床示范以及扼要的点拨，带我走进了中医美妙的世界，使我深切地体会到，闻师一席话，胜读十年书！

望诊和闻诊居中医四诊之首位及次席，然而在跟随师傅学习之前，我虽然也仔细研读过王鸿谟教授、罗大伦博士等人的相关书籍，但是在为患者诊治的时候主要依靠的还是问诊、脉诊和腹诊。随师侍诊几次以后，我很快意识到自己以往认知的偏差。观其脉证固然重要，但先辈们总结的“望而知之谓之神，闻而知之谓之圣”也不是随便说说的，因为师傅在临床时就非常注重望诊和闻诊，以之为诊断的主要依据而处方用药，疗效显著。在恶补了落下的功课后，我很快就尝到了甜头。单位附近一位姓徐的小男孩，年八岁，自幼体弱多病，他妈妈描述他几乎每个月都至少感冒一次，严重的时候，还引起过肺炎、心肌炎、高热惊厥等其他病变。这个孩子皮肤白皙，偏瘦小，易于出汗，有时还盗汗，右侧脸颊有红血丝，眼神中总有一种不安的样子，扁桃体常肿大、发炎，易患咽炎，舌质软嫩、色淡红，苔薄白而润。我以望诊的体质辨证为主要依据，先予两周启脾丸，后予四周的桂枝加龙骨牡蛎汤加味，调理后孩子的体能大幅度提高，至今一年多，很少生病，偶有积食或外感，也是三两服药就好了。

两个多月前我的姐夫在体检时发现有胆囊结石，向我寻求帮助。千里相隔，不能诊脉，也无法腹诊，在以往我是无法处方的。这一次通过视频和图片观察，发现他面色黯黄，舌质微红，略有黄苔，情绪烦躁，食欲欠佳。他自己按压肋下、心下有抵抗及痛感。结合他的体质和年龄，我给他用了小柴胡汤合三金二石汤加减治疗，二十天后去医院检查未发现有 2mm 以上结石。

我是一个经方粉丝，师傅根据我的兴趣爱好，推荐了樊天徒先生主编的《伤寒论方解》和周岩的《本草思辨录》，让我学习。在网上寻找这两本书的过程中，我发现日本汉方家对经方的研究很有见地。他们用《伤寒论》的思路解读《伤寒论》，与我们国内流行的用《黄帝内经》的理论解读《伤寒论》完全不同，大大丰富了我的知识和视角，尤其在原文理解，药证、方证辨证，腹诊，体质辨证及对现代疾病谱辨证方面更是获益匪浅。今年五月的一天，我所在单位导医一岁的儿子，清早始发热，上午八点多诊见患儿体温 39.8℃，无汗，身上有鸡皮疙瘩，呼吸略急促，同事诉他两日未大便，脉浮数紧。我根据方证辨证为太阳阳明并病，予麻黄汤加知母先解太阳，一服后汗出热退至 37℃，下午三点多，体温升至 39.2℃，此时患儿喜欢喝水，身有汗出，小便发黄，于是予儿童清热口服液清解阳明，下午五点半泻下大量臭秽大便，晚上七点后脉静身凉，安睡一夜恢复正常。这次的诊治，我没有用以往的理法方药的模式，而是直接采用方证相对应的方法，简捷高效地解决了问题，与师傅的因材施教分不开的。

由于亲眼见到亲友使用西药后的严重副作用，在拜师前我对西医是比较排斥的。但是师傅对现代医学的尊重改变了我的态度，使我认识到有选择地借鉴现代医学的某些方法和研究成果，对提高中医的临床疗效也是有帮助的。我在为一位同事的母亲治疗失眠时就受益于这一思想的转变。该患者五十多岁，近三年入睡困难且易醒，输过液，中药西药都服用过，但效果不理想。患者已失去了治疗的信心，拒绝与医生接触，所以从始至终我未曾见过她本人。由于没有四诊，我只能从同事的描述中寻找处方依据，在了解以往病史的时候，同事说他母亲早年曾经因良性脑瘤做过手术，眼下依然时常头痛、腹痛。我不由得想起了与倪海厦先生借鉴现代解剖学，结合中医经络学说，关于心脏与脑瘤等七种疾病关系的论述，判断患者的失眠与营卫失和有很大的关系，于是给她服用桂枝加芍药汤。令人意想不到的是，5 剂药还没服完，同事就欣喜地告诉我他母亲竟然可以整夜安睡了！后来又服用了二十多剂的桂枝加芍药汤的加减方，至今睡眠都很好。

师傅对医德非常注重，言传身教，要求我们对患者要真心、细心、耐心。我能取得前面介绍的那位徐姓小朋友家长的信任，就是源于这“三心”。我们相识之初，正是他们全家非常苦恼的时候，原因是那时小朋友患上了尿失禁，大半年的时间，跑遍了省里的各大中、西医院，花费近两万元，依然是每天会尿裤子五六次。看了他的病历和处方，常规方法几乎用遍，那么为什么一点效果也没有呢？连续几天我一有空闲就思考他的病情。“精诚所至，金石为开”！终于有了灵感：他自幼打针输液不断，肝肾已有损伤，右侧脸颊上的红血丝就是过用激素的明证；另外，汗毛很重，与其年龄、体形、肤色明显不匹配，也是过用激素所致。多汗、盗汗及眼神不安与肾精心血受伤都有关联；脉寸关浮数，尺部沉微，易患咽喉疾患，是阳越于上、相火不降的表现。思封髓丹乃降心火、益肾水、润肾燥、壮肾阳、固肾精之妙方也，与他的症状十分相契，于是果断投之。服用三剂后，基本不再发病，又服十剂而病若失。这次全部药费一百多元，十几天的治疗，改变了一个家庭对中医药的认识，孩子的父亲以前是从不吃中药的，后来也找我为他调理“三高”和消渴。孩子的母亲则是在亲友邻里中大力宣传中医药是如何的神奇……

中医学博大精深，入门不易，学好、用好更难。能有幸跟师傅学习，是我此生的一大幸事！感恩师傅的言传身教，我会以她为榜样，努力做一个尊医道、有医德、优医术的好中医，为中医药的复兴尽自己的绵薄之力。

石家庄市万达同仁堂店经理

井长福

自　序

我不是出身于中医世家，因为特殊原因，我改学中医。1958年天津中医学院成立，我有幸成为中医学院第一届学生。从此，"白衣天使""救死扶伤"这个崇高的形象和高尚的职责便与我结下了不解之缘，意味着我终身的一切行为将不能玷污这光荣的称号和神圣的责任。学习5年毕业后，我被学校分配到伤寒教研室任教，因此首先接触的就是中医四部经典。张仲景在《伤寒论》序言中提到做一个医生应该精究方术，不能追求名利，并提到在他行医过程中勤求古训、博采众方，使我从中受到很大启发，对如何做一名合格的医生指出了明确的方向。

至今，我已从事医疗、教学50余年。在这过程中我所接触、面对的除了科室同道外，就是患者和学生。在任科主任期间，我严格要求自己，以身作则，率先垂范，努力提高全科医疗、教学水平，开展科研项目、专科特色门诊，为以后科室的工作打下了良好的基础。

"恪守职业道德，做一个合格的医生"是我的座右铭。对患者，要求自己细心诊疗，耐心服务，以中医辨证施治的理论指导治疗患者疾病，"合理检查，合理用药"，这不单单是口头说的，要真正落实到诊疗过程中，即使是中成药也要做到辨证用药，不可滥用，一方一药均要符合治疗要求。对患者，我时刻想着要有换位思想，时刻想着假如我是一名患者，假如这患者是我的亲人，我应如何对待他；也要同等对待每一位患者，尽量做到治好病、少花钱。很多患者都说“找你看病放心”，这个“放心”二字是对我多大的信任呀！我曾与学生们讲过有些病症好得慢一些是可以理解的，但绝不能求一时见效而增加任何副作用，有害于机体，尤其对小儿更要谨慎。

我工作几十年来，除了课堂讲课外，也带过多届学生的临床实习，尤其是最近十余年，不少学生慕名要求随我出诊。对这些热爱中医、有志于继承发展中医事业的学生，我从不拒绝。我已带过多届学生，有从大学三年级开始跟诊，直到毕业。至今，已有不少学生奔赴医疗以及深造的岗位，发挥了各自的作用。近些年，我又相继接受了由河北省中医药管理局下达的跨行学中医的师承弟子 6 人，其中 2 名已通过取证考试，成绩在全省名列前茅。

在我与这些同学相处中，业余时间我们不分老少，促膝相谈，相互交流，教学相长，没有代沟，非常默契。每逢节日，有些同学因家远不能回家，我就约他们到家中共度佳节，使他们感到像在家一样温暖。学生对我也像对家中的老人一样关心照顾，每逢我出诊时，虽然有专车接送，他们也都寸步不离，知我行走不便，在课余时间用轮椅推着我去公园晒太阳。在我生病住院时，他们一直守在我的身边，有的从北京、天津特地赶来看我。在他们的关心下，我的身体恢复得很快，真是亲如家人。

传承中医是我的职责，在带教过程中我从不保守。我把这些学生当作我自己的后代，毫无保留地将自己所学知识及临床经验传授给他们。在诊治过程中，从询问患者病情，书写病例，望舌诊、口腔、咽喉，到闻诊、切脉，全面讲述并分析方药。我的学生也将他们学到的这些知识应用到实践中，每年节假日回家时，都能给家人以及周围邻居诊病，取得较好的疗效。

作为一个医生永远不能满足现状，因为医学总在不断发展。为更好地提高自己的医疗水平，就要不断学习，同时要温故而知新，并与时俱进。因此，每天看《养生堂》已成我必做的一件事，同时要看医学书报，不断吸取同道的经验，取长补短和了解医学进展，充实和提高自己的医疗水平，也随时将自己的体会传授给学生。

如今我年逾八十，在有生之年，仍要保持好晚节，为患者服务好，为传承中医药事业继续尽自己的微薄之力。

倪蔼然

2019 年 10 月 27 日

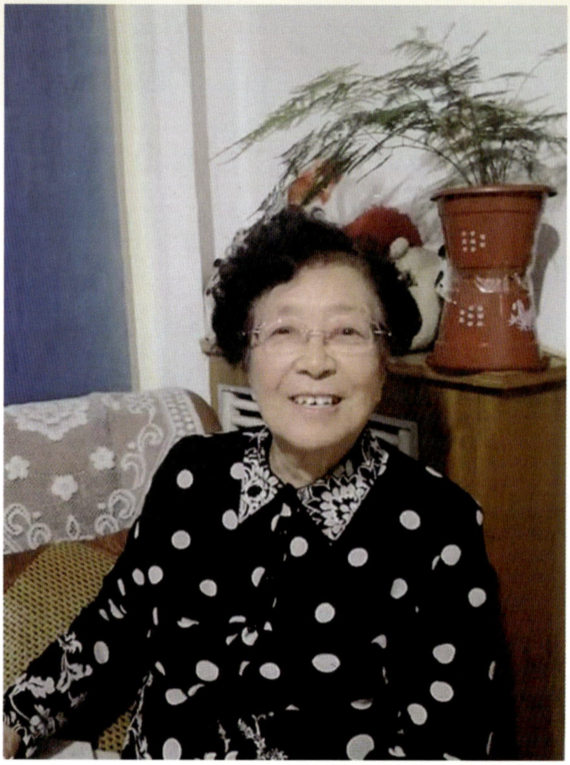

倪谒然教授近照

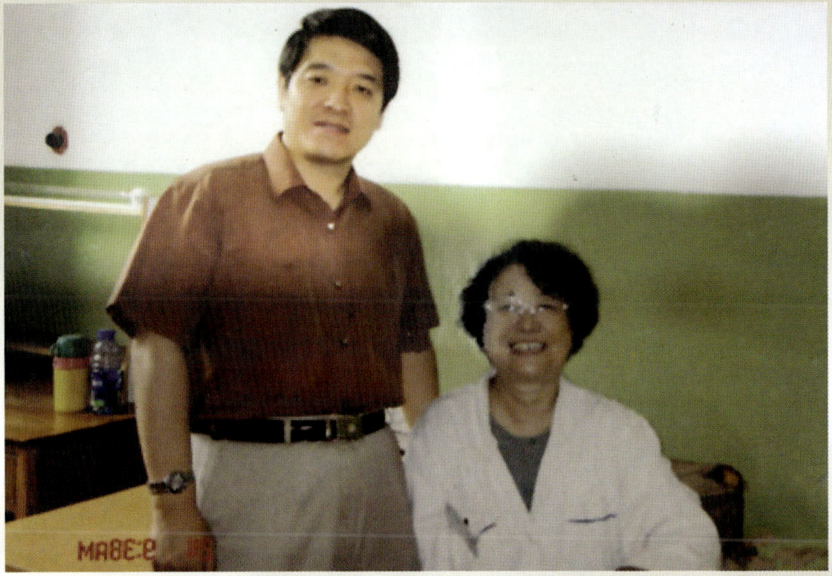

倪蔼然教授与马融教授早年合影

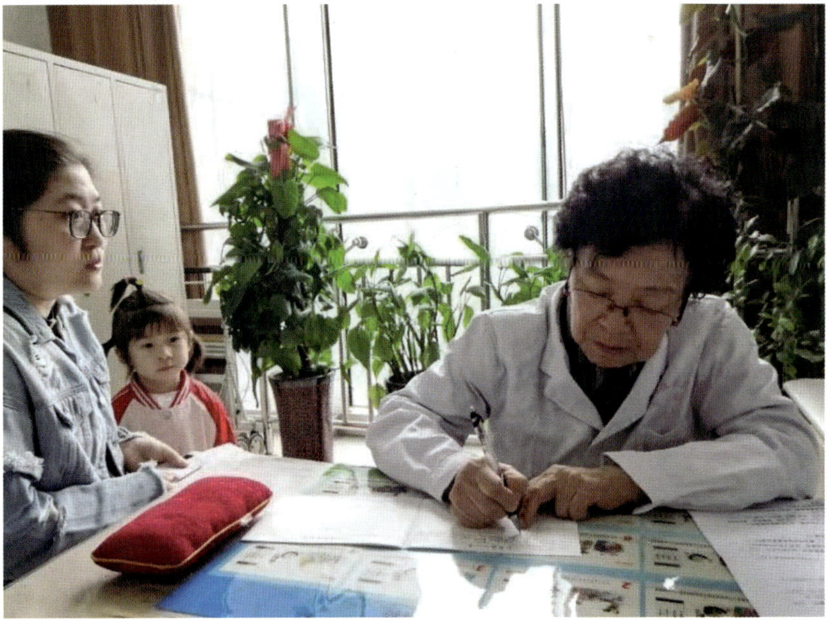

倪蔼然教授出诊于河北省中医院儿科门诊

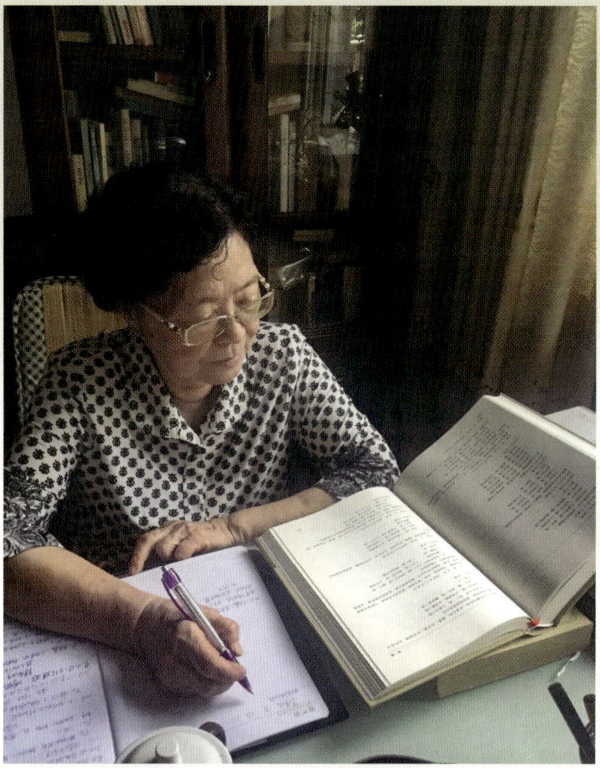

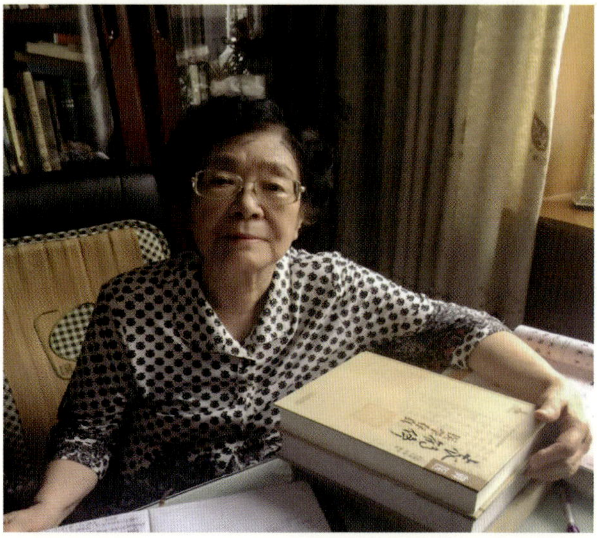

倪藹然教授日常

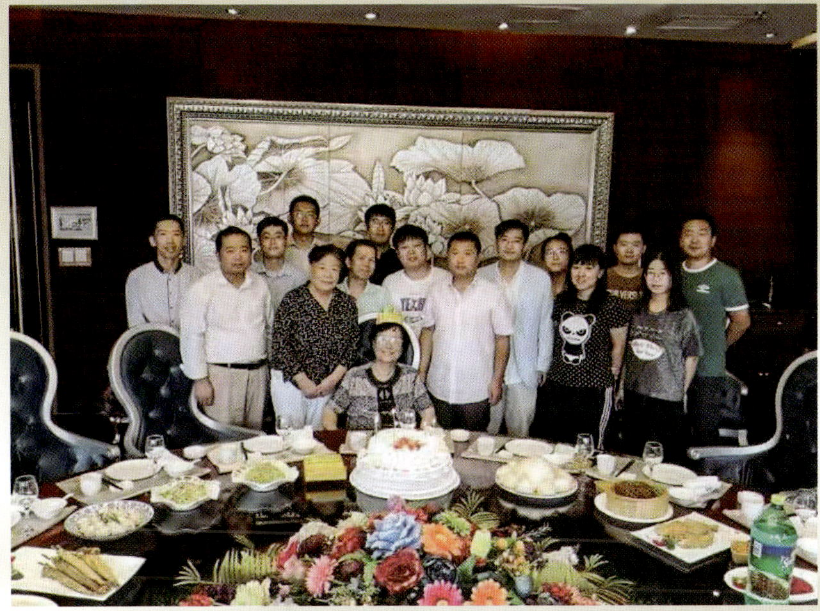

学生庆祝倪谌然教授生日

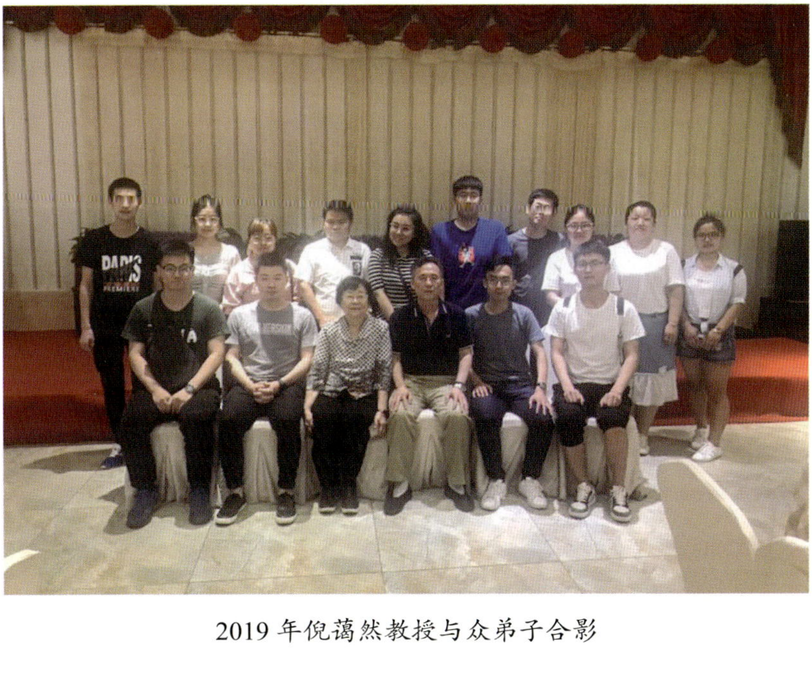

2019 年倪谌然教授与众弟子合影

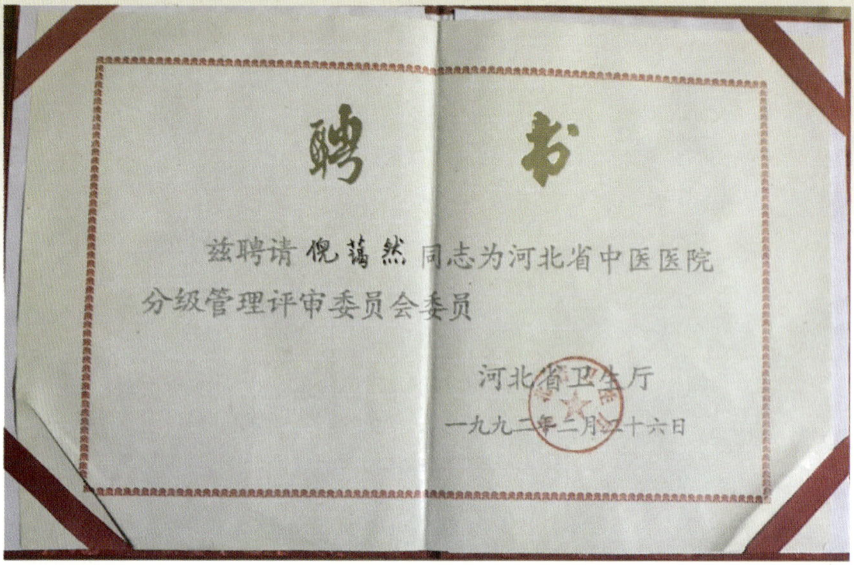
聘书
兹聘请倪藹然同志为河北省中医医院
分级管理评审委员会委员
河北省卫生厅
一九九二年二月二十六日

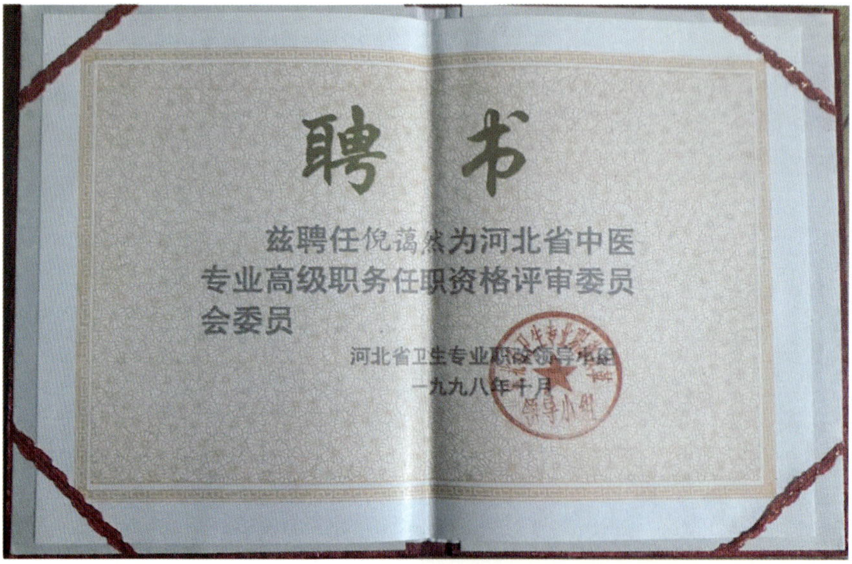
聘书
兹聘任倪藹然为河北省中医
专业高级职务任职资格评审委员
会委员
河北省卫生专业职改领导小组
一九九八年十月

倪藹然教授所获聘书

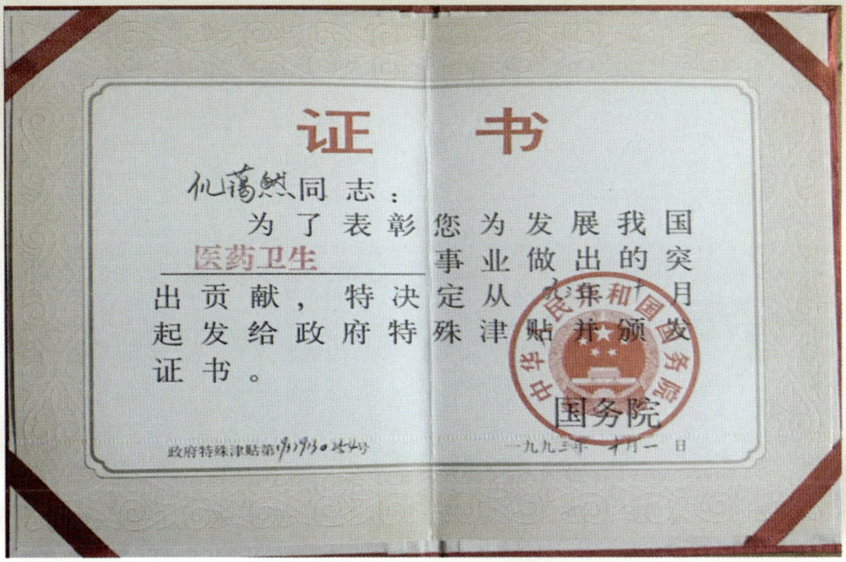
证书
同志：
为了表彰您为发展我国
医药卫生
事业做出的突
出贡献，特决定从
月
起发给政府特殊津贴并颁发
证书。
国务院
政府特殊津贴第
号
日

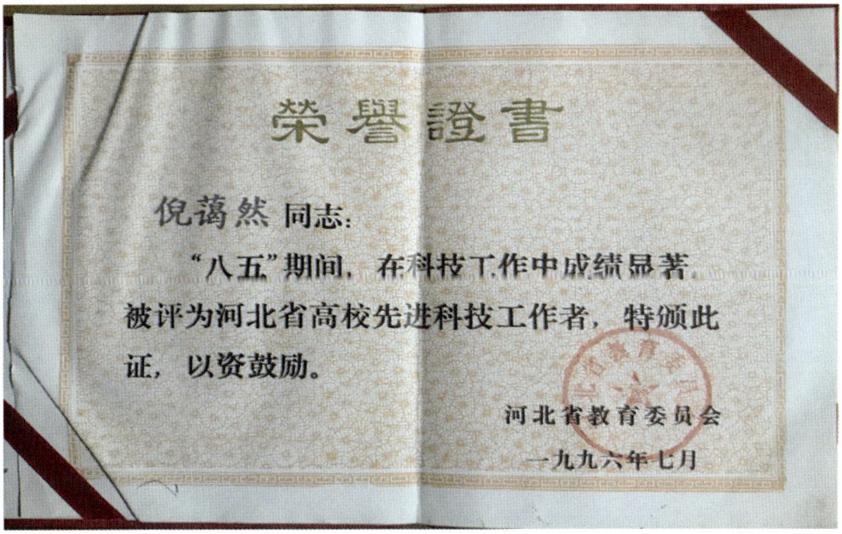
榮譽證書
倪蔼然 同志：
“八五”期间，在科技工作中成绩显著，
被评为河北省高校先进科技工作者，特颁此
证，以资鼓励。
河北省教育委员会
一九九六年七月

倪蔼然教授所获证书

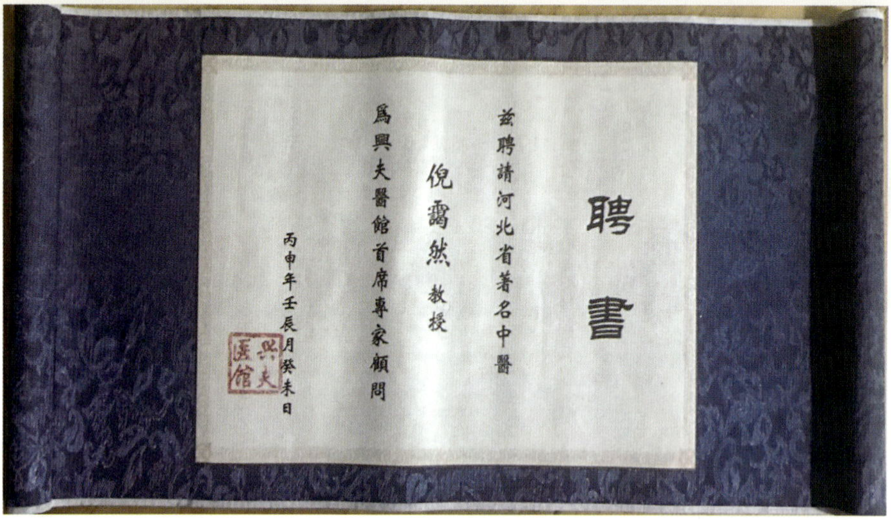

聘書
茲聘請河北省著名中醫
倪靄然 教授
爲興夫醫館首席專家顧問
丙申年壬辰月癸未日
興夫醫館

倪蔼然教授所获聘书

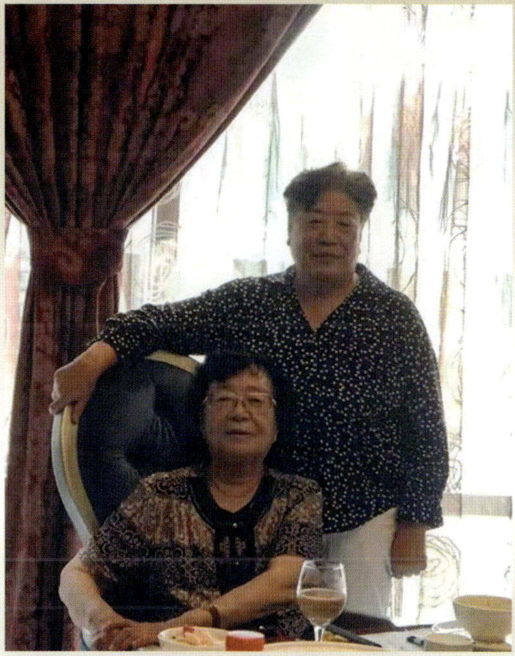

马会朴与倪藹然教授合影

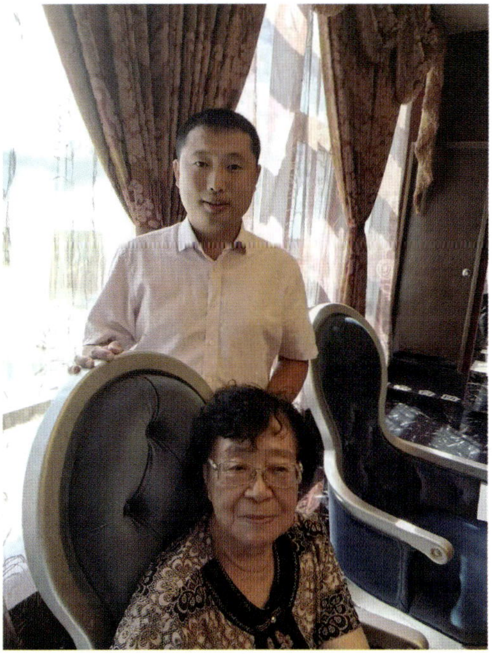

葛鼎与倪藹然教授合影

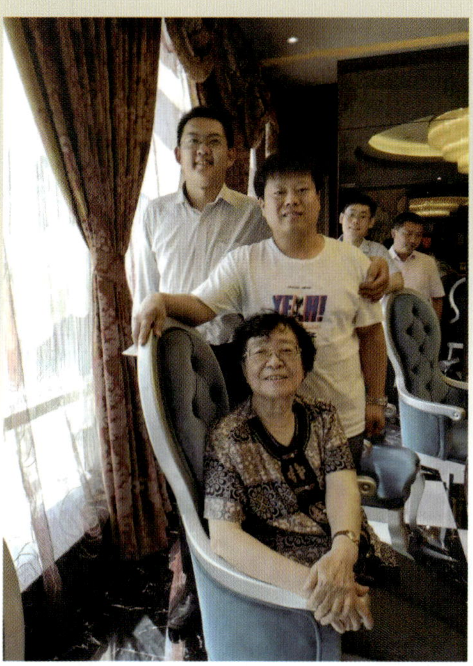

倪藹然教授与赵永利（图右）、马明超（图左）合影

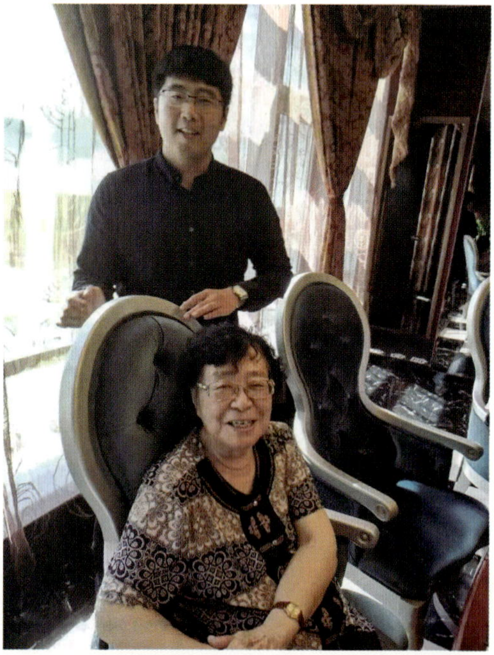

张建与倪藹然教授合影

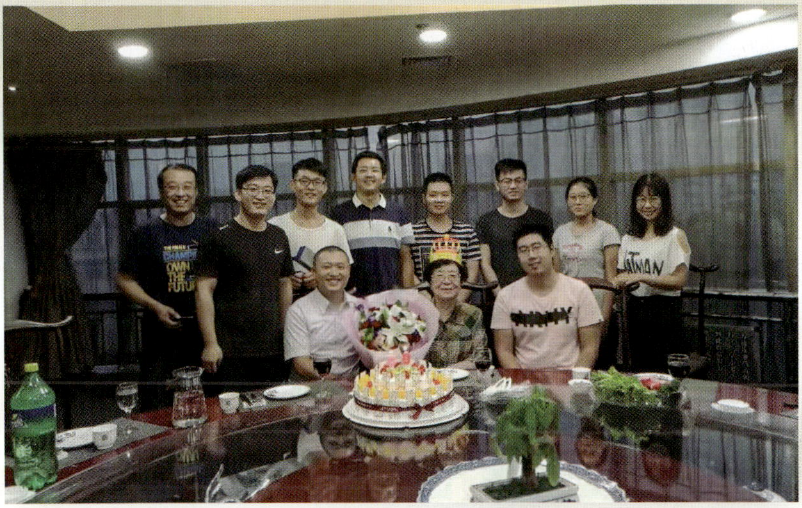

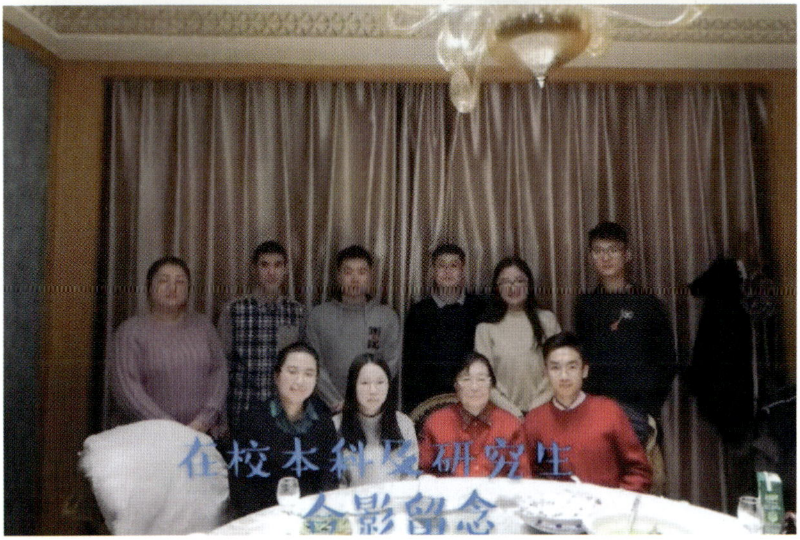

师徒合影

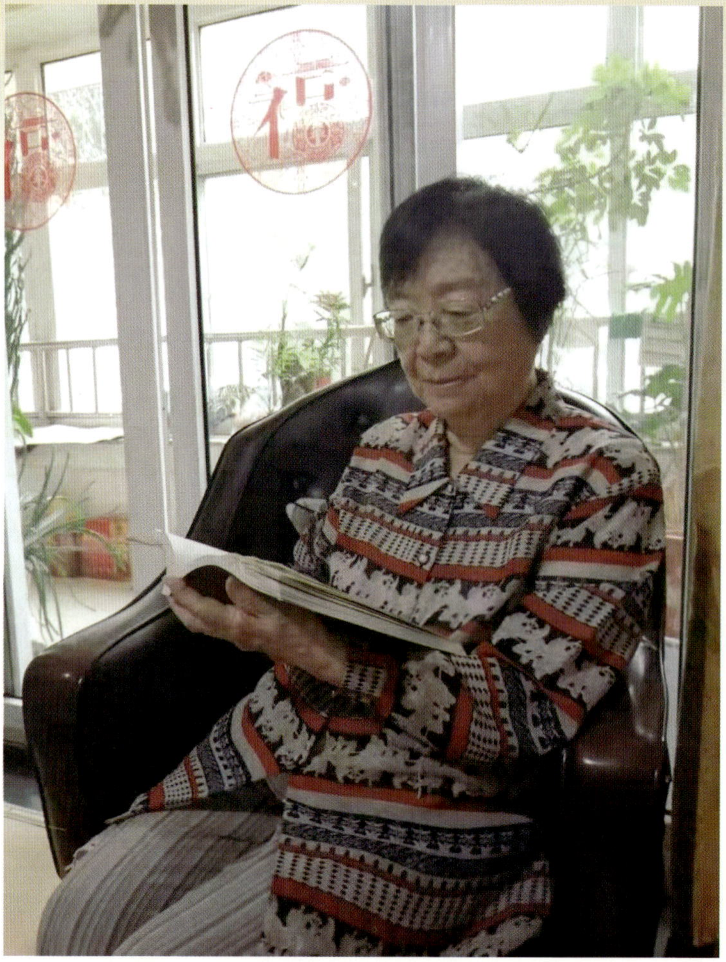

倪蔼然教授近照

目录

上篇　倪蔼然教授简介及学术思想

中篇　跟师临床例证

下篇　门徒心得集锦

附　倪蔼然教授相关文章

上篇
倪蔼然教授简介及学术思想

倪蔼然教授简介

倪蔼然，女，1937年8月出生于天津市，汉族，主任医师，教授，中医儿科专家，享受国务院政府特殊津贴。1958年在天津中医学院就读，1963年毕业后留校任教，1969年在河北省中医院任儿科医师，曾任河北省中医院儿科主任兼儿科教研室主任，从事儿科医、教、研工作50余年。

一、业医简史

倪蔼然教授1955年于天津市耀华中学毕业后，考入北京大学物理系，中途因病休学。因亲人及自己患病多求治于哈荔田、陆观虎、董晓初等津沽名医，使得倪蔼然教授有机会目睹诸多名家的大医风范，对祖国医学的显著疗效也是深有体会，逐渐对中医学充满了兴趣。恰好1958年天津中医学院招收中医学本科生，遂在北京大学和天津中医学院双方领导的关怀和支持下转学于天津中医学院。经过5年的刻苦学习，1963年倪蔼然教授以优异的成绩毕业并留校任教。留校之初，她被分配到伤寒教研室任助教，当时伤寒教研室主任是享誉全国的肝病大师邢锡波先生，邢老治伤寒主张理论联系实践，几乎将所有的经方在临床上加以试用，并进一步总结其临床功用。在邢老及组内张灏、杨锦堂、孙抱存、刘宝奇等诸位名师的指导下，她的教学水平有了较大的提高，除了担任3届本科班的《伤寒论》教学工作之外，还承担了天津中医学院学习班的教学工作，同时还进行临床实践。这一段看似时间不长的教学经历为她日后从事中医儿科工作打下了坚实的基础。时至今日，倪蔼然教授的处方中也常常可以见到酸枣仁汤、竹叶石膏汤和小陷胸汤等许多经方的踪影。

1969年天津中医学院迁到石家庄，与河北医学院合并，组建河北新医大学。倪蔼然教授在河北省中医院承担学生临床带教实习工作，并被编入儿科组，从事中医儿科的临床及教学工作。当时河北省中医院儿科由随学校迁来的马新云先生主持工作，马老是儿科世家，善于诊治各种儿科疾病，名噪津门；同时被分配到儿科带教的还有夏锦堂先生，夏老早年随师学医，后毕业于南京中医师资进修班，为孟河医派的传人之一，他临证审证准确，用药精当。倪蔼然教授得到两位名家的悉心指导，业务水平大进，数年之间熟练地掌握了儿科常见病、多发病的诊治方法。20世纪80年代末，马老年事已高，加上社会兼职较多，儿科的领导工作就落在了倪蔼然教授的肩上。倪蔼然教授带领全科医护人员除了较好地完成了儿科常见病、多发病的诊治工作外，还对一些中医治疗较有优势的病种，如小儿厌食症、小儿多动症、抽动症、小儿心肌炎等进行了专门的观察研究，取得了较好的疗效，也获得多项科研成果。

倪蔼然教授从事中医儿科事业50余年，始终坚持在中医临床、教学、科研第一线，通过多年的刻苦钻研和临床实践，积累了丰富的经验。她善于诊治多种儿科疾病，特别是在小儿厌食症、多动症、抽动障碍、反复易感的调治等方面，进行了深入的研究，主持了多项省级课题，取得了丰硕的成果。

二、主要贡献

1. 精擅岐黄之术，疗哑科病疾

幼科，古称哑科，意即小儿或不会言语，即使言语亦常表达不清，给诊查病情增加了难度。因此历来就有“宁治十妇人，莫治一小儿”之说，可见从事中医儿科工作之艰难。倪蔼然教授在大学期间即打下了坚实的中医理论基础，及至后来又长期从事临床和教学工作，特别是在著名儿科专家马新云老先生的指导下，在运用中医中药治疗儿科常见病、多发病方面积累了丰富的经验，尤其是对于儿童多动综合征、反复易感、厌食症、心肌炎等多种疑难病具有独到见解，常常能收到较好的疗效，得到广大家长的赞誉。

2. 悉心传道授业，育杏林后学

倪蔼然教授自大学毕业留校就开始从事中医教育工作，为多届本科生系统讲解《伤寒论》。其后到河北省中医院从事儿科工作以后，也一直为本科生讲授《中医儿科学》，同时担任中医儿科学教研室主任。倪蔼然教授深知师资队伍的建设在学科发展中的重要作用，因此从她担任儿科主任开始，就十分重视青年医师的教学能力培养。她特别制订了每周定期试讲的制度，由科里的青年医师轮流讲解《中医儿科学》部分章节，再由高年资医师（教师）提出意见与建议。几年时间下来，青年医师的教学能力均有了较大的提高。同时，对于本科生的临床带教，倪师也是尽心尽力，对学生所问总是有问必答，不厌其烦；对待临床上的典型病例则结合课上所讲的理论知识详细讲解，务求学生掌握。退休之后，她仍坚持每周查房，对于疑难病例，在仔细诊查的基础上，边分析病情，边向学生及青年教师讲解，将自己几十年的宝贵经验倾囊相授。

3. 积极投身科研，结累累硕果

倪蔼然教授在搞好医疗和教学工作的同时，积极投身医学科研，先后对儿科的一些疑难疾病如儿童多动综合征、厌食症、反复易感等进行了长期的临床观察，并申报相关课题。倪蔼然教授从事科学研究态度极其严谨，取得了丰硕的成果。作为第一主研人，她 3 次获得河北省科技进步二等奖，多篇科研论文也陆续发表在国内各级期刊上。

4. 撰讲防病常识，惠婴童大众

倪蔼然教授非常推崇祖国医学中的预防思想，针对小儿“脏腑娇嫩，易虚易实”的生理特点，并结合当今的气候特点及生活习惯，总结出很多常见儿科疾病的预防方法。每次诊治患儿时，她总是不厌其烦地向患儿家属交代这些预防方法。同时为了让更多儿童受益，倪蔼然教授还抓住一切机会将这些简便易行而又十分有效的方法加以宣讲，或撰写相关科普文章，或接受记者采访讲述。“让儿童少得病、不得病，是我最大的心愿”，倪蔼然教授是这样说的，也是这样做的。

三、学术思想

（一）多脏并调，巧治神志疾病

儿童多动综合征及抽动障碍是当今临床上较为常见的儿科精神疾病，且发病率呈逐渐升高的趋势。本病在传统中医著作中未见明确记载，现代医家根据其临床症状将其归为“瘛疭”“慢惊风”“肝风证”等疾病范畴。早在20世纪70年代中期，倪蔼然教授就开始尝试应用中医中药治疗本病，经过多年经验积累，逐渐形成了其独特的诊疗思想。

1. 病机复杂，涉及面广

倪蔼然教授认为本病病位以肝为中心。肝体阴而用阳，为风木之脏，性喜条达，开窍于目，其声为呼，变动为握。《素问·阴阳应象大论》更是指出了肝脏的病变特点——风胜则动，当患儿肝阴不足，日久发展成为肝阳上亢或肝风内动时，则出现眨眼、清嗓子、挤眉、噘嘴、摇头、耸肩、甩臂、握拳、鼓肚、踢腿、呼叫、秽语、破坏行为等一系列阳亢或风动之象。

同时本病的发生与心、肾、脾也密切相关：患儿禀赋不足，或后天体弱多病，导致肾精不足，阴虚阳亢，则患者精神亢奋、多语多动；肾亏日久损及心肝，神明无主，则注意力不集中，学习困难；肝阳上亢，挟风上扰，则有前述之症；同时患儿嗜食辛辣、肥甘厚腻，导致脾之运化失职，生痰上扰神明，或阻塞心窍，则可出现烦躁不安、睡眠障碍等症。

2. **数法合用，多脏并治**

针对上述病机，倪蔼然教授拟定了“调脑益智汤”和“止抽益智汤”两个经验方，分别用于儿童多动综合征和抽动障碍的治疗。两方均以孔圣枕中丹为基本方加减而来，其选药精当，切中病机，包含了滋补肝肾、潜镇肝阳、平息肝风、疏解肝郁、养心安神、清心祛痰、开窍益智、健脾益胃等诸多治法，着重协调各个脏器功能之间的动态平衡，临床根据患儿具体情况随症加减，常常可以收到较好的疗效。

3. **日常调护，至关重要**

倪蔼然教授特别指出，一些不良的生活习惯或刺激，常常是加重患儿病情的诱因。如一些患儿沉迷于游戏当中，过度思虑伤脾；一些患儿感受外感之邪，入里化热，常常加重病情；还有些家长对本病缺乏相应的科学知识，常训斥甚至打骂患儿，导致患者情志受伤，肝失疏泄，使病情加重。因此，倪蔼然教授诊治该病时总是反复叮嘱患者家长，注意调整好患儿的饮食起居，以免病情反复。

（二）**衷中参西，病证结合**

倪蔼然教授在临床诊治儿科疾病时，常常是单纯应用中药，但是她对西医的诊疗方法并不排斥，更多地是强调辨病辨证相结合。

倪蔼然教授认为中医的特色在于辨证论治，即在四诊搜集资料的基础上正确判断患者的病因、病位、病性以及病势等情况，并以此确立治法，作为遣方用药的依据，更加强调疾病的个体化治疗；而现代医学对多数疾病的发生、发展、病程经过、疾病转归等都有比较清晰的认识，较传统中医对病的认识更为微观化、具体化。因此发挥二者的优势，走辨证与辨病结合的道路，可以较好地提高临床疗效。

如倪蔼然教授治疗小儿哮喘，常常先明确西医诊断，如果属过敏性哮喘，则在方中加入蝉蜕、地龙、徐长卿等解痉平喘并具有抗过敏作用的药物。再如她治疗小儿呼吸道感染时，必须先明确西医诊断，再根据不同的疾病遣方用药，如诊断为咽炎则重在疏风清热利咽；扁桃体炎则重在清热解毒消肿；支气管肺炎更要清化痰热。病位不同，立法选药自然有所差异。

倪蔼然教授指出现代医学诊断方法，包括一些影像、实验室检查结果，可以看作是传统中医四诊方法的延伸，既弥补了四诊的不足，又可以作为中医辨证的依据。如倪蔼然教授在诊治支气管肺炎时，结合自己多年的临床经验，将听诊所获体征作为指导疾病辨证用药的重要参考，如肺部出现湿啰音多提示肺热壅滞证，常常重用黄芩、鱼腥草以清肺热；而肺部听诊有哮鸣音者，常提示气道有痰阻，气道变窄，多用泻肺祛痰平喘药治之，如桑白皮、广地龙、紫苏子、葶苈子等。此外，倪蔼然教授还指出，只要患者胸部X光片提示肺炎时均可加入鱼腥草、金银花、连翘、全瓜蒌、清半夏五味药物，因为经过大量临床实践证明此五味药合治肺炎疗效极佳，故即使患者没有典型症状或体征，而只要胸片存在肺炎提示时亦可用之。

（三）内外并治，提高临床疗效

内病外治是祖国医学的特色疗法之一，早在《黄帝内经》中就已经提出了内者外治、外者内治、内外兼治的治疗法则。其后经过历代医家的实践发挥，无论在治疗方法还是治疗处方上都有了极大的发展。特别是 1949 年以后，应用中医外治疗法治疗疾病的相关报道更是日渐增多。

倪蔼然教授认为小儿肌肤较为薄嫩，皮下血流极其丰富，外用药物易于吸收。外治疗法常常能够取得较为明显的疗效，还可以有效地解决患儿服药难的问题。为此倪蔼然教授认真查阅《幼幼集成》《验方新编》以及《理瀹骈文》等记载外治疗法较多的古籍，在广泛学习国内同行应用外治疗法治疗小儿常见疾病成功经验的基础上，结合自己多年来的临床实践，逐步摸索出了一套较为完善的小儿疾病外治疗法的经验。在临床上，对于小儿腹泻、厌食、便秘、腹痛、咳喘等儿科常见病，均可在内服药物的同时，适当施以相应的外敷药物治疗。这一简便廉验的疗法一经开展就受到了广大患儿家长的欢迎，直到今天仍是河北省中医院的特色诊疗项目之一。

1. 据证拟定穴位

倪蔼然教授在运用中药外敷治疗小儿疾病时，常常会根据病情选定不同的特效穴位以起到引药直达病所的作用。如在治疗小儿腹泻、便秘、消化不良时，常常会选用神阙穴，一则神阙是任脉之要穴，与胃肠相近，具有回阳固脱、健运脾胃之功；二则神阙穴范围较大且深，易于填入药粉敷疗。而在治疗小儿咳喘时，倪蔼然教授则常常会选用膻中穴、肺俞穴、膈俞穴等作用于肺脏的穴位；如喘息症状极其严重时，则对症选加天突等具有较好定喘效果的穴位。

2. 择药处方精当

倪蔼然教授根据外治法的特点，提出从以下四个着眼点来择药处方。一是必须遵循辨证论治的原则。如在治疗小儿腹泻时，首先必须分清寒热属性，分别治之，即使是外治法亦应如此。否则寒热错投，祸不旋踵。因此倪蔼然教授在临床上对于小儿腹泻拟定了温脾止泻膏与消炎止痢膏两个处方，分别用来治疗寒性与热性的腹泻。二是针对病机选药。如治疗小儿寒性腹痛的腹痛膏（炮姜、川椒、木香、白芍、延胡索、丁香、细辛等），主要针对“寒邪阻滞气机，不通则痛”的病机。方中炮姜、川椒、丁香温中祛寒，木香、延胡索行气止痛，白芍缓急止痛，诸药共用，恰合病机。三是多用药性相对峻猛而疗效明显之品。因外敷疗法作用部位局限，吸收面积较小，组方选药如仅仅应用药性平和缓调之品常常难以达到预期效果，故倪蔼然教授治疗小儿咳喘的止咳平喘膏中选用麻黄、葶苈子等药性峻猛而定喘功效较强的药物，收效显著。四是必须加入辛香走窜之品，以利药物吸收。如上述腹痛膏中配伍细辛，此药辛香性烈，走窜之力尤强，适量伍用，可促进诸药吸收，进而增强疗效。

3. 醋、酒作为介质

一般来说，外敷的中药多是粉末状态，需要一些液态或半液态的物质作为媒介将其赋型，以便于临床应用。倪蔼然教授在临床上常常选用陈醋和白酒作为外用药物赋型的介质。因陈醋和白酒均是日常生活中的调味品或饮品，相对来讲无毒副作用；且二者均是有机物，根据相似相溶原理，易析出药粉中的有效成分，从而加强外用药物的透皮吸收。此外，倪蔼然教授还指出，临床上要根据病证的性质对介质进行合理地选择，如热性病常用陈醋作为媒介，而白酒则常用于虚寒性腹泻的患儿。当然，酒精过敏的患儿应绝对禁用白酒作为介质。

（四）健脾化滞，重视日常调摄

“治未病”是中医学的一大特色，是预防医学思想在传统中医学中的具体实践。其内容包含较为广泛，现在一般将其概括为“未病先防”与“既病防变”两大部分。倪蔼然教授在临床中十分重视疾病的预防，她认为小儿是“稚阴稚阳”之体，具有特殊的生理特点——脏腑娇嫩，形气未充，各个脏器发育尚不完善，对外界邪气防御能力低下，容易出现外邪侵袭致病的情况；同时，小儿脾胃功能较弱，再加上其饮食不知饥饱，极易出现乳食积滞，从而或直接引起腹泻、呕吐、便秘等消化系统疾病，或作为兼夹病理机制，与所感外邪形成内外合邪，加重外感疾患，甚或变生他疾。

因此在临床上倪蔼然教授十分重视小儿脾胃功能的调护，在具体诊疗疾病时，常常会在处方中加入健脾化滞之品，如多伍白术健脾助运，鸡内金、焦三仙等消食导滞，同时力避应用克伐脾胃正气之峻烈药物。

倪蔼然教授在分析其调护脾胃之法时将其归纳为三条：一是

遵循六腑之生理特点，“以通为用，以降为顺”，强调应用通降药物，如木香、佛手等，并配合清半夏等降逆和胃，调整胃肠气机升降，用于治疗腹痛、厌食、呕吐、呃逆等消化系统疾病；二是消除乳食积滞等兼夹病理因素，常用炒麦芽、焦山楂等药物伍入方中，通过去除乳食等积滞，有利于恢复胃肠功能，从而起到间接调理脾胃的作用；三是在治疗其他疾病时，亦注意时刻顾护脾胃。如临床上治疗小儿心肌炎表现为心动过速者，如果患者表现为心火亢盛，则常常需要应用黄连来清心安神，但倪蔼然教授认为黄连苦寒，极易戕伐脾阳，导致患儿脾胃受损，成为疾病迁延不愈的重要原因之一，因此临证时常选用少量的莲子心代替黄连治疗此类病证，既可以起到清心宁神的功效，又不会造成脾胃的损伤，可谓匠心独运。

（五）优秀成果

1. 科研

1993 年《中医辨证分型治疗小儿厌食症》获河北省卫生厅科技进步二等奖。研制了系列用药：食积内热型——和胃消食丸，气阴两虚型——益阴散，脾胃虚弱型——调脾散，痰湿阻滞型——健运增食丹。

1998 年《清心灵益心灵治疗小儿病毒性心肌炎临床疗效观察》获河北省卫生厅科技进步二等奖。以清心灵（调心 1 号）、益心灵（调心 2 号）分别治疗小儿心肌炎证属邪气瘀阻、心阳不振以及心气不足、心脉失养的两种不同证型。

1999 年《中医敷贴濯足疗法治疗小儿泄泻临床观察》获河北

省卫生厅科技进步二等奖。

2000 年《抗痫神丹治疗痫证临床疗效观察》获河北省卫生厅科技进步三等奖。

2001 年《平痛神奇膏敷脐治疗小儿腹痛临床疗效研究》获河北省卫生厅科技进步三等奖。

2. 社会兼职

1988 年被聘为石家庄市长安区妇幼保健保偿制度技术鉴定成员。

1992 年被聘为河北省中医医院分级管理评审委员会委员。

1998 年被聘为河北省中医专业高级职务任职资格评审委员会委员，被聘为河北省继续教育专家委员会委员。

2003 年被聘为河北省医务会医疗事故技术鉴定专家库成员。

2008—2013 年任河北省第四届老教授协会理事。

1982—1999 年任河北省中医院儿科副主任、儿科主任、儿科教研室主任。

3. 学术著作

《中医学问答》（参编），人民卫生出版社。

《北方医话》（编委），北京科学技术出版社。

《爱心关心孝心医学丛书・小儿常见病症防治法》（副主编），中国中医药出版社。

《儿童多动症临床治疗学》（编委），人民军医出版社。

《中医儿科学》（编委），河北省中医函授学校。

其他：

1991 年在多脏器功能衰竭学术交流会上分享“难治性肾病综合征治疗体会”（有论文证书）。

1986、1991 年在全国中医基础理论研讨会（第一届、第二届）上分享“小儿多动症临床治疗研讨”（有论文证书）。

1993 年入编《中国实用科技成果大辞典》（西南交通大学出版社）。

1994 年入编《中国名医列传·当代卷》（中国国际广播出版社）。

1994 年入编《中国大陆名医大典》（中国国际交流出版社）。

1995 年被列入《河北省专家名人录》（河北省人事厅编）。

1996 年中国第一部寻医问药台历入选专家（新疆科技卫生出版社）。

1998 年入编《中国专家人才库》（人民日报出版社）。

4. 荣誉

1991 年被评为（河北）省会高校教书育人先进个人。

1991 年被评为河北省高校优秀共产党员。

1996 年被河北省教育委员会评为“八五”期间河北省高校先进科技工作者。

因工作业绩突出，多次被河北省中医院评为院级先进工作者及优秀共产党员。

（马明超）

简述倪蔼然教授对小儿生理病理的理解

倪蔼然教授以儿科见长，认为儿科大家首推钱乙，钱乙以五脏为核心的辨证用药体系学术思想对其影响颇深。倪蔼然教授在临床中善于运用脏腑辨证和体质辨证诊治疾病，在继承钱乙学术思想的基础上，广泛涉猎各家之长，再结合多年的临床用药体会，形成了自己的学术思想。

倪蔼然教授尊古而不泥古，认为小儿体质整体为“纯阳”，因其生长发育迅速，阳多而阴少；脏腑娇嫩，“稚阴未充”“稚阳未长”，强调用药宜随五脏六腑之性，重视脏腑气机升降出入，注重脏腑辨证。盖“心主惊，肝主风，脾主困，肺主喘，肾主虚”是也。心为阳脏而主神明，心气通明，故惊先伤心，如治疗小儿暴受惊恐，夜啼不安，有热者可用太极丸加镇惊安神之品或口服金黄抱龙丸，以顺心主神明之性。肝为刚脏，风动之性多应于肝，主疏泄，调畅全身气机，如高热抽搐，乃热入肝也，不能舒筋而发，可以羚羊角粉冲服获奇效。肺为娇脏，主宣降，为水之上源，生宗气而布津液，然小儿肺脏最为娇嫩，易受邪侵，失治误治，又易形成痼疾，如感冒咳嗽日久成哮喘等病。所以在治疗肺脏疾病时，必先注重宣肺降气，以复肺宣降之机，又“上焦如雾”，当选用轻灵柔和之药，又因“肺喜润而恶燥”之性，需预防伤阴，可选桑杏汤加减。脾主运化，为后天之本、气血生化之源，脾胃功能健全与否关系到小儿生长发育是否正常，故治病护理当时时顾护脾胃，如治疗小儿厌食、腹痛、腹胀等脾胃疾病时，重拨动中焦之气机枢纽，恢复中焦气机之升降，促进药物吸收，又需防止过度用药损伤胃气，常用五味异功散和保和丸、平胃散等。肾主蛰藏，又“肾常虚”，小儿五迟五软、抽动症、遗尿多责之于肾，补肾当选用封藏固涩之品，以顺肾封藏之性，方多用六味地黄丸加减。

小儿疾病外感最多，感邪以风热为多，但小儿感邪后因主诉难清、脉症难凭，病情易变，传化迅速，医者最不易把握小儿病情，难于准确施药治疗，故快速而准确辨证小儿疾病的虚实、寒热、脏腑是治疗的关键。其中舌诊尤显重要，因舌为心之苗、脾之外候，苔由胃气所生，手少阴之别系舌本，足厥阴之脉络舌本，足太阴之脉连舌本散舌下，故脏腑病变能通过舌质和舌苔反映出来。通过望舌的神色形态，可以从大局上直观地把握患儿疾病的寒热、脏腑，为处方用药提供明确方向。又小儿脏腑娇嫩，形气未充，对外界和自身的变化相对敏感，而舌又与五脏六腑相联系，故望舌对于诊治疾病有重要意义。倪蔼然教授常言治小儿病，不看舌不足以诊治处方。所以临床治病必看舌，根据舌诊处方用药常获良效。

倪蔼然教授舌诊将舌象分为舌质与舌苔，舌质主要查其色泽、形态，舌苔主要查其厚薄、润燥、颜色。倪蔼然教授遵《辨舌指南》“辨舌质可辨脏腑之虚实，视舌苔可察六淫之浅深”之言，根据舌质明疾病之虚实、舌苔辨邪气之浅深。倪蔼然教授将舌质颜色分为舌质淡白、淡红、微偏红、偏红、红等，根据细微变化，处方有所不同。如舌质红则处方必用忍冬藤 15g、连翘 12g，若舌质略偏红则以忍冬藤 12g、连翘 10g 清透郁热。其中细微差别当体现于处方当中。就舌苔厚薄而言，则多见花剥苔、地图舌、少苔、苔腻、苔厚；就苔色而言，分白、淡黄、黄。其中花剥苔主阴虚，甚者地图舌，更重可形成龟板舌，治疗以养阴为始终，以舌质、舌色正常为停药标准。苔腻主湿，苔厚为食积。苔色白主病在表，苔色淡黄主病在半表半里，苔黄主里。其总不忘先看舌质、后查舌色，若伴舌质嫩而略红，舌苔薄或少苔或剥苔者，为虚热，常合生地黄、百合、沙参、麦冬、玉竹等滋养肺胃之品；伴舌质偏红、苔黄厚或厚腻，此为湿郁化热、食积化热，常用消痰清热或消食化积等法，以二陈汤加减或保和丸加减。

倪蔼然教授治病思路以顺脏腑功能特性为主。小儿肺病证宜遵温病卫气营血治则，但由于小儿病势传变极快，初治时即多见卫气同病、气营同病，故在治疗的同时尚需防止病邪深入，如可加水牛角丝、羚羊角等清热凉营之品防止热入营血，并注重透热转气的应用，给邪以出路。对于脾胃而言贵运不贵补，故处方多以消食健脾助运为主。如治疗小儿抽动症、多动症，其本在肾脾，其标在心肝，宜脾肾同调、清热镇静，以倪蔼然教授自拟调脑汤 1 号、2 号（由以往“调脑益智汤”和“止抽益智汤”发展而来）加减，健脾补肾培元，调整阴阳；又，补脾宜四君子汤，养胃宜益胃汤等。

在处方用药上，倪蔼然教授结合疾病的特点，应用中医传统辨证论治思维，并结合现代医学诊治疾病，追求疾病的临床痊愈。倪蔼然教授用药主遵《神农本草经》，同时也应用后世医家经验，以《药性赋》为主。其用药多以辛凉清宣为主，实因小儿以外感多见，外感之中以温邪多见，多以辛凉之桑菊饮、银翘散为主，清宣开表达邪，给邪以出路。用药加减过程中同时考虑现代药理研究对中药的认识，如鱼腥草可清热化痰、消痈排脓，可用于肺病，研究认为鱼腥草有消炎的作用，能治疗支气管肺炎有热痰者。倪蔼然教授结合此二论，认为外感热证提前应用可截断传变之势。

既往医家诊治小儿，处方多药少量轻，自谓“小儿脏气轻灵”，或成人量二分之一或三分之一，此成不言之律。然倪蔼然教授临床不拘其说，临床用量基本与成人无异，甚者多于常人用量。此因古代之中药饮片以野生之品为多，且修制过程较今天更加严格规范，今之药品多为种植而得，多为追求经济效益，种植中药本草常不符合药材本身生长规律，药物功效自然有差异，同样的用量下，野生药品的功效远胜种植药品的功效，所以现在用药的量宜偏重。又有中药汤剂味苦难咽，多有喂食困难的弊端，喂食小儿汤药之时，常会出现小儿吐出药汁的情况，再加上小儿本有“脾常不足”的生理特点，虽口服进药，也不能像成人一般吸收，所以小儿所服之药汁可能只有 1/3 ～ 1/2，药量不足则难以达到疗效，所以小儿用药药量偏大，可在较少服药的汤液量的同时保证药的浓度能达到治病的要求。

（林一晗撰，王志芳修改，倪蔼然审核）

“治未病”思想在小儿疾病中的应用

祖国医学重视“治未病”理念由来已久，这一思想最早见于《黄帝内经》。《素问·四气调神论》云：“是故圣人不治已病治未病，不治已乱治未乱，此之谓也。”提出“未病先防、防大于治”的重要内涵。“治未病”思想也受到不少儿科大家的推崇，南宋陈文中在《小儿病源方论》中提出“养子若要无病，在乎摄养调和”的育儿观念，明代万全（号密斋）在《幼科发挥》中进一步提出：“小儿诸疾，调理之法，不专在医，唯调乳母，节饮食，慎医药，使脾胃无伤，则根本常固矣”。

小儿乃“稚阴稚阳”之体，脏腑娇嫩，形气未充，因此病理上不仅发病容易，而且传变迅速，且年龄越小，表现越突出。同时，由于小儿“脏气清灵，随拨随应”，对治疗反应灵敏，而且小儿病因相对单纯，故虽易病，但易趋康复。基于这一点，“治未病”在小儿疾病的治疗中更加显著，比成人更易起效。小儿最常见的疾患，以外感和食伤居多，而这两大类疾病的发生很大程度上是由于家长不恰当的护理方式和喂养方式。若能在小儿成长过程中恰如其分地对其进行“治未病”干预，让家长学会正确护理孩子、喂养孩子，将大大减少小儿的患病率，同时益其根壮其苗，为孩子日后的身心发展打下坚实的基础。

一、调寒温

小儿肺脏娇嫩，卫外功能未固，故邪气易入。若气候失常，季节交替，出现非时之气，而小儿冷暖不知自调，再加上家长护养失宜，小儿极易感受外邪，邪气多从口鼻、皮毛而入，影响肺的宣发肃降，引发感冒、咳嗽、鼻炎等肺系疾病。因此，家长应注意节气变化，时时关注小儿动态，并注意防风、添衣保暖；若有流感及传染病出现，应减少外出，做好自身防护。

吴鞠通《温病条辨·解儿难》指出："脏腑薄，藩篱疏，易于传变；肌肤嫩，神气怯，易于感触。"若外感治疗不当，常常会引发新的疾患，加重病情，如高热不退会引起小儿惊厥。此外，许多传染病（如猩红热）或急症（如急性阑尾炎）常伴有发热，故需家长密切观察和高度警惕，若观察到小儿有不适之处，应及时前往医院就诊。

二、节饮食

小儿初生时，如木方萌，生机蓬勃，发育迅速，本是无病一身轻。奈何家人溺爱太过，饮食不节，徒生他疾。很多疾病都是吃出来的问题，吃得太饱，吃得太急，吃的食物不合适，导致一系列连锁反应。明代儿科医家万全《育婴家秘》有云："小儿无知，见物即爱，岂能节之？节之者，父母也。父母不知，纵其所欲，如甜腻粑饼、瓜果生冷之类，无不与之，任其无度，以致生疾，虽曰爱之，其实害之。"

小儿"脾常不足"，运化功能较差，而家长时常多喂，易引起小儿积食，致使脾胃受损。且小儿饮食不知自调，若家长过于纵容孩子，易造成小儿挑食、偏食，过食寒凉易伤阳，过食辛辣易伤阴，过食肥甘厚味易伤脾胃。《素问·痹论》有云："饮食自倍，肠胃乃伤。"指出暴饮暴食势必损伤脾胃之气。家长应严格控制孩子的饮食，不要多食过食，只食七分饱；对孩子的餐食进行均衡搭配，引导孩子养成一个良好的饮食习惯，如不要挑食偏食、少去外面餐馆吃饭等。尤其在生病期间及其前后，小儿应饮食清淡，忌生冷、辛辣、肥甘厚味等刺激性食物，避免食复，正如《伤寒六书》所云："病新瘥后而多食复发者。"

三、重胎养

妇女受孕后，不注意养胎护胎，妊娠期间饮食不节、情志刺激、外感病邪、劳逸失调等，均可损伤胎儿，引起小儿发病。《格致余论·慈幼论》有言："儿之在胎，与母同体，得热则俱热，得寒则俱寒，病则俱病，安则俱安。"肾为先天之本，若孕妇饮食不调，取冷过度，则胎禀不足；嗜食辛辣，胎儿出生后多患湿疹、黄疸；孕母不劳力、不活动，胎儿出生后，致儿如"阴地中草木，少有坚实者"。出生后，先天肾气有赖于后天脾土生化而不断补充，若饮食过冷、过硬、过多，自然伤及脾胃之气，耗伤阳气，导致疾病的发生。

结合"治未病"理论，将其应用于小儿疾病的防治指导中，可以普及科学的育儿观念，降低小儿疾病的发病率，势必惠及更多家庭，也充分发挥了祖国医学"治未病"的特色优势。

（黄萍娥撰，王志芳修改，倪蔼然审核）

倪蔼然教授对药临床应用

忍冬藤、连翘

忍冬藤为忍冬的干燥茎枝，经冬不凋，故名忍冬。味甘，性寒，归肺、胃经。《本草纲目》言："忍冬，茎叶同花，功用皆同。"与金银花同属一种植物，又名金银花藤，可疏散风热、清热解毒，较金银花平和；因其为藤类药，走窜通络之性较强，为透热散邪之良药。连翘为木犀科植物连翘的干燥果实。味苦，性寒，归心、肺、小肠经，功能清热解毒、消痈散结。《本草衍义》谓连翘"治心经客热最胜，尤宜小儿"。连翘功善清心而散上焦之火，与忍冬藤相伍，能清能透，使体内郁热透散于外，属"火郁发之"的治法。金银花为忍冬藤的干燥花蕾，清热解毒之力较强。热势重者，在上二药基础上加入金银花，共奏清热透邪之功。

用量用法：适用于里热证。热轻者，常用忍冬藤9g、连翘6g；重者，用忍冬藤10g、连翘8g；尤有发热者，加金银花10g。

桑叶、苦杏仁

桑叶为桑科植物桑的经霜后干燥老叶，味甘、苦，性寒，归肺、肝经，轻清凉散，能宣散肺经及在表的风热之邪。苦杏仁为蔷薇科植物山杏的干燥成熟果实，味苦，性微温，有小毒，归肺、大肠经，有降气止咳平喘之功，与桑叶相伍，善入肺络，一宣一降，以复肺宣发肃降之性。

用量用法：多用于感冒、咳嗽、肺炎喘嗽等疾病。轻者，用桑叶 8g、苦杏仁 6g；重者，用桑叶 10g、苦杏仁 8g。

鱼腥草、黄芩

鱼腥草为三白草科植物蕺菜的干燥地上部分。味辛，性微寒，归肺经。清热解毒，消痈排脓。据现代药理研究，鱼腥草有抗炎、抗菌、抗病毒、抗过敏和平喘作用。黄芩为唇形科植物黄芩的干燥根。味苦，性寒，归肺、胆、脾、大肠、小肠经，能清热燥湿、泻火解毒。《医学衷中参西录》云："黄芩，味苦性凉。中空，最善清肺经气分之热。"因其善清肺热，与鱼腥草相伍，一清一消，共奏清肺化浊、排脓化痰之功，使痰热浊邪排出体外。

用量用法：多用于鼻塞流涕、咳嗽有痰等症。痰热盛者，用鱼腥草 10g、黄芩 8g；痰热轻者，用鱼腥草 6g、黄芩 6g。

炙枇杷叶、前胡

枇杷叶为蔷薇科植物枇杷的叶子。味苦，性平，归肺、胃经，具有清肺止咳、平降肺气之功。《任之堂中药讲记》谓其能"降十二经之气，化十二经之痰"，故其降气化痰之力不可小觑。临床多蜜炙用，取其润肺化痰、降气止咳之功。前胡为伞形科植物白花前胡或紫花前胡的根。味苦、辛，性微寒，有降气化痰、宣散肺热之功，与炙枇杷叶相伍，共奏宣降肺气之功。若咳嗽时间较长者，前胡可用白前代替，并加紫菀化痰。

用量用法：多用于感冒、咳嗽、喘证等。一般用炙枇杷叶 10g、前胡 10g；痰多者或内伤痰咳者，用炙枇杷叶 10g、白前

6g、紫菀 6g。

陈皮、甘草

陈皮为芸香科植物橘及其栽培变种的成熟果皮，又称橘皮、广陈皮。味辛、苦，性温，归脾、肺经，具有理气健脾、燥湿化痰之功，在儿科用药中尤适于食积引起的腹胀或食欲不振。其药性平和，助脾胃运化而不耗正气。甘草为豆科植物甘草的干燥根及根茎。味甘，性平，归心、肺、脾、胃经，能补、能和、能缓，具有补中益气、调和诸药的功效。与陈皮相伍，共奏理气健脾、调和药味之功。倪蔼然教授临床用之顾护后天脾胃。

用量用法：有内热者，陈皮 7g、生甘草 4g；虚寒者，陈皮 7g、炙甘草 4g。

薄荷、淡豆豉

薄荷为唇形科植物薄荷的全草或叶。味辛，性凉，归肝、肺经。《本草纲目》言薄荷叶“辛能以散，凉能清利，专于消风散热”。《医学衷中参西录》称其为“温病宜汗解者之要药”“一切风火郁热之疾，皆能治之”。由此可见薄荷疏散风邪、透达郁热之力较强。淡豆豉为豆科植物大豆的成熟种子发酵加工品，味苦，性微温（用麻黄、苏叶发酵），归肺、胃经，能解表除烦，与薄荷相伍，增强散风解表、透达郁热之功。

用量用法：用于外感风寒或风热引起的表证，薄荷 6g（后下）、淡豆豉 6g（后下）。

瓜蒌、半夏

此二药来源于《普济方》半夏汤。瓜蒌为葫芦科植物栝楼的干燥成熟果实。《得配本草》谓其“甘，寒。润下。入手少阴经络。荡涤胸膈之邪热，消除肺经之结痰”，有清热化痰、宽胸散结之功。半夏为天南星科植物半夏的干燥块茎。《名医别录》云半夏“生微寒、熟温，有毒……消心腹胸中膈痰热满结，咳嗽上气”。又，《本草从新》言其为“治湿痰之主药”。可知半夏功善燥湿化痰、降逆止咳。二者相配，化上焦之痰显著，用于痰多咳嗽每多见效。其中清半夏长于和胃，法半夏长于化痰。若痰多者，可加浙贝母。浙贝母为百合科植物浙贝母的干燥鳞茎。主产于浙江象山，又称象贝母。味苦，性寒，归肺、心经。其苦寒之力较甚，故清热化痰止咳之力显著。

用量用法：全瓜蒌 12g、半夏 9g，痰多者加浙贝母 10g。

瓜蒌、薤白

此二药取《金匮要略》瓜蒌薤白白酒汤之义。瓜蒌善开胸中之痰，导痰浊下行；薤白味辛而性温，辛通胸中之阳，温化阴寒之结。二者相辅相助，通阳散结、行气消痰，为治疗胸痹的常用药对。

用量用法：瓜蒌 9g、薤白 9g。

柴胡、黄芩

此二药取小柴胡汤化裁之义，能疏散退热、和解少阳。柴胡为伞形科植物柴胡或狭叶柴胡的干燥根。味辛、苦，性微寒，归肝、胆、肺经。《神农本草经》言其“主治心腹，去肠胃中结气，饮食积聚”，可知柴胡不仅能解表退热，还能开胃肠结气、消饮食积聚，与黄芩相伍，清半表半里之热，共奏和解少阳之功。

用量用法：外感发热见有苔黄，提示邪在半表半里，用柴胡10g、黄芩6g。

石膏、淡竹叶

此二药取竹叶石膏汤化裁之义，以清气分热、除烦生津。石膏为硫酸盐类矿物石膏族石膏，主要成分为含水硫酸钙。《医学衷中参西录》言其“凉而能散，有透表解肌之力，外感有实热者，放胆用之直胜金丹”，张锡纯认为石膏微寒非大寒，辛凉能退热解表，故尤宜外感实热。淡竹叶，为禾本科植物淡竹叶的干燥茎叶。味甘、淡，性寒，归心、肺、胃经。清热除烦、生津、利尿，多用于热盛烦躁，属温病气分证。

用量用法：石膏15g、竹叶6g。舌苔厚者慎用，恐有敛邪之弊。

蝉蜕、木蝴蝶

蝉蜕，《本草纲目》谓其“主哑病”，《玉楸药解》言其“治大人失音”，可看出蝉蜕善于利咽开音，同时又能疏散风热。木蝴蝶为紫葳科植物木蝴蝶的干燥成熟种子，色白似蝴蝶，中实如积纸，薄如蝉翼，又名千张纸、玉蝴蝶等。味苦、甘，性凉，归肺、肝、胃经，功能清肺利咽。二者相伍，加强利咽开音之功。

用量用法：用于外感风热或肺热郁结所致喑哑，蝉蜕9g、木蝴蝶6g。

徐长卿、蝉蜕

此二药合祝谌予教授的过敏煎（银柴胡、乌梅、防风、五味子），则构成了倪蔼然教授常用于治疗过敏性疾病的基础方。过敏煎乃祝老从杂志上看到的上海某医院用于治疗过敏性疾病的验方。经实验研究证实，该方有较好的抗过敏作用，用之疗效颇佳。倪蔼然教授在此基础上，加上同能抗过敏的徐长卿和蝉蜕以增脱敏之功。

王不留行、通草

王不留行为石竹科植物麦蓝菜的干燥成熟种子。味苦，性平，归肝、胃经，善于通利血脉，通经活络，走而不守。通草为五加科植物通脱木的干燥茎髓。味甘、淡，性微寒，归肺、胃经。《神农本草经》言其“通利九窍、血脉、关节”，可见其通利之性较强。《任之堂中药讲记》谓其“上通气息，下通水道，中开乳汁，外达耳窍”。通草与王不留行相伍，通达鼻窍之力较强，用于鼻渊、鼻鼽，即现代所称的鼻窦炎和过敏性鼻炎。

用量用法：王不留行 6g、通草 6g。

款冬花、墨旱莲

此二药据现代药理学研究均有抗过敏之功效，倪蔼然教授多用于治疗过敏性鼻炎。其中款冬花系菊科植物款冬的干燥花蕾，又名冬花、九九花等，研究显示其抗过敏的主要成分为款冬酮，能显著抑制透明质酸酶的活性和肥大细胞脱颗粒作用，从而降低变态反应。墨旱莲味甘、酸，性寒，归肝、肾经，能滋阴益肾、凉血止血。临床上有报道，对于长期反复不愈的过敏性鼻炎，坚持用单味墨旱莲煎剂治疗半年以上，多获良效。药理学研究表明墨旱莲能调节免疫反应，降低变态反应，减少生物活性介质释放。

用量用法：款冬花 9g、墨旱莲 9g。

蜂房、鹅不食草

据现代药理学研究，此二药均能治疗鼻窦炎，多用于鼻窦炎。鹅不食草，别名食胡荽，为菊科植物石胡荽的带花全草。性温，味辛，功能发散风寒、宣通鼻窍等。《本草纲目》记载鹅不食草“上达头脑，而治顶痛目病，通鼻气而落息肉”。又《本草汇言》载：“石胡妥，利九窍，通鼻气之药也。”民间有不少关于用鹅不食草治疗鼻渊的记载。蜂房是我国传统的动物药，性温，味辛，主要功能为祛风攻毒、散肿止痛。药理研究表明，蜂房能有效治疗鼻炎，民间亦多用之。

用量用法：蜂房 9g、鹅不食草 9g。

茯苓、二陈（半夏、陈皮）

三药合用取二陈汤燥湿化痰之义。陈皮，辛苦温燥功能，理气行滞、燥湿化痰，乃“治痰先治气，气顺则痰消”之意。茯苓为多孔菌科真菌茯苓的干燥菌核，味甘、淡，性平。甘则能补，淡则能渗，渗湿健脾以杜生痰之源。三者相伍，体现了朱丹溪“燥湿渗湿则不生痰”之理。

常规用量：多用于湿痰不化。半夏 6g、陈皮 6g、茯苓 9g。

苍耳子、白芷、辛夷

此三药取苍耳子散化裁之义，皆能通鼻窍、散表邪。苍耳子为双子叶植物菊科苍耳及蒙古苍耳成熟带总苞的果实。味辛、苦，性温，有小毒，归肺经。《本经逢原》云：“此味善通顶门连脑，能走督脉也。”说明苍耳子善通鼻窍而走督脉，通脑窍。白芷为伞形科植物白芷的根。味辛，性温，归肺、胃、大肠经，功能散风寒、通鼻窍，为“治鼻渊之要药”。《本草纲目》言其能“治鼻渊鼻衄”。辛夷为木兰科植物玉兰、望春玉兰或武当木兰的花蕾，又称木兰花、玉兰花。味辛，性温，归肺、胃经。《名医别录》载其能“利九窍，通鼻塞，涕出”。以上三者同用，相须为伍，可增强通鼻窍的功效，用于外感引起的鼻塞、流涕等鼻部不适或鼻炎。

用量用法：苍耳子、白芷和辛夷（包煎）各 6g。

牛蒡子、射干、蝉蜕

三者均有利咽之效。牛蒡子为菊科植物牛蒡的干燥成熟果实。味辛、苦，性寒，归肺、胃经。《药性解》言其“主咽喉风热不利，诸肿疮疡之毒”。可见牛蒡子疏散风热、解毒利咽之功较强。射干为鸢尾科植物射干的干燥根茎。味苦，性寒，归肺经。功能清热解毒、利咽化痰，《神农本草经》谓其主“喉痹咽痛”。蝉蜕为蝉科昆虫黑蚱羽化的蜕壳。味甘、咸，性凉，归肺、肝经。功能疏散风热、利咽开喑。蝉蜕与牛蒡子、射干相伍，可增强利咽解毒之功，多用于外感或内伤引起的咽喉疼痛不适或扁桃体肿大。

用量用法：牛蒡子、蝉蜕和射干各 9g，大便干者牛蒡子可加至 12g。

炙百部、款冬花、紫菀

百部为百部的干燥块根。味甘、苦，性微温，归肺经，长于下气止咳。生百部不具备润肺之效，炙百部才具有润肺之效。紫菀为菊科植物紫菀的干燥根和根茎。味辛、苦，性温，归肺经，辛散苦降，温润不燥，功善润肺下气、化痰止咳。款冬花为菊科植物款冬的干燥花蕾。款，等待之义，指款冬花在冬天先开花，到春天再长叶。味辛、微苦，性温，归肺经，辛散而润，温而不燥，长于润肺下气，略具化痰作用。三药合用，增强润肺下气、止咳化痰之功。若干咳少痰或无痰可加炙枇杷叶 12g。

常规用量：炙百部、紫菀、款冬花各 9g。

紫苏子、地龙

紫苏子为唇形科植物紫苏的干燥成熟果实。味辛，性温，功能止咳平喘，降气化痰。地龙为钜蚓科动物环毛蚓的干燥体。味咸，性寒，性善走窜，有通行经络、清热平喘之功。此二药相伍有止咳平喘之功，多用于小儿肺炎喘嗽或哮病、喘证。若喘势重者，可加炙麻黄、桑白皮和葶苈子。麻黄性温味辛，有发汗解表、宣肺平喘和利水消肿之功，炙麻黄偏于止咳平喘。桑白皮为桑的干燥根皮，味甘，性寒，功能清肺平喘、利水消肿。葶苈子为十字花科植物播娘蒿或独行菜的干燥成熟种子，味辛、苦，性大寒，与桑白皮相比，泻肺平喘、利水消肿的作用较为峻猛；此外，据药理学研究，葶苈子具有强心作用，通过强心对于心衰引起的喘证有较好的疗效。诸药合用，平喘之力大为增强。

常规用量：紫苏子、地龙各 6g，桑白皮 6g，葶苈子 3g，炙麻黄 3g。

荆芥、防风

荆芥为唇形科植物荆芥的干燥地上部分。辛而微温，温而不燥，质轻透散，与防风相比，发汗之力较强。防风为伞形科植物防风的干燥根。辛甘而微温，质松而润，祛风之力较强。《神农本草经》言防风“主治大风，头眩痛，恶风，风邪，目盲无所见，风行周身，骨节痹，烦满”。《得配本草》谓防风“治周身之风，乃风药之统领也”。两者相伍，多用于外感风邪者。

常规用量：荆芥、防风各 6g。

银柴胡、地骨皮

银柴胡为石竹科银柴胡的干燥根。甘而微寒，善清虚热、除疳热，为退虚热、除骨蒸之常用药。地骨皮为茄科植物枸杞的干燥根皮。甘寒清润，善清虚热、除骨蒸，为凉血退热除蒸之佳品。两药合用，增强退虚热之效，多用于低热不退者。

用量：银柴胡 9g、地骨皮 9g。

芦根、白茅根

此二药出自《千金方》，书中记载芦根、白茅根合用治“胃反上气，食即吐出”。芦根为禾本科植物芦苇的干燥根茎。性寒味甘入气分，既能清气分热，又能生津止渴。白茅根为禾本科植物白茅的干燥根茎。甘寒入血分，清血分热而凉血止血。芦根、白茅根中空，性善通利，《任之堂中药讲记》言此二药可“通利上中下三焦之气，透热外出，利水导热下行”。施今墨先生认为，外感、内伤之发热以及不明原因之低热均宜使用。多用于高热不退、气阴两伤者。

用量：芦根 9g、白茅根 9g。

浮小麦、糯稻根

浮小麦为禾本科植物小麦的干瘪轻浮的果实。味甘，性凉，有除虚热、止汗之功效。《本草纲目》言浮小麦“益气除热，止自汗盗汗，骨蒸劳热，妇人劳热”。常用于自汗盗汗、骨蒸劳热等。糯稻根为禾本科稻属植物糯稻的根状茎及须根，味甘，性平，有养阴、止汗、健胃之功效，常用于自汗盗汗。两药相伍，多用于自汗盗汗者。

用量：浮小麦 15g、糯稻根 15g。若汗出剧者，反复不愈，可加煅牡蛎 10g、百合 9g，以滋阴敛汗。

沙参、麦冬、玉竹

此三药取益胃汤养阴益胃之义。麦冬为百合科植物麦冬的干燥块茎。味甘，性寒，归肺、胃、心经，养阴清热、生津润燥，为甘凉益胃之上品。沙参为伞形科植物珊瑚菜的干燥根，甘润微苦微寒，能养阴清肺、益胃生津。沙参有南北之分，两者功效相似，但北沙参略偏于滋阴，南沙参略有补气祛痰的作用。玉竹为百合科植物玉竹的干燥块茎，甘而微寒，能养阴润燥、生津止渴。诸药相伍，清而不寒，润而不腻，共奏养肺胃阴之功，多用于肺胃两阴不足者。

用量：沙参、麦冬、玉竹各 6g。

蚕沙、竹茹、陈皮

此三味药源于民间偏方，用于小儿高热不退。

用量：蚕沙、竹茹、陈皮各 10g。试用之，确有疗效。

夏枯草、山慈菇、浙贝母、生牡蛎

以上四药取王肯堂“消瘰丸”加减化裁之义。夏枯草为唇形科植物夏枯草的干燥果穗。味辛、苦，性寒，归肝、胆经。辛以散结，苦以泄热，能清肝泻火、消肿散结。山慈菇为兰科植物杜鹃兰、独蒜兰的干燥假鳞茎。《本草经疏》言:“山慈菰，味辛气寒，善散热消结，故主痈肿疮瘘，瘰疬结核等。”故其清热解毒、散结消肿之力较强。浙贝母为百合科植物浙贝母的干燥鳞茎。味苦，性寒，归肺、心经。与川贝母功效相似，但浙贝母清热散结消肿力量较强。牡蛎为牡蛎科动物的贝壳，味咸，性微寒，归肝、胆、肾经。生用能软坚散结，消痰火郁结之痰核瘰疬等。上述药物合用，可用于消痰火郁结之痰核瘰疬等，以现代的下颌、颈部等淋巴结肿大多见。

常规用量：夏枯草 9g、山慈菇 9g、浙贝母 6g、生牡蛎 12g。

蒲公英、玄参、板蓝根、浙贝母

蒲公英为菊科植物蒲公英的干燥全草，又名黄花地丁。《药性解》言蒲公英:“味苦甘，性寒，无毒，入脾、胃二经。化热毒，消恶疮结核，解食毒，散滞气。”恶疮结核可消，可见其解毒消肿散结之力较强。此外，现代药理学研究表明，蒲公英对金黄色葡萄球菌、溶血性链球菌等均有较强的抑制作用，若咽喉肿痛，甚者化脓，用之更为适宜。玄参为玄参科植物玄参的干燥根。味甘、苦、咸，性微寒，归肺、胃、肾经。咸寒能泻火解毒、软坚散结，《药鉴》中言玄参“统治咽喉肿痛”，《任之堂中药讲记》谓玄参“启肾水上朝于天”，可滋水涵木而益阴。板蓝根为十字花科菘蓝的干燥根。味苦，性寒，归心、胃经，功善解毒利咽散结，与清热散结消肿的浙贝母相伍，增强解毒消肿之力。四药合用，可用于治疗扁桃体肥大，甚者化脓，可加射干以增强解毒利咽之功。

常规用量：蒲公英、玄参、板蓝根和浙贝母各 9g。

佛手、甘松

佛手，味辛、苦，性温，有疏肝解郁、理气和中之功。《本草纲目》谓佛手“煎汤治心下气痛”，心下痛即胃痛。现代药理研究谓“佛手醇提物对动物离体胃肠平滑肌有抑制作用”，故其有行气止痛之功。甘松，味辛、甘，性温，有行气止痛、开郁醒脾之效。二药皆入脾、胃经，二者合用，共奏理气和胃止痛之功。倪谔然教授常用此二药治疗胃脘不适疼痛。

常规用量：佛手 9g、甘松 9g。

赤茯苓、生地黄、地肤子

倪谔然教授常用此三药治疗口唇皮疹。生地黄，味甘、苦，性寒，有清热凉血、养阴生津之效，养阴而不伤阴，清血分热。《本草分经》谓生地黄“经日晒干，性凉而不寒，生血脉……治骨蒸劳热，肾虚生热”。地肤子，味辛、苦，性寒，有清热利湿止痒之功，《名医别录》谓地肤子“主去皮肤中热气，散恶疮疝瘕，强阴”，为治疗皮疹之要药。赤茯苓，隶属于茯苓而功专清热利湿，在此作为引经药，将生地黄、地肤子引入脾经而走唇，故三药相伍可治疗口唇皮疹。

常规用量：赤茯苓 12g、生地黄 12g、地肤子 12g。

山药、黄精

山药，味甘，性平，有补脾养胃、补肾涩精之功。《名医别录》谓山药“止腰痛，补虚劳、羸瘦，充五脏，除烦热，强阴”，“止腰痛”者，补肾也；“补虚劳、羸瘦，充五脏，除烦热，强阴”者，补脾胃也。《本草经疏》言山药“甘能补脾，脾统血而主肌肉，甘温能益血，脾治中焦，故主伤中，补虚羸，补中益气力，长肌肉，充五脏，除烦热，强阴也”。《药性论》亦云：“臣，能补五劳七伤，去冷风，止腰疼……患人体虚羸，加而用之。”黄精，味甘，性平，有补气益阴、健脾益肾之效。《名医别录》谓黄精“主补中益气，除风湿，安五脏”。《本草备要》亦谓黄精“补中益气，安五脏，益脾胃，润心肺，填精髓，助筋骨”。是故山药、黄精皆可补脾益肾，补后天而益先天，而山药又有涩精之功，盖先天足而元气盛，元气盛则正气强。倪蔼然教授用此二药治疗小儿形体消瘦，正合治羸瘦、补虚羸之义。

常规用量：山药 9g、黄精 9g。

蒲公英、马齿苋、秦皮

此三味药都是清热药，皆有清热解毒之功。蒲公英，又名黄花地丁，味甘、苦，性寒，有清热解毒、利湿通淋之效。《本草新编》谓：“蒲公英，亦泻胃火之药，但其气甚平，既能泻火，又不损土，可以长服、久服无碍。”马齿苋，味酸，性寒，有清热解毒、凉血止痢之效，现代研究发现马齿苋有抗幽门螺杆菌的功效。秦皮，味苦、涩，性寒，清热燥湿、收涩止痢。《本草纲目》谓秦皮“治下痢，崩带，取其收涩也”。故三药配伍，共奏清热解毒、收涩止痢之功。倪蔼然教授用此三药治疗结肠炎导致的腹泻，大便不成形，舌偏红，脉数者。

常规用量：蒲公英9g、马齿苋9g、秦皮6g。

火麻仁、郁李仁、苦杏仁

这三味药都是仁类药，含有丰富的酯类，皆可以润肠通便。火麻仁，味甘，性平，归大肠经，具有润肠通便之功，《景岳全书》谓火麻仁“能润心肺，滋五脏，利大肠风热结燥”，故可润肠通便而不伤正。郁李仁，味辛、苦、甘，性平，亦有润肠通便之功，《景岳全书》谓郁李仁“开肠中结气滞气，关隔燥涩，大便不通”，现代药理研究谓“其所含郁李仁苷具有强烈的泻下作用，能显著促进小肠的运动”。苦杏仁，味苦，性微温，有止咳平喘、润肠通便之效。《药性赋》谓苦杏仁“利胸中气逆而喘促，润大肠气闭而难便”。与火麻仁、郁李仁相伍，共奏润肠通便之功。苦杏仁亦可降肺气，肺与大肠相表里，肺气降则腹气通，而大便得以下。倪蔼然教授用此三味药治疗大便秘结不畅。

常规用量：火麻仁12g、郁李仁9g、苦杏仁6g。

大黄、玄明粉

此两味药为大承气汤君臣之药。大黄又名将军、锦文，可泻热通便、荡涤肠胃。玄明粉，味咸、苦，性寒，可泻下攻积、润燥软坚。《神农本草经》谓大黄“除寒热邪气，逐六腑积聚、结固留癖”。现代药理研究谓大黄“有泻下作用，主要成分为含杂质的硫酸（Na_2SO_4），口服后硫酸根离子不易被肠黏膜吸收，在肠腔内形成高渗状态引起容积性泄泻；同时盐类对肠黏膜具有化学刺激性，也能起到刺激性泄泻作用”。二药相伍，共奏泻下通便、润燥软坚之功。倪蔼然教授用此二药治疗大便秘结，数日不通，舌红，脉滑数。

常规用量：大黄 3g、玄明粉 3g（冲服）。

炒白扁豆、炒白术

白扁豆，味甘，性微温，有补脾和中之能，炒用，顺脾喜燥恶湿之性，以增补脾之效，而兼有收涩胃肠之功。《本草经疏》谓之“通利三焦，升清降浊……主霍乱吐利不止，及呕逆”，故有补脾涩肠之效。白术，味甘、苦，性温，有健脾益气燥湿之效，炒用亦可增强健脾止泻之能。《药性论》谓之“除寒热，止下泄”。二药皆归脾胃经而有健脾止泻之效，倪蔼然教授常用此二药治疗脾虚腹泻，大便不成形者。

常规用量：炒白扁豆 9g、炒白术 9g。

佛手、木香

佛手，味辛、苦，性温，有疏肝解郁、理气和中之功。《本草纲目》谓佛手“煎汤治心下气痛”，心下痛即胃痛。现代药理研究谓“佛手醇提物对动物离体胃肠平滑肌有抑制作用”，故其有行气止痛之功。胃主大腹，胃气降则腹气通。木香，味辛、苦，性寒，有行气止痛之效。二药皆有行气止痛之功，此助木达土之法。倪蔼然教授用此二药治疗气滞腹痛，效果甚佳。

常规用量：佛手 6g、木香 3g。

瓜蒌、炒莱菔子

倪蔼然教授用此二药治疗肺失宣肃，咳嗽有痰，便秘，舌苔厚腻者。瓜蒌，味甘、微苦，性寒，主入肺经以清肺热化痰，而兼有润肠通便之功。炒莱菔子，味辛、甘，性平，主入胃肠以消食除胀，而兼有降肺气化痰之效。且肺与大肠相表里，肺不宣则大肠不降而大便不通，大肠不降则肺亦不可宣发，临床用瓜蒌、炒莱菔子治疗肺失宣肃、咳嗽有痰、便秘效果尤佳。

常规用量：瓜蒌 9g、炒莱菔子 6g。

芡实、白及

芡实，甘涩收敛，有健脾止泻之功。《药性解》谓芡实“主安五脏，补脾胃，益精气，止遗泄”。白及，味苦、甘、涩，性寒，亦可收敛止泻，兼有止血消肿之功。二药合用，共奏收敛止泻之效。倪蔼然教授用此二药治疗脾虚脱证之泄泻，若兼有便血，效果更佳，常与健脾益气药同用。

常规用量：芡实 9g、白及 6g。

沙参、麦冬、玉竹、百合

倪蔼然教授常用此四药治疗小儿胃阴亏虚之偏食挑食、纳呆。麦冬、玉竹、百合皆有甘寒之性，且皆归肺、胃之经，故皆可滋养肺胃之阴；沙参亦甘寒，可补五脏之阴，《本草经疏》：“王好古谓：甘而微苦。苦者，味之阴也。寒者，气之阴也。甘乃土之冲气所化，合斯三者，故补五脏之阴。”倪蔼然教授以此四药滋补胃阴，疗效甚佳。

常规用量：沙参 9g、麦冬 9g、玉竹 9g、百合 9g。

百合、灵芝

倪蔼然教授常用此二药治疗体质虚弱，免疫力差的患者。百合，有养阴润肺、宁心安神之功。《本草求真》谓百合“功有利于心肺，而能敛气养心，安神定魄”。现代药理研究亦称百合有耐缺氧、抗疲劳作用，百合对泼尼龙所致的肾上腺皮质功能衰竭有显著的保护作用，能显著抑制二硝基氯苯（DNCB）致小鼠迟发型变态反应，故百合有补益心肺、宁心安神、改善体质、增强免疫之功。灵芝，味甘，性平，有补气安神之功，入心、肺、肝、肾经，故有补益心肺、补肾养肝之效，心主一身之血脉，主神明，肺主一身之气，肝藏血，肾藏精，乙癸同源。此二药相伍，共奏强身健体、增强免疫之功，舌嫩者效尤佳。

常规用量：百合 12g、灵芝 9g。

瓦楞子、乌贼骨

倪蔼然教授常用此二药治疗反酸烧心。瓦楞子，味甘，性平，可化痰消积、软坚散结。现代药理研究谓“瓦楞子有收敛、制酸、止痛作用，其所含碳酸钙可中和胃酸，减轻胃痛、嗳气等症状”。乌贼骨，又名海螵蛸，味咸、涩，性微温，有收敛止血之功。现代药理研究谓海螵蛸能降低胃液总浓度，能防治胃溃疡，海螵蛸粉治疗浅度溃烂期褥疮有效。二药合用，使胃酸减少而止痛，尤其是胃酸烧心合并浅表性胃炎者效尤佳。

常规用量：瓦楞子 12g、乌贼骨 12g。

生地黄、麦冬、玄参

此为增液汤，倪蔼然教授用此方治疗热结肠燥津枯之便秘。生地黄，味甘、苦，性寒，清热养阴不伤阴，以润肠中之燥；玄参咸寒润下软坚，以下肠中之糟粕；麦冬，甘寒滋润，以益胃阴。三药相伍，共奏滋阴清热、润燥通便之效，舌苔花剥者效优。

常规用量：生地黄 12g、玄参 9g、麦冬 9g。

厚朴、枳实、大腹皮

厚朴，味辛、苦，性温，有下气除满之功，《名医别录》谓“治霍乱及腹痛，胀满，胃中冷逆，胸中呕逆不止”，故其下气除满之力甚著。枳实，辛、苦、酸，性温，有破气除痞、下气消积之效，《名医别录》谓“主除胸胁痰癖，逐停水，破结实，消胀满、心下急、痞痛、逆气、胁风痛，安胃气”，与厚朴相伍，共奏下气消痞除满之功，为大承气汤佐使之药。大腹皮，辛，微温，有行气宽中之力，为槟榔皮也，《得配本草》谓“槟榔泄有形之积滞，腹皮散无形之气滞”。是故厚朴下气除满，枳实破气消积，大腹皮行气宽中，倪蔼然教授用此三药治疗腹气不通之腹部胀满。

常规用量：厚朴 6g、枳实 6g、大腹皮 9g。

当归、紫菀

当归，味辛、甘，性温，有补血活血、润肠通便之功，《本草备要》谓其“补血，润燥滑肠”。紫菀，味辛、苦、甘，性微温，有润肺下气之效。当归补血以润肠通便，紫菀润肺下气，因肺与大肠相表里，肺气得下则腑气得通，此下病以治上也。二者配合，降气通腑润肠。倪蔼然教授临床用于肠燥津亏，干结难下之便秘。

常规用量：紫菀 10g、当归 9g。

陈皮、炙甘草

陈皮,《长沙药解》谓其“降浊阴而止呕哕,行滞气而泻郁满”,功能理气和胃;炙甘草健脾、温中、补虚。二者相配,既能和胃,防止药后格拒呕吐,又能健脾益气,以升降相因。倪蔼然教授常用此二药作底,以健脾和胃。

常规用量:陈皮 9g、炙甘草 3g。

枳实、白术、荷叶

此三药为倪蔼然教授从枳术丸化裁而来,原方为丸剂。“枳实三分、白术一两,为细末,荷叶裹之,烧饭为丸如桐子大。主治老幼虚弱,食不消,脏腑软”(《阴证略例》)。倪蔼然教授将之改为汤剂,用于脾胃气虚所致腹胀满。白术甘温,健脾益气;枳实破气消积散痞;荷叶利湿升阳,《本草纲目》谓其“生发元气,裨助脾胃”。三药相合能健脾益气、消积除满。

常规用量:枳实 6g、白术 9g、荷叶 6g。

黄连、吴茱萸

此为左金丸,倪蔼然教授用此方治疗肝火犯胃之呕吐、吞酸。黄连,味苦,性寒,主入中焦脾胃,有清热泻火之功。吴茱萸,味辛,性热,主入肝经,有散寒止痛、降逆止呕之效,可反佐黄连之苦寒,防其苦寒伤胃,又可作为引经药,将黄连之苦泻引入肝经,以泻肝经之热。

常规用量:黄连 3g、吴茱萸 2g。

黄芪、白术

黄芪,味甘,性微温,有健脾补中益气之功,可补脾气、益肺气。白术，味甘、苦，性温，亦有健脾益气之效，且白术生用，取其健脾通便之能。倪藹然教授常用此二药治疗气虚便秘，功效甚佳。

常规用量：黄芪 10g、白术 10g。

半夏、厚朴、苏梗

倪藹然教授用此三药治疗痰凝气滞之胃痞。半夏化痰散结、和胃降逆，厚朴下气除满，二药合用，共奏降逆化痰消痞之效；苏梗，辛温，行气宽中，以助半夏、厚朴下气之用。三药合用，化胃脘之痰涎，降胃中之气逆而治胃痞。

常规用量：半夏 6g、厚朴 9g、苏梗 9g。

半夏、竹茹

此二药为温胆汤中主药，原方为“半夏、枳实、竹茹（各一两），橘红（一两五钱），炙草（四钱）”（《三因极一病证方论》）。其中半夏辛温，有燥湿化痰、降逆和胃之功；竹茹甘寒，有清热化痰、止呕除烦之效。二药合用，共奏清热化痰、降逆和胃之效。倪藹然教授用此二药治疗痰热中阻之呕吐、嗳气。

常规用量：半夏 6g、竹茹 9g。

绿萼梅、玫瑰花

二药均为理气药，皆入肝经，可疏肝解郁。绿萼梅微酸涩平，兼有和中化痰之功；玫瑰花甘微苦温，兼有活血止痛之效。此二药合用，共奏疏肝理气、活血止痛之功。倪藹然教授用此二药与健脾方药合用，治疗胃脘胀满不适，意在助木达土，效果甚佳。

常规用量：绿萼梅 9g、玫瑰花 9g。

桑椹、生何首乌、肉苁蓉

倪蔼然教授用此三药治疗肾虚肠中津枯之便秘。桑椹，味甘、酸，性寒，有滋阴补血、生津润燥之功，且其色黑，为桑之果实，集桑之精华，故入肾，可益肾生精。《本草备要》谓“桑椹，甘凉。色黑入肾而补水”。生何首乌，补肾而润肠通便。肉苁蓉，补肾精，益精血而润肠通便，又可温补肾阳。三药合用，补肾而润肠中之燥，以润肠通便。

常规用量：桑椹 12g、生何首乌 6g、肉苁蓉 12g。

川楝子、延胡索

此为金铃子散，倪蔼然教授常用此二药作为治疗不通则痛的底药。川楝子，又名金铃子，苦寒，有行气止痛之功，可疏肝解郁、泻肝热。延胡索，味辛、苦，性温，有行气活血止痛之效，《景岳全书》谓“善行滞气，破滞血，血中气药。故能止腹痛，通经，调月水淋滞，心气疼痛，破癥癖跌仆凝瘀，亦善落胎，利小便，及产后逆血上冲”，为治疗疼痛要药。二药合用，共奏疏肝行气、活血止痛之功，故可治诸多疼痛，配伍丹参可治心胸疼痛，配伍白芍可治腹部疼痛。

常规用量：川楝子 6g、延胡索 9g。

苍术、厚朴

此二药为平胃散的两味主药，苍术苦，温，善除湿运脾；厚朴，辛、苦，温，可行气化湿、消胀除满。二药合用，共奏燥湿运脾、行气和胃除满之功。《本草衍义》谓厚朴“平胃散用之佐以苍术，正为上焦之湿，平胃土不使之太过而复其平，以致于和而已”。倪蔼然教授用此二药治疗湿滞脾胃之纳呆，临床常兼有舌苔厚腻。

常规用量：苍术 6g、厚朴 9g。

佩兰、藿香

佩兰，辛，平，有化湿解暑之功，《名医别录》谓“兰草，无毒。除胸中痰癖”。藿香，辛微温，亦有化湿解暑止呕之效，《药性赋》谓“其用其二：开胃口能进食，止霍乱仍除呕逆”。二药相伍，共奏化湿解暑、行气止呕之功，且二药性味芳香，可辟秽醒脾。倪蔼然教授用此二药治疗湿浊中阻之恶心呕吐。

常规用量：佩兰 9g、藿香 6g。

猪苓、泽泻、车前子

此三药倪蔼然教授用于治疗腹泻多日，日行多次。此三药都可利水渗湿，车前子亦有利尿通便之效，泽泻又可清热。三药相伍，渗利肠中之水湿，使其从小便而出，意在利小便以实大便。三药常与茯苓、山药、白术等健脾之品合用，意在前者缓其水泻之急，后者治其脾虚之本。

常规用量：猪苓 6g、泽泻 6g、车前子 6g。

高良姜、香附

此为良附丸。高良姜辛热，有散寒止痛之功，可温中而治寒凝，《名医别录》谓其“大温，主治暴冷，胃中冷逆，霍乱腹痛”。香附，为血中之气药，可疏肝解郁、调经止痛。两药相伍，共奏温中散寒、行气止痛之功。倪蔼然教授多用此二药治疗寒凝腹痛。

常规用量：高良姜 3g、香附 6g。

水牛角丝、生地黄、牡丹皮

此三味乃倪蔼然教授治过敏性紫癜的主药，根据犀角地黄汤化裁而来。因犀角名贵稀有且犀牛为国家保护动物而用水牛角丝替代，其味苦，性寒，归心、肝二经，具有清热凉血、解毒定惊的功效。现代药理研究表明其有明显的止血、镇静、抗惊厥作用。生地黄，《药鉴》言其用有四，即“凉心火之血热，泻脾土之湿热，止鼻中之衄热，除五心之烦热”，能治疗热入营血，温毒发斑。牡丹皮苦寒，入心肝血分，善于清解营血分实热，《神农本草经》记载其“味辛，寒。主治寒热，中风，瘛疭，痉，惊痫，邪气，除癥坚，瘀血留舍肠胃，安五脏，治痈疮”。三药合用，共治温病热入营血，迫血妄行所致之发斑、吐血、衄血。倪蔼然教授认为，过敏性紫癜多属温病热入营血之证候，故用此三味药通过凉血止血以达治疗过敏性紫癜之皮下出血、瘀斑及瘀点的目的。

常规用量：水牛角丝 10g、生地黄 9g、牡丹皮 9g。

地肤子、紫草、白鲜皮

倪蔼然教授常用上三味药治疗皮疹。地肤子，《药性赋》谓其“利膀胱，洗皮肤之风”，具有清热利湿、祛风止痒的功效，能通过清皮肤中之湿热与风邪而止痒。紫草性味咸寒，功擅凉血透疹消斑，《本草纲目》称其“治斑疹痘毒，活血凉血”，现代药理研究表明其对特异性过敏反应具有抑制作用，能够有效治疗过敏性皮疹。白鲜皮为芸香科植物白鲜的干燥根皮，《本草纲目》记载其“气寒善行，味苦性燥，足太阴阳明经去湿热药也，兼入手太阴、阳明，为诸黄风痹要药”。因其入肺经，肺合皮毛，故其能通过入肺达皮来治疗湿疹、风疹。

常规用量：地肤子 9g、紫草 9g、白鲜皮 9g。

仙鹤草、白及

此二味药倪藹然教授常用于治疗出血性疾病，如血小板减少性紫癜以及过敏性紫癜所引起的全身性的各部位出血。仙鹤草，《现代实用中药》记载其“为强壮性收敛止血剂，兼有强心作用。适用于肺病咯血，肠出血，胃溃疡出血，子宫出血，齿科出血，痔血，肝脓疡等症”。白及味涩质黏，现代药理学研究表明其具有丰富的胶质，有止血、促进伤口愈合、保护胃肠黏膜的作用。倪藹然教授在治疗紫癜时，常用仙鹤草增加血小板的数量以止血；用白及固护脾胃，保护胃肠黏膜，来治疗过敏性紫癜常出现的胃肠道症状。

常规用量：仙鹤草 12g、白及 6g。

乌贼骨、茜草

此二药从《黄帝内经》之四乌鲗骨一芦茹丸方化裁而来，倪藹然教授将其入汤剂，使其行血通经、止血固经之效力提高。茜草味辛，性寒，《本草求真》谓其“因于瘀血内阻者，服之固能使瘀下行；如值吐崩尿血，因于血滞而见艰涩不快者，服之更能逐涩血止”，功能凉血止血、活血通经止痛。乌贼骨，别名海螵蛸，味咸、涩，性温，入肝、肾二经，能收敛止血、固精止带、制酸止痛。二药合用，共奏活血通经之功，用于女性过敏性紫癜，症见月经过多或经闭。

常规用量：乌贼骨 9g、茜草 9g。

炙黄芪、黄精

倪藹然教授常用此二药来提高免疫力，尤对周身乏力疲惫、口干咽燥有显著作用。黄芪，《名医别录》云其“补丈夫虚损，五劳羸瘦，止渴，腹痛泄利，益气，利阴气”，蜜炙能够增强其甘温补气的作用。黄精，《名医别录》记载其“味甘，平，无毒。主补中益气，除风湿，安五脏”，入肺、脾、肾三脏，既能补三脏之气，又能养三脏之阴，能够治疗脾胃阴伤之口干食少，与炙黄芪相配，又能防止炙黄芪甘温补气之力太过。

常规用量：炙黄芪 9g、黄精 6g。

蒲公英、马齿苋、紫花地丁

倪藹然教授常用此三味药治疗流行性腮腺炎等热毒炽盛证，以及疔疮。此三味药化裁自五味消毒饮。蒲公英，又名黄花地丁，《本草衍义补遗》谓其“化热毒，消恶肿结核有奇功”，味苦性寒，可清热解毒、消痈散结，现代药理研究表明其能抗内毒素、抗炎。马齿苋，《本草纲目》谓其“治反胃诸淋，金疮流血，破血癖癥瘕，小儿尤良”，有良好的清热解毒、凉血止血功效。紫花地丁，《本经逢原》谓其“治疗肿恶疮，兼疗痈疽发背，无名肿毒”，性味苦寒，与蒲公英、马齿苋相伍，有良好的清热解毒、凉血消肿功效。

常规用量：蒲公英 6g、紫花地丁 6g、马齿苋 6g。

女贞子、墨旱莲

二者相伍，名二至丸，倪蔼然教授认为能调节激素分泌，增强人体免疫力，滋补肾阴。女贞子，《药性解》谓其“味甘、苦，性平，无毒，入心、脾二经。主安五脏，养精神，补阴分，益中气，黑须发，强筋力，去风湿，除百病”，现代药理研究表明其具有抗炎、抗病毒作用。墨旱莲，《本草蒙筌》谓其“味甘、酸，气平，无毒。染白发回乌，止赤痢变粪。须眉稀少，可望速生而繁；火疮发红，能使流血立已”，能够治疗阴虚内热所致出血、肝肾阴虚所致白发早生，还具有提高免疫力的作用。倪蔼然教授常用此二药，针对白发早生、头发易油及脱发。

常规用量：女贞子 12g、墨旱莲 15g，以调节雌雄激素分泌，生发乌发；针对人体免疫力及生殖系统炎症，用药剂量常为女贞子 9g、墨旱莲 9g。

穿山甲、王不留行、路路通、丝瓜络

倪蔼然教授常用此四味药治疗乳腺结节、乳腺炎。穿山甲，《本草纲目》称其“入厥阴、阳明经。古方鲜用，近世风疟、疮科、通经、下乳，用为要药”，入肝、胃二经，具有通经下乳、消肿排脓的功效。王不留行，《名医别录》云其“味甘，平，无毒。止心烦，鼻衄，痈疽，恶疮，瘘乳，妇人难产”，入肝、胃二经，具有活血痛经、下乳的作用。路路通，味苦性平，具有祛风通络、利水、通经的作用。丝瓜络，《本草求真》谓其“专入经络，兼入肠胃。性属寒物，味甘体滑。其瓜经络贯串，房膈连属。凡人风痰湿热，蛊毒血积，留滞经络，发为痈疽疮疡，崩漏肠风，水肿等症者，服之立能有效”，与前三味药相配，能够通乳络以散结消肿。

常规用量：穿山甲 3g（打粉冲服）、王不留行 9g、路路通 9g、丝瓜络 9g。

注：穿山甲已禁用。

生地黄、赤茯苓

倪蔼然教授用此两味药治疗心脾有热的疾病，如麦粒肿、口周疱疹、口腔溃疡等疾病，化裁自《医宗金鉴》之清热泻脾散。生地黄，《药鉴》云其“味甘、苦，性寒，无毒。沉也，阴也。其用有四：凉心火之血热，泻脾土之湿热，止鼻中之衄热，除五心之烦热”，具有清热凉血、养阴生津的功效。赤茯苓，《本草分经》曰“赤茯苓入心、小肠，专利湿热，余与白茯苓同”，能够清心经湿热，现代药理研究表明其有良好的抗溃疡、抗菌作用。二药合用，共奏清热泻脾之功。

常规用量：生地黄、赤茯苓各 9g。

白芷、皂角刺

此二味药均有消肿排脓的功效。白芷，《神农本草经》记载其“味辛，温。主女人漏下赤白，血闭，阴肿，寒热，风头侵目泪出，长肌肤润泽，可作面脂”，能抗炎抗菌。皂角刺，《神农本草经逢源》称其“治风杀虫，与荚略同，但其锐利，直达病所为异。其治痘疹气滞，不能起顶灌脓者，功效最捷”。

常规用量：白芷、皂角刺各 6g。

夏枯草、山慈菇、玄参、浙贝母

倪蔼然教授常用此四味药来治疗全身各部位的肿块性疾病，

如淋巴结肿大、甲状腺肿大、甲状腺瘤、神经纤维瘤等。夏枯草,《神农本草经》谓其“味苦、辛,寒。主治寒热,瘰疬,鼠瘘,头疮,破癥,散瘿结气,脚肿湿痹”,有良好的散结消肿的功效。山慈菇,《得配本草》谓其“甘、微辛,寒。有小毒。入足阳明经。清热散结。治疔肿、恶疮、瘰疬,解诸毒”,其解毒散结消肿之力尤甚,用于癥瘕痞块和多种肿瘤疾病。玄参,《名医别录》云其“除胸中气,下水,止烦渴,散颈下核,痈肿,心腹痛,坚癥,定五脏”,其性味咸寒,有软坚散结、泻火解毒的功效。浙贝母,张景岳云其“疗喉痹,瘰疬,乳痈发背,一切痈疡肿毒,湿热恶疮,痔漏金疮出血,火疮疼痛,为末可敷”,与玄参相合,有消瘰丸之义。

常规用量:夏枯草、山慈菇、玄参、浙贝母各 9g。

丹参、鸡血藤

倪蔼然教授常用此两味药治疗血脉不通所致肢体发凉。丹参,《日华子本草》称其“养神安志,通利关脉,治冷热劳,骨节疼痛,四肢不遂”,具有祛瘀止痛的功效。鸡血藤,《滇游杂记》载其“熬成膏,泡酒饮之,大补气血,壮筋骨,已酸痛,和酒服,于老人最宜”,其为藤类药物,故走窜通络之性较强,与丹参相伍,能够通利肢体关节,促进血液流通,临床上倪蔼然教授多用于中老年人瘀血不通所致下肢发凉。

常规用量:丹参 6g、鸡血藤 9g。

车前草、土茯苓

临床上倪蔼然教授常用此二药治疗血尿酸升高所致痛风。车前草，《本草经集注》谓其“味甘、寒。主金疮，止血，衄鼻，瘀血，血瘕，下血，小便赤，止烦，下气”，功能清热利尿通淋。土茯苓，《景岳全书》称其“味甘、淡，性平。能健脾胃，强筋骨，去风湿，利关节，分水道，止泻痢，治拘挛骨痛”。此二药相配，能促进尿酸随尿液排出体外，显著降低血尿酸，有利于痛风患者尿酸盐的排泄。

常规用量：车前草、土茯苓各6g。

秦艽、威灵仙、络石藤

倪蔼然教授常用此三味药来治疗痛风病关节的炎症疼痛。痛风早期有下肢红肿疼痛的症状，属于中医风湿热痹的范畴。秦艽，《神农本草经》谓其“味苦，平。主治寒热邪气，寒湿，风痹，肢节痛，下水，利小便”。威灵仙，《本草蒙筌》谓其“散爪甲皮肤风中痒痛，利腰膝踝湿渗冷疼。盖性好走，能通行十二经，为诸风湿冷痛要药也”。络石藤，《本草经集注》称其“除邪气，养肾，主腰髋痛，坚筋骨，利关节”。此三味药均有利关节、除湿的作用，故倪蔼然教授治疗急性痛风发作时常用以利湿通利关节止痛。

常规用量：秦艽、威灵仙、络石藤各9g。

龟板、莲子心

此二味药乃倪蔼然教授根据交泰丸之义化裁而来。莲子心，《玉楸药解》谓其“苦寒泻火，治心烦上热之证”，功能清心安神，以代替交泰丸中之黄连。龟板，《本草蒙筌》称其“味咸、甘，气平。一云属金，有水，阴中阳也。专补阴衰，借性气引达诸药；善滋肾损，仗功力复足真元”，能益肾滋阴潜阳，令上炎之火下归肾中。莲子心配龟板，清心火而滋肾水，共奏心肾相交之义。倪蔼然教授临床常用于心肾不交之失眠，伴见舌尖红甚而少苔。

常规用量：龟板12g、莲子心3g。

炒山药、炒白扁豆

倪蔼然教授常用之补益脾胃之气，以固护后天之本。山药，《神农本草经》谓其“味甘，温。主治伤中，补虚羸，除寒热邪气，补中，益气力，长肌肉”。白扁豆，《本草纲目》称“其气腥香，其性温平，得乎中和，脾之谷也。入太阴气分，通利三焦，能化清降浊，故专治中宫之病，消暑除湿而解毒也”。二药炒制增强了其涩性，固护脾胃之功更甚，尤适用于脾虚泄泻的患者。

常规用量：炒山药、炒白扁豆各9g。

柴胡、白芍

此二味药主治肝郁血虚证，化裁自逍遥散。柴胡，《日华子本草》谓其“味甘，补五劳七伤，除烦，止惊，益气力，消痰，止嗽，润心肺，添精，补髓，天行瘟疾，热狂乏绝，胸胁气满，健忘”。白芍，《神农本草经》称其“味苦，平，主治邪气腹痛，除血痹，破坚积，寒热，疝瘕，止痛，利小便，益气”。二药同入肝经，能够疏肝、柔肝。因乳房为肝经所主，故倪蔼然教授常用此二味药治疗乳腺疾病；肝喜条达，肝气不舒则导致两胁肋疼痛，故倪蔼然教授常用此二味药治疗因怒所致两胁肋胀痛等症。

常规用量：柴胡、白芍各6g。

炒酸枣仁、首乌藤

倪蔼然教授常用此二味药治疗夜间失眠。酸枣仁,《名医别录》称其“无毒，主治烦心不得眠”，炒后增强醒脾补阴、敛汗宁心之功，现代药理研究表明其有镇静催眠的作用。首乌藤，又名夜交藤,《饮片新参》谓其“止虚汗，安神催眠”。二药同入心、肝二经，均可养心肝之血；倪蔼然教授认为失眠多与心神不宁、心肝血虚有关，故常用于治疗血虚所致的失眠。

常规用量：炒酸枣仁 12g、首乌藤 10g。

黄芪、白术、防风

三药相伍名玉屏风散，倪蔼然教授常用其治疗表虚自汗、风水浮肿，常伴有恶寒怕冷。黄芪,《药类法象》称其“治虚劳自汗，补肺气，实皮毛，泻肺中火，如脉弦自汗”，性味甘温，入肺、脾二经，能够益气固表。白术,《得配本草》称其“甘、苦，性温。入足太阴、阳明经气分。除呕吐，消痰饮，疗黄疸，逐水肿，止泻痢，收自汗，长肌肉。理心下急满，利腰间血滞。去风寒，湿痹”。防风,《本草蒙筌》谓其“味甘、辛，气温。升也，阳也，无毒，系太阳本经之药，又通行脾胃二经……尽治一身之痛，而为风药中之润剂也。治风通用，散湿亦宜”。

常规用量：黄芪 10g、白术 10g、防风 6g。

虎杖、姜黄、秦艽

此三味药为治膝关节疼痛的常用药。虎杖入血分，有活血散瘀止痛之功。姜黄辛散，温通经脉，行气血而通络止痛，尤长于行肢节而除痹痛。秦艽,《药性赋》谓其“味苦、辛、平，性微温，无毒。可升可降，阴中阳也。其用有二：除四肢风湿若懈，疗遍体黄疸如金”，辛散苦泻，质偏润而不燥，风湿痹痛、筋脉拘挛、骨节酸痛，无问寒热新久，均可配伍应用。三药相伍，既能行气活血，又能祛风除湿，无论是气血瘀滞还是寒湿阻滞之关节疼痛，均可应用。

常规用量：虎杖 10g、姜黄 6g、秦艽 6g。

天麻、钩藤

此二药为倪蔼然教授借鉴天麻钩藤饮所得。天麻，《药类法象》谓其“治头风，风痰眩运头痛。诸风湿痹，四肢拘挛，小儿风痫惊气。利腰膝，强筋骨”。钩藤，《本草备要》谓其“甘微苦寒。除心热，平肝风。治大人头旋目眩，小儿惊啼瘛疭”。二药均入肝经，有良好的平抑肝阳功效。临床上倪蔼然教授应用的指征为高血压引起的头晕头痛，面红目赤，急躁易怒，头重足轻，舌红，脉弦有力。

常规用量：天麻 9g、钩藤 9g。

三棱、莪术

倪蔼然教授常用此二味药来治疗癥瘕积块。三棱，苦平辛散，入肝脾血分，为血中气药，长于破血中之气，以破血通经。莪术，苦辛温香，入肝脾气分，为气中血药，善破气中之血，以破气消积。二药相伍，气血双施，使活血化瘀、行气止痛、化积消块力彰，常用于乳腺结节、甲状腺结节。

常规用量：三棱 3g、莪术 3g。

沙参、麦冬

此乃倪蔼然教授由益胃汤化裁所得，能养胃阴。沙参，《开宝本草》谓其“疗胃痹心腹痛”。麦冬，《神农本草经》谓其“味甘，平。主治心腹结气，伤中，伤饱，胃络脉绝，羸瘦，短气”，与沙参相伍，共奏甘寒养阴之功。倪蔼然教授常用沙参、麦冬各15g，用以治疗胃阴不足之口干舌燥、烦渴思饮、干呕呃逆、心烦不寐，应用指征为舌红少苔或中有裂纹。

常规用量：沙参9g、麦冬9g。

黄芪、桂枝、白芍

倪蔼然教授根据《金匮要略》黄芪桂枝五物汤化裁出此三味药，主治营卫不和、气血痹阻之证，也可用于双下肢及周身乏力等。桂枝，《神农本草经》谓其“味辛，温。主治上气咳逆，结气，喉痹，吐吸，利关节，补中益气”。白芍，《名医别录》称其“味酸，微寒，有小毒。主通顺血脉，缓中，散恶血，逐贼血，去水气，利膀胱、大小肠，消痈肿，时行寒热，中恶，腹痛，腰痛”。桂枝与白芍相伍，谓之酸甘化阴。二药与黄芪相配，能除血痹、益气血。

常规用量：黄芪10g、桂枝3g、白芍6g。

昆布、海藻

倪蔼然教授常用此两味药治疗甲状腺肿大疾病，药对源自海藻玉壶汤。昆布，《得配本草》谓其“咸，寒。软坚破结，利水消肿。除疝，去顽痰，治瘿瘤。配海藻，治项下卒肿”。现代药理研究表明昆布可改善甲状腺功能，对缺碘性甲状腺肿有预防治疗作用，对甲状腺功能亢进、基础代谢增高的患者也有暂时抑制基础代谢的作用。海藻，《神农本草经》谓其“味苦，寒。主治瘿瘤气，颈下核，破散结气，痈肿，癥瘕，坚气，腹中上下鸣，下十二水肿”。现代药理研究表明海藻有抗甲状腺肿作用，海藻所含碘化物可预防和纠正缺碘引起的地方性甲状腺功能不足，并能暂时抑制甲状腺功能亢进和基础代谢率增高，从而减轻症状，使病变组织崩溃和溶解。

常规用量：昆布 9g、海藻 9g。

苍术、黄柏

二药相配为二妙散，可治湿热下注、湿热带下、湿疹等。苍术，《景岳全书》谓其“性燥湿，故治冷痢冷泄、滑泻肠风、寒湿诸疮。与黄柏同煎，最逐下焦湿热痿痹”。黄柏，《药性赋》谓其“味苦，气寒，无毒。沉也，阴也。其用有五：泻下焦隐伏之龙火，安上焦虚哕之蛔虫，脐下痛单制而能除，肾不足生用而能补，痿厥除湿药中不可缺”。

常规用量：黄柏 6g、苍术 6g。

乌梅、蜀椒

此二味药是根据乌梅丸化裁而来，倪蔼然教授认为乌梅和蜀椒二味药在乌梅丸中功效颇著。乌梅，《本草新编》谓其“味酸，气平，可升可降，阳也，无毒。收敛肝气，固涩大肠，止血痢，安虫痛。乃止脱之药，备之以敛滑脱可也”。蜀椒，《本草乘雅半偈》谓其“色香气味，精胜在肤，独无花而实，所含蓄力，幽且深矣，故主温中。自下而上，从内而外，宣达横遍者也。对待寒中，致令形气受病也。气则咳逆上气之因邪薄，形则骨节肌肤之因痹闭”。倪蔼然教授常用此二药治疗长期泄泻、久痢。

常规用量：乌梅 9g、蜀椒 3g。

当归、黄芪

此二味药倪蔼然教授常用于治疗时有头晕、白细胞偏低等疾病。当归，《药性赋》谓其“味甘、辛，气温，无毒。可升可降，阳也。其用有四：头止血而上行，身养血而中守，梢破血而下流，全活血而不走”，既能补血又能活血。黄芪，《景岳全书》谓其“味甘气平，气味俱轻，升多降少，阳中微阴……气虚而难汗者可发，表疏而多汗者可止。其所以止血崩血淋者，以气固而血自止也，故曰血脱益气”。五味之中，惟甘能补，当归味甘而厚，味厚则补血；黄芪味甘而薄，味薄则补气。今黄芪多数倍，而云补血者，以有形之血不能自生，生于无形之气故也。故倪蔼然教授用黄芪来补血虚引起的头晕头痛，配以当归，共奏益气生血之功，其应用指征为脉大而虚、重按无力、舌淡白或有齿痕。

常规用量：黄芪 10g、当归 3g。

生地黄、熟地黄、益智仁

倪蔼然教授治疗抽动障碍的药方中常见到这三味药。生地黄清热生津、凉血、止血，用于热病伤阴、舌绛烦渴、发斑发疹、吐血、衄血、咽喉肿痛。熟地黄味甘微温质润，滋阴补血、益精填髓，用于肝肾阴虚，腰膝酸软、骨蒸潮热、盗汗遗精、内热消渴、血虚萎黄、心悸怔忡、月经不调、崩漏下血、眩晕、耳鸣、须发早白。益智仁味辛，性温，入脾、肾经，具有温脾止泻摄涎、暖肾缩尿固精之功效，常用于脾胃虚寒、呕吐、泄泻、腹中冷痛、口多唾涎、肾虚遗尿、尿频、遗精。三者配伍，滋补精血，以温脾来固肾。

常规用量：生地黄、熟地黄、益智仁各 10g。

制何首乌、桑椹

《本草纲目》："何首乌，足厥阴、少阴药也。白者入气分，赤入血分。肾主闭藏，肝主疏泄。此物气温，味苦涩。苦补肾，温补肝，能收敛精气。所以能养血益肝，固精益肾，健筋骨，乌髭发，为滋补良药。不寒不燥，功在地黄、天门冬诸药以上。"发为血之余，肝藏血，制何首乌是滋发生发的良药。《本草纲目》等多种医药典籍中对桑椹的药用价值和用法有详尽的阐述。桑椹性味甘寒，具有补肝益肾、生津润燥、乌发明目等功效。桑椹喜阴耐旱，取类比象，补血养颜，治疗津亏血少。两者合用，乌发生发效果增强。

常规用量：制何首乌 9g、桑椹 12g。

女贞子、山药、山茱萸

山茱萸，性味酸涩，入肝、肾经，酸涩收敛，有滋肝补肾、固肾涩精的作用，适用于肝肾不足所致腰膝酸软、遗精滑泄、眩晕耳鸣，补肝肾，强腰膝，治阴虚内热，头晕，目花，耳鸣，腰膝酸软，须发早白。女贞子，《神农本草经》云："味苦，平。滋补肝肾，明目乌发。"用于眩晕耳鸣、腰膝酸软、须发早白、目暗不明。《本草经疏》谓山药味甘，性温、平，无毒，益肾气、健脾胃。三药合用滋补肝肾效果显著，且顾护脾胃，一举多得。

倪蔼然教授多用以上三味缓补肾气。

常规用量：女贞子 9g、山药 10g、山茱萸 6g。

石菖蒲、远志

石菖蒲开窍醒神，且兼具化湿、豁痰、辟秽之效，用于头胀昏痛、嗜睡困乏、神志昏迷。远志苦辛性温，性善宣泄通达，既能开心气而宁心安神，又能通肾气而强志不忘，为益智强识、交通心肾、安定神志之佳品，用于失眠多梦、心悸怔忡、健忘，阴虚者禁用。此二者倪蔼然教授多用于儿童多动综合征心不敛神的患者。

常规用量：石菖蒲 9g、远志 6g。

龟板、麦冬

《药性论》谓龟板“无毒。入肝、肾经”。经沸水煎煮，有滋阴功效，兼有补血止血之功。麦冬甘、微苦，寒，入肺、胃、心经，养阴润肺、清心除烦、益胃生津，治虚劳烦热、热病津伤、咽干口燥、便秘。两者配伍专治舌有裂纹或出血，加之麦冬入心、肺、胃三经，舌为胃经所过，配以龟板，滋阴养血之功效显著。

常规用量：龟板 12g、麦冬 12g。

鸡内金、木瓜

鸡内金，味甘，性平，有健胃消食之功。《本草经疏》谓“此即肫内黄皮，一名鸡内金是也。肫是鸡之脾，乃消化水谷之所”;《本草纲目》提到鸡内金治小儿食疟，疗大人淋漓反胃。木瓜，味酸，性温，有舒筋活络、和胃化湿之效。《本草经疏》云：

"入足太阴、阳明，兼入足厥阴经。"主治湿痹邪气、霍乱、大吐下、转筋不止。《本草求真》谓"醒脾胃筋骨之湿，收脾肺耗散之气"，故木瓜可泻肝而补脾。对此《本草经疏》指出："下部腰膝无力，由于精血虚，真阴不足者不宜用。伤食脾胃未虚，积滞多者，不宜用。"由于小儿肝常有余，脾常不足，故木瓜与鸡内金配伍，治小儿脾虚肝亢之食欲不振、消化不良、挑食偏食。两者合用，既能疏泄肝火，也能顾护脾胃。

常规用量：鸡内金 12g、木瓜 9g。

首乌藤、合欢花

此是在倪蔼然教授治疗失眠患者的药方中经常可见的两味药。首乌藤为何首乌的藤茎，味甘，性平，归于心、肝二经。阳入于阴则寐，首乌藤入两经血分，引阳入阴，养血以安神。合欢花味甘，性平，入心、肝二经，《神农本草经》谓"主安五脏，利心志，令人欢乐无忧"。两药配伍，凡见睡眠欠佳、入睡困难之类症状均可应用。

常规用量：首乌藤 10g、合欢花 6g。

糯稻根、煅牡蛎

倪蔼然教授经常用此二药治疗多汗症。糯稻根为植物稻（糯稻）的根茎及根，味甘，性平，归心、肝经，多汗症患者体内津液流失较多，而糯稻根具有一定的益胃生津之效，还可固表止汗。煅牡蛎味微咸，性微寒，具有良好的收敛固涩作用，与糯稻根配伍，加强止汗之效。

常规用量：糯稻根 12g、煅牡蛎 12g。

枳壳、陈皮

此二药常出现于倪藹然教授治疗善太息患者的药方中。陈皮味辛苦，性温，《长沙药解》谓其“降浊阴而止呕哕，行滞气而泻郁满，善开胸膈”，有理气的作用。枳壳味辛、苦、酸，性微寒，《雷公炮制药性解》谓“主下胸中至高之气，消心中痞塞之痰，泄腹中滞塞之气”，理气作用佳。两味药在药方中常为佐药，辅佐理气宽胸。

常规用量：枳壳 6g、陈皮 6g。

石斛、麦冬

此二药相配伍可治疗口干之症。因火热津不足，津不上乘于口，故口干。石斛，味甘，性微寒，归胃、肾经，《神农本草经》谓“补五脏虚劳，羸瘦，强阴。久服厚肠胃，轻身延年”，具有养胃生津、滋阴除热的功效。麦冬，味甘、微苦，性微寒，归心、肺、胃经，《长沙药解》谓“清金润燥，解渴除烦，凉肺热而止咳，降心火而安悸”。鲜石斛配伍麦冬，养阴清热生津，治热病津伤烦渴。

常规用量：石斛 6g、麦冬 6g。

木贼、密蒙花

此二药为倪藹然教授治疗目眵多的常用药。目眵多，多为肝经湿热所致。木贼，味甘、苦，性平，归肺、肝经，《雷公炮制药性解》云“木贼之名，以其能伐木也。肝为木，故宜入焉，夫目得血而能视，借之以伐肝邪，则血生而目疾愈矣”，有疏散风热、明目退翳的功效。而密蒙花，味甘，性微寒，归肝经，《雷公炮制药性解》谓其“主青盲肤翳，赤涩眵泪”，也具有清热泻火、养肝、明目退翳的效用。两药相配，清泻肝火，退翳明目。

常规用量：木贼、密蒙花各6g。

竹叶、白茅根、莲子心

此三味药在倪蔼然教授治疗口舌生疮、口腔溃疡的药方中经常可见。心开窍于舌，心火旺上炎口舌则见口舌生疮。竹叶，味辛、甘、淡，性寒，入心、胃、小肠经，清心火功效佳，生津利尿。白茅根，味甘，性寒，归肺、胃、膀胱经，《玉楸药解》中说白茅根“清金利水”，助竹叶利尿，利小便以清心火。莲子心，《玉楸药解》谓“苦寒泻火，治心烦上热之证”，具有良好的清心火作用。

常规用量：竹叶3g、白茅根12g、莲子心3g。

远志、茯苓

养心安神，倪蔼然教授常选用远志与茯苓配伍。远志入心、肾二经，《玉楸药解》云“远志辛散开通，治心窍昏塞，胸膈痹痛。补肾壮阳，敛精止泄”，具有安神益智、交通心肾的作用。茯苓、味甘、淡，性平，入心经，可宁心安神，《本草经集注》谓其“长阴，益气力，保神守中。久服安魂魄，养神”，如失眠不寐等心神不宁之症均可应用。

常规用量：远志9g、茯苓12g。

地肤子、白芷、辛夷

地肤子，味苦，性寒，归肾、膀胱经，《神农本草经》言其“主膀胱热，利小便，补中益精气”，利水通表，祛风止痒，用于皮肤湿疮瘙痒。白芷，味辛，性温，归肺、胃、大肠经，《玉楸药解》云“白芷辛温香燥，行经发表，散风泻湿”，可宣透、清利湿热、止痒，助地肤子祛风。辛夷，味辛，性温，归肺、胃经，《玉楸药解》谓其能“散寒止痒”。三者相伍，既有温热，又有寒凉，阴阳平衡；既可利小便祛湿，又能宣透祛风，正合病机。

常规用量：辛夷 6g（包煎）、白芷 6g、地肤子 6g。

远志、生龙齿

此两味药在倪蔼然教授治疗抽动障碍和失眠健忘的药方中经常可见，有安神定志的作用。远志，味辛、苦，性温，归心、肺、肾经，《雷公炮制药性论》言其“益智慧，明耳目，宁怔忡，定惊悸，利九窍，治健忘，壮阳道，益精气”，可交通心肾，阴阳相交，各安其位，用于心神不安、惊悸、失眠、健忘等。生龙齿，味甘、涩，性凉，《神农本草经》言“主小儿、大人惊痫，癫疾，狂走，心下结气，不能喘息，诸痉”。生龙齿与远志配伍治疗惊悸怔忡、心神不安，可安神定志。

常规用量：远志 6g、生龙齿 12g。

瓜蒌、薤白、枳壳

此是倪蔼然教授用于治疗胸痹胸闷的对药，取自瓜蒌薤白白酒汤之义。瓜蒌，张锡纯言“栝蒌味甘，性凉，能开胸间及胃口热痰”，归肺、胃、大肠经，有涤痰散结、开胸通痹的作用。薤白，味辛，性温，归心、肺、胃、大肠经，具有通阳散结、行气导滞的作用，能散胸中凝滞之阴寒，化上焦结聚之痰浊，宣胸中阳气以宽胸，乃治疗胸痹之要药。枳壳，味酸、辛、苦，性微寒，归脾、胃经，《本草经解》言“主风痒麻痹，通利关节，劳气咳嗽，背膊闷倦，散留结胸膈痰滞”，可下气破结、消痞除满，助瓜蒌、薤白以宽胸散结、下气除满、通阳化痰。

常规用量：瓜蒌 12g、薤白 6g、枳壳 7g。

墨旱莲、侧柏叶

倪蔼然教授多用此两味药治疗白发早生。白发早生主要原因是血热、肝肾阴虚。墨旱莲具有凉血、滋补肝肾的功效，其味甘酸，其性寒，《玉楸药解》谓其“益肝肾，乌须发。墨旱莲汁黑如墨，得少阴水色，入肝滋血，黑发乌须”。侧柏叶，味苦、涩，性寒，归肺、肝、脾经，《日华子本草》言其能“黑润鬓发”，也具有凉血之效。

常规用量：墨旱莲 12g、侧柏叶 9g。

茵陈、龙胆

倪蔼然教授治疗口苦患者经常使用此两味药。肝经湿热，胆气郁滞，不降则上逆，发为口苦。茵陈，味辛、苦，性微寒，归肝、胆经，为退黄要药，《本草经集注》谓其“主治风湿寒热邪气，热结黄疸，通身发黄”，清利肝经湿热作用极佳。龙胆，《玉楸药解》谓“味苦，大寒，入足厥阴肝、足少阳胆经。清肝退热，凉胆泻火”，除肝胆郁热作用佳。两药配伍，清泻肝胆热，降上逆胆气。

常规用量：茵陈 6g、龙胆 3g。

丹参、玉竹

此两味药在倪蔼然教授治疗病毒性心肌炎的药方中经常使

用，具有良好的强心作用。病毒性心肌炎为儿科心血管疾病，主要由实热或痰湿引起，可见心悸、胸闷、心前区疼痛等症状。丹参，味苦，性微寒，归心、肝经，《雷公炮制药性解》言其“养神定志，破结除癥，消痈散肿，排脓止痛”，具有活血祛瘀、凉血消痈的作用。玉竹，味甘，性微寒，《长沙药解》言其“入手太阴肺经。清肺金而润燥，滋肝木而清风”，养阴润燥作用佳。

常规用量：丹参 9g、玉竹 6g。

柴胡、郁金

倪蔼然教授经常用此两味药来治疗情绪精神失常。柴胡，味辛、苦，性微寒，归肺、肝、胆经，《神农本草经》谓其“主心腹，去肠胃中结气，饮食积聚，寒热邪气，推陈致新”，具有疏肝解郁、升举阳气的作用。郁金，味辛、苦，性寒，入心、肺、肝、胆经，《雷公炮制药性解》言“主下气，破血，开郁”，可活血行气解郁。两药相配伍，调理气机，肝气以顺则疏泄如常，情志乃安。

常规用量：柴胡、郁金各 6g。

川芎、丹参、葛根

倪蔼然教授常用此三味药治疗高血压头晕头痛。丹参，味苦，性微寒，归心、肝经，活血祛瘀，配伍葛根轻扬升发、生津止渴，可活血清热、滋阴化瘀。川芎，张元素谓“上行头目，下行血海，能散肝经之风，治少阳厥阴经头痛，及血虚头痛之圣药也”。葛根与川芎相配还可增强脑供血。此三药相配伍，活血祛瘀，生津养血，疏畅气机，头痛可除也。

常规用量：川芎 6g、丹参 9g、葛根 9g。

生龙齿、百合、龟板

此三味药中生龙齿与龟板，乃倪蔼然教授取用孔圣枕中丹之意。龟板，阴物之至灵者也；龙齿，阳物之至灵者也，借二物之阴阳补人身之阴阳，以二药之灵气助人心之灵气。肾藏精，精舍志，肾精不足，则志气衰，不能上通于心，故迷惑善忘。龟板可补肾，龙齿能镇肝，使痰火散而心肝宁，则聪明开而记忆强。两药加以百合，用于虚烦惊悸、失眠多梦。所谓“心有所忆谓之意”，百合有清心安神的功效。

常规用量：生龙齿 12g、百合 9g、龟板 6g。

白蒺藜、地龙、僵蚕

此三味药为倪蔼然教授治疗小儿抽动症药方中的常用药，主要用于治疗眨眼之症。白蒺藜，味辛、苦，性微温，入肝经，《玉楸药解》谓其“疏木驱风，治肝气输泄”，可平肝祛风，肝开窍于目，肝疏则目明。地龙，味咸，性寒，入肝经，有良好的清热定惊作用。僵蚕，味咸、辛，性平，入肝经，《玉楸药解》谓其“活络通经，驱风开痹”，可驱逐风邪，治疗小儿惊风。

常规用量：白蒺藜 9g、地龙 6g、僵蚕 3g。

珍珠母、生龙骨、生牡蛎

倪蔼然教授在治疗小儿注意力不集中时经常使用此三味药。珍珠母为贝类，味咸，性寒，归心、肝经，善平肝潜阳、安神定惊。生龙骨，味甘、涩，性平，归心、肝、肾经，可以镇静安神、潜阳收敛，《本草经解》言“小儿热气惊痫，心火盛，舍肝而惊痫也；惊者平之，龙骨气平，所以可平惊也”。生牡蛎同为贝类，味咸，性微寒，归肝经，有潜阳补阴之效，可重镇安神。三药相配，安神定志。

常规用量：珍珠母、生龙骨、生牡蛎各 15g。

红景天、麦冬

倪蔼然教授在治疗阴虚、精神困倦患者的药方中经常应用。红景天，味甘、苦，性平，入心经，《神农本草经》言其“主大热，火疮，身热烦，邪恶气”，可通脉益气活血，在抗疲劳方面有较强的作用。麦冬可生肺金，清心而安神，养阴生津作用尤佳。

常规用量：红景天 9g、麦冬 6g。

合欢花、玫瑰花

倪蔼然教授常用合欢花与玫瑰花来疏肝解郁。《神农本草经》言合欢花“味甘，平。主安五脏，利心志，令人欢乐无忧。久服轻身明目得所欲”，能够解郁安神。玫瑰花，味甘、微苦，性温，入肝经，有香气，可理气解郁、和血散瘀。两药配伍，加强疏肝理气解郁的作用。

常规用量：合欢花、玫瑰花各 6g。

益母草、泽兰

此两味药在倪蔼然教授治疗女性月经不调（如痛经）中起到了很大的作用。益母草为妇科圣药，味辛、苦，性微寒，归肝、心包、膀胱经，《雷公炮制药性解》云“益母本功治血，故入诸阴之经，行血而不伤新血，养血而不滞瘀血”。泽兰，味辛、苦，性微温，归肝经，具有通经活血的作用，与益母草相配加强调经作用。

常规用量：益母草 9g、泽兰 6g。

附：多动症的常用药 / 药对

《素问·生气通天论》云："阴平阳秘，精神乃治。"人体正常生命活动和神志状态，是阴阳保持对立统一协调关系的结果，反之，阴阳失调则是机体神志反常的基本病理之一。《素问·阴阳应象大论》说："阴静阳躁……阴在内，阳之守也，阳在外，阴之使也。"即阴主柔静，阳主刚躁，阴阳互根，守使相依。两者充盛和谐，则机体协调无病。多动症的主要症状是神不宁、志无恒、情无常、性急躁；系由动静变化有所失制，阴静不足，阴不制阳，而阳动有余，阴阳失调所致；一般可分为阴虚阳亢与虚阳浮动。小儿形质柔脆，稚阴未长，加之生机蓬勃，对阴津物质所需甚多，若先天不足，更易形成阴虚阳亢的病理变化。小儿阳气未充，易因后天失调，或他病所伤而虚，则阳虚不可以根于阴，而致虚阳外浮，心无所倚，神无所归而多动。阴阳失调，具体表现为脏腑功能的失调，涉及心、肝、脾、肾四脏。

（1）白蒺藜、蝉蜕

《本经逢原》云："白蒺藜，性升而散，入肝肾经，为治风明目要药。"《神农本草经》指出白蒺藜专破恶血积聚，久服长肌肉，明目轻身，以其入肾益精气也。《本草求真》说："凡因风盛而见目赤肿翳，并遍身白癜瘙痒难当者，服此治无不效。且此味辛入肺兼苦入肾，则凡癥瘕结聚，喉痹乳痈，暨胎产不下，服此力能破郁宣结。盖肝虽藏血之经，而血非可留之物，若竟认此作补，而不审兼苦泄辛散以明其治，其失靡轻。”《本草蒙筌》谓：“去翳膜侵睛，胬肉满眦，眼科内诚奇。”两者配伍，倪蔼然教授用于风热上攻或者肝火上炎之目赤肿痛、眨眼等症。

常规用量：白蒺藜 9g、蝉蜕 6g。

（2）葛根

葛根轻清升散，药性升发，推举阳气，鼓舞机体正气上升，津液布行，可舒缓头项强痛，增智益脑。

常规用量：葛根 9g。

（3）射干（喉肌痉挛）、地龙（肢体痉挛）

倪蔼然教授用射干治疗喉肌痉挛，地龙治疗肢体痉挛，两者既可配伍使用，也可单独使用。《神农本草经》有云：“射干味苦，平。主咳逆上气，喉痹，咽痛，不得消息。”治咳逆上气、喉痹咽痛、不得消息，专取散结气之功，为喉痹咽痛要药。地龙咸寒降泄，性走窜，既能息风止痉，又善清解高热，故适用于高热所致狂躁、惊风抽搐、癫狂等症。治疗温病热极生风、神昏谵语、痉挛抽搐时，倪蔼然教授也单用地龙煎服取效，或与钩藤、牛黄、僵蚕等息风止痉药同用。两者配伍，射干可增强地龙降泄作用。

常规用量：射干 9g、地龙 6g。

另外，地龙咸寒走下入肾，能清热结、利水道，用于热结膀胱，小便不利或尿闭不通。可用鲜品捣烂，浸水，滤取浓汁服。倪蔼然教授常将其与车前子、木通、泽泻等利水渗湿药同用。

常规用量：地龙 6g。

（4）黑豆

豆乃肾之谷，黑色属水，水走肾，肾藏精，故黑豆可填精。人的衰老往往从肾机能显现，要想延年益寿、防老抗衰，增强活力、精力，必须首重补肾。在中医用药时，黑豆入药，黄豆不入药，凸显黑豆不同于黄豆特殊祛疾的功能。倪蔼然教授利用黑豆之特性发挥其滋补肾精的作用，用于治疗脑迟等。

常规用量：黑豆 12g。

（5）生龙骨、生牡蛎

生龙骨有镇静、敛汗涩精、生肌敛疮的功效，生牡蛎有重镇安神、潜阳补阴、软坚散结的功效。生龙骨和生牡蛎，二者功能相似，常相须为用，以治阳亢眩晕，惊悸狂躁，心烦不眠，以及各种虚弱滑脱症。但龙骨入心以镇心安神见长，不能软坚散结，其益阴作用也不及牡蛎，故阴虚发热者少用；牡蛎咸以软坚散结，为治瘰疬痰核、胁下痞硬所常用。

常规用量：生龙骨、生牡蛎各 12g。

（6）僵蚕、全蝎、天麻、钩藤

以上为天麻钩藤饮化裁而来，有平肝息风、清热活血、补益肝肾之功效。天麻、钩藤功效同为平肝祛风，而天麻通肝脏之血脉。僵蚕味咸、辛，性平，入肝经，配合全蝎可益精安神、祛风定惊。

常规用量：僵蚕 6g、全蝎 3g、天麻 9g、钩藤 9g。

（7）怀山药、黄精

倪蔼然教授常将两药合用，治疗肾虚导致的肺阴不足、咳嗽少痰、干咳无痰、咳血等症。

常规用量：怀山药 12g、黄精 12g。

（黄萍娥、文继刚、刘君红、韩冰洁、李佳鑫整理）

中篇

跟师临床例证

感 冒

感冒，主要由感受外邪，邪犯肺卫，卫表不和所致，临床以恶寒、发热、头痛、鼻塞、流涕、喷嚏、全身不适为特征，是最常见的外感疾病之一。感冒四季均可发病，以冬春季节多见，在季节交替、气候骤变的情况下更易发病。感冒又称伤风、冒风、冒寒、小伤寒等，可分为普通感冒与时行感冒，前者病情轻浅，无流行性；后者系感受时行疫毒，病情较重，多呈流行性与传染性。西医称四时感冒为急性上呼吸道感染，简称“上感”；称时行感冒为流行性感冒，简称“流感”。

（一）病因病机

感冒常见的病因分外感和内伤两种。

外感病因　主要是感受风邪为主的六淫之邪。四时气候骤变，引起寒热失调，衣被增减失宜；或坐卧当风，或更衣脱帽，沐浴当风，卒然受邪为患。亦有感受时行疫毒所致，疫毒为阳热之邪，可相互传染，故造成流行。

内伤病因　若见于小儿，则主要为禀赋不足和食滞内停。小儿乃稚阴稚阳之体，脏腑在趋于成熟过程中，卫外功能未固，抵抗能力较弱；若禀赋不足，体质偏弱，则更易发病，正如《幼科释谜·感冒》所云：“感冒之原，由卫气虚，元府不闭，腠理常疏，虚邪贼风，卫阳受扰”。若后天喂养不当，且小儿脾常不足，易酿生痰热，食滞内停，引起感冒。

小儿乃稚阴稚阳之体，外感邪气，多易入里化热，故感冒初起，热多于寒。感冒后期，邪气已去；或反复感冒，或久治不愈，迁延日久者，以正虚为主。病位在肺，常可累及肝、脾等脏。小儿感冒之后，正气抗邪于表，不能固护于里，往往影响脾胃运化功能，加之脾常不足，运化功能低下，以致乳食停滞不化，阻滞中焦，形成感冒夹积；小儿神气怯弱，筋脉未壮，加之肝常有余，外邪易入里化热，易出现热扰神明，引动肝风则抽搐，形成感冒夹惊。

（二）方药运用

基于上述认识，倪蔼然教授根据银翘散、桑菊饮的组方思路，并在大量临床运用中总结出治疗感冒的经验方——小儿清宣饮。

药物组成：忍冬藤 12g，连翘 10g，桑叶 10g，炒苦杏仁 10g，鱼腥草 10g，黄芩 10g，薄荷 10g（后下），淡豆豉 10g，陈皮 10g，生甘草 5g。

方中忍冬藤、连翘辛凉，清热透表；忍冬藤走窜通络之性较强，可透达一身上下之热。桑叶甘苦性凉，善走肺络，清热宣肺；炒苦杏仁苦温，肃降肺气，二药直走上焦，一宣一降，以复肺宣发肃降之性。鱼腥草微寒，独归肺经，清热解毒，消痈排脓，现代药理研究表明鱼腥草有抗菌、抗病毒、平喘作用；黄芩苦寒，善清肺热，现代药理研究表明黄芩有广谱抗菌作用。两者相伍，共奏清热化痰之功。值得注意的是，鱼腥草可根据痰热的轻重程度选择用量，剂量一般在 10 ～ 20g 之间。薄荷辛凉透表，淡豆豉辛温透表，两者合用，一温一凉，解表而不凉遏，温开而不伤阴，开腠理，给邪以出路。陈皮辛温，理气化痰，使全方不至寒凉壅滞；生甘草调和诸药。诸药合用，共奏辛凉解表、清热宣肺之功。

（三）临床加减

感冒初、中期：若以发热为主，加金银花15g、连翘12g；若发热，少苔，加石膏18g、知母10g、黄芩10g；若发热，腋温超过38.5℃，可在前者基础上加羚羊角粉0.3g，每日1～2次，以助辛凉透热，同时防止小儿由于高热而产生的惊厥抽搐；若发热，伴舌苔微黄，考虑邪入少阳，加柴胡15g、黄芩10g，以和解少阳，透表达邪；若发热，伴舌苔厚者，多见于食积发热，以小儿清宣饮合保和丸加减；若为低热，加地骨皮、银柴胡各12g；若咳嗽明显，以小儿清宣饮加桔梗10g、前胡10g、炙枇杷叶10g；咳嗽兼咳吐黄痰，加全瓜蒌、浙贝母各10g；咳嗽兼咽痒，加牛蒡子10g、荆芥8g、防风10g、蝉蜕8～10g；若伴有恶心、呕吐，加竹茹8～12g、紫苏梗12g、清半夏10g；若伴有头痛或头目不清者，可酌加蔓荆子、菊花、白芷各12g，川芎10g；若伴有鼻塞不通、流涕喷嚏者，加苍耳子、白芷、辛夷各10g。若感冒引发鼻炎，酌加通草、王不留行各10g，此二药对于过敏性鼻炎和鼻窦炎均可使用；明确为过敏性鼻炎者，加款冬花、墨旱莲各12g；明确为鼻窦炎者，加蜂房、鹅不食草各12g；若兼有淋巴结肿大，酌加夏枯草、山慈姑、浙贝母、生牡蛎。

外感后期：常以轻微咳嗽不愈或反复咳嗽多见，内有热邪者，用桑菊饮加减，无内热者用止嗽散加减；兼咳吐白痰多者，此为外感后期，脾阳已伤，寒痰内生，贮留肺中，以止嗽散加半夏10g、陈皮10～12g、茯苓12～15g加减；干咳者，以止嗽散加沙参10～12g、麦冬10g、炙枇杷叶8～15g加减；咳嗽、便秘者，用厚朴三物汤加减；口糜者，用赤茯苓合导赤散；眼睑红肿者，用清热泻脾散（出自《医宗金鉴》，由炒栀子、石膏、姜黄连、生地黄、黄芩、赤茯苓组成），并重用赤茯苓。

（四）病案分析

黄某，女，19岁，2017年12月21日初诊。

现症：发热第3天，最高近39℃，咳嗽有痰，咳痰不利，咽痛，时有头晕，偶有恶心欲吐。舌微红、苔微黄腻，寸脉浮。

处方：忍冬藤15g，连翘12g，金银花15g，桑叶15g，炒苦杏仁10g，牛蒡子12g，射干10g，鱼腥草15g，黄芩10g，炙枇杷叶12g，前胡10g，柴胡15g，淡豆豉12g，薄荷12g（后下），浙贝母15g，瓜蒌15g，半夏10g，苏梗12g，防风10g，蒲公英15g，菊花15g，陈皮10g，生甘草6g。3剂，水煎服。

1剂后热退，3剂后痊愈。

（黄萍娥整理）

咳　嗽

咳嗽是以发出咳声或伴有咳痰为主症的一种肺系病证，既是疾病中的一个症状，也是独立的一种疾病。有声无痰谓之咳，有痰无声谓之嗽，临床上多表现为痰声并见，难以截然分开，故以咳嗽并称。本病一年四季均可发生，以冬春季节多见，在季节交替及气候骤变时更易发病。

（一）**病因病机**

咳嗽按病因分为外感咳嗽和内伤咳嗽两大类。外感咳嗽为六淫外邪从皮毛或口鼻而入，侵袭肺系而致。内伤咳嗽为脏腑功能失调；或素体虚弱，肺气不足；或脾虚生痰，痰邪干肺，肺气上逆；或因过食肥甘厚腻之品，伤及脾胃，痰浊内生而致。不论外感或内伤，均可引起肺失宣降，肺气上逆而致咳嗽。

咳嗽的主要病机为邪犯肺卫，肺失宣降，肺气上逆作咳。外感咳嗽常起病急，病程较短，有表证，多属实证；内伤咳嗽发病较缓，病程较长，虚证或邪实正虚居多。然不论外感咳嗽或内伤咳嗽，均可内外合邪，相互影响为病，正如《灵枢·邪气脏腑病形》所言："形寒寒饮则伤肺，以其两寒相感，中外皆伤，故气逆而上行。"

（二）**方药运用**

药物组成：忍冬藤12g，连翘10g，桑叶10g，炒苦杏仁10g，鱼腥草10g，黄芩10g，前胡10g，炙枇杷叶10g，陈皮10g，生甘草5g。

此乃将小儿清宣饮中薄荷、淡豆豉易为前胡、炙枇杷叶，从而具有宣肺清热、止咳下气之功。

（三）**临床加减**

咳嗽初、中期：外感咳嗽可参见"感冒"论治，若以风燥咳嗽为主，以基础方合桑杏汤加减；若以痰湿咳嗽为主，以基础方合二陈汤加减；若以过敏性咳嗽为主，在基础方中加蝉蜕、防风、徐长卿、银柴胡、乌梅各12g；若痰热较重，基础方中的鱼腥草在12～20g之间加减，并加瓜蒌、浙贝母、桔梗各12g；若伴有咽痛，加牛蒡子、射干、蝉蜕各12g；若伴有扁桃体肥大，酌加浙贝母、玄参、板蓝根、蒲公英（化脓必加）各12g；若兼有喑哑，加玉蝴蝶、蝉蜕各12g。

咳嗽后期：多为阴液不足，肺气已伤，微有干咳，舌红少苔者，以基础方合止嗽散加沙参、麦冬、玉竹各12g。

（四）病案分析

历某，女，60岁，2018年5月26日初诊。

现症：咳嗽1周，咽痒即咳，有痰，大便偏干。舌边尖红、苔微黄厚，脉滑细数。

处方：忍冬藤15g，连翘12g，金银花15g，桑叶15g，炒苦杏仁12g，防风10g，鱼腥草15g，黄芩10g，炙枇杷叶12g，前胡12g，射干12g，蝉蜕12g，牛蒡子12g，款冬花12g，炙百部12g，瓜蒌12g，清半夏10g，大黄9g（后下），郁李仁15g，火麻仁15g，枳壳12g，厚朴12g，陈皮10g，生甘草6g。

7剂，水煎服。

2018年11月24日患者前来看病时得知，该患者本系感冒，经过输液、服药等仍不见好转，遂来寻求中医治疗，服药后已愈。

按：该患者初起感冒，因治疗不当而引起咳嗽，咳嗽日久不愈，而肺与大肠相表里，肺气郁闭引起大肠不降，故以治疗咳嗽的基础方合小承气汤加减。舌边尖红、苔黄表示有内热，加大忍冬藤、连翘和金银花剂量；咽痒提示有风邪，加蝉蜕、防风、牛蒡子、射干祛风利咽；苔黄厚且大便干，是肺中邪热，循经下移大肠，热结肠中，伤津耗液所致，以郁李仁、火麻仁、枳壳、厚朴、大黄下气润肠通便；年老咳嗽日久，多有伤阴之弊，故用炙百部、款冬花润肺止咳。

（黄萍娥整理）

肺炎喘嗽

肺炎喘嗽是小儿肺系常见病之一，属于现代医学的支气管肺炎范畴。本病以发热、咳嗽、气促鼻煽为主要特征，严重者出现张口抬肩、呼吸困难、颜面及口唇青紫等症状。倪蔼然教授常借助听诊来诊断本病，若听诊可闻及双肺布满干啰音或湿啰音者，提示为肺炎喘嗽。

（一）病因病机

病因可分为外因和内因两大类。外因为季节交替、气候骤变，以风邪为主的六淫侵袭肺系，致使小儿寒温失调，外邪侵袭而为病。正如《幼科要略·春温风温》所述："春月暴暖忽冷，先受温邪，继为冷束，咳嗽痰喘最多。"内因分为先天不足和后天失养。小儿生理特点表现为脏腑柔弱，气血未充，肺脏娇嫩，卫外不固。若先天禀赋不足，或后天喂养失宜，或久病不愈、病后失调，则致正气虚弱，易为外邪所中。

本病以外邪侵袭，肺气郁闭为主要病机，病理因素为痰阻。小儿为“纯阳之体”，传变迅速，感邪后易入里化热，引动伏痰，故临床上本病急性期发作以痰热郁肺型多见。

（二）方药运用

基于上述认识，倪蔼然教授运用中药汤剂治疗小儿肺炎喘嗽独具特色，总结桑菊饮、三拗汤、华盖散及麻杏甘石汤等组方思路，并自拟“小儿肺炎宁方”为基础方。

方药组成：忍冬藤 12g，连翘 10g，桑叶 10g，炒苦杏仁 10g，鱼腥草 15g，黄芩 10g，前胡 10g，炙枇杷叶 10g，桑白皮 10g，地龙 12g，紫苏子 9g，陈皮 10g，生甘草 5g。

（三）临床加减

急性期：若喘较重者，基础方加炙麻黄 6g、葶苈子 10g，此二药药力峻猛，宜中病即止；若痰多者，加瓜蒌、半夏、浙贝母各 12g。

恢复期：若有易感、汗出恶风、体弱、舌质淡嫩或边有齿痕者，宜玉屏风散加怀山药、黄精，以益卫固表、益气养阴；若面色萎黄、食少纳呆、见食不香、舌淡少苔或无苔，多为脾气虚证兼胃阴不足，宜五味异功散加沙参、麦冬、木瓜、鸡内金，以健脾益气养阴，其中木瓜、鸡内金合用可和胃增食，为倪蔼然教授治疗食欲不振的常用药对；若口气重、腹痛胀满、大便干结、舌红苔厚者，多为食积不化，宜保和丸加鸡内金、枳实、厚朴。

（四）病案分析

病例一：患儿，男，2 岁，2018 年 11 月 24 日初诊。

现症：感冒流涕，咳嗽3日，加重1日。双肺可闻及哮鸣音及湿啰音。舌微红、苔白。

处方：连翘10g，桑叶10g，炒苦杏仁10g，防风10g，鱼腥草15g，黄芩10g，前胡10g，炙枇杷叶10g，地龙12g，桑白皮9g，葶苈子6g，紫苏子6g，瓜蒌12g，清半夏10g，厚朴9g，陈皮9g，生甘草3g，炒莱菔子10g。

5剂，水煎浓缩150mL，每次50mL，每日3次。

2018年12月1日二诊：药后小儿肺炎好转，舌微红、苔薄白，双肺呼吸音微粗，未闻及哮鸣音及湿啰音。继服前方，去葶苈子、地龙、紫苏子、瓜蒌、清半夏、厚朴、防风。

处方：桑叶10g，炒苦杏仁10g，连翘10g，鱼腥草12g，黄芩10g，炙枇杷叶10g，前胡10g，桑白皮10g，陈皮10g，生甘草3g，炒莱菔子10g。

3剂，每剂煎取100mL，每日2次。

三诊来访时家长言患儿已愈。

病例二：蔺某，女，12岁，2018年10月2日初诊。

现症：咳喘，每至秋冬季易发作，有痰。双肺呼吸音粗，可闻及哮鸣音及干啰音。舌淡红、苔薄白，脉滑数。

处方：连翘10g，桑叶12g，炒苦杏仁12g，鱼腥草18g，黄芩10g，炙枇杷叶12g，前胡12g，桑白皮10g，紫苏子9g，地龙12g，葶苈子10g，炙麻黄6g，瓜蒌12g，法半夏12g，茯苓12g，陈皮10g，蝉蜕12g，五味子10g，徐长卿12g，银柴胡12g，防风10g，生甘草5g。

7剂，水煎服。

2018年10月6日二诊：药后咳喘大减，偶有咳嗽有痰，清嗓子。双肺呼吸音微粗，哮鸣音及干啰音已消失。舌略偏红、苔薄，脉滑数。

处方：忍冬藤12g，连翘10g，桑叶12g，炒苦杏仁10g，鱼腥草15g，黄芩10g，炙枇杷叶12g，前胡12g，紫苏子10g，地龙12g，桑白皮10g，瓜蒌12g，半夏10g，茯苓12g，蝉蜕12g，防风10g，徐长卿12g，银柴胡12g，五味子10g，苏梗8g，百合15g，生甘草5g，女贞子12g。

3剂，水煎服。

（黄萍娥整理）

鼻 渊

鼻渊，又称“脑漏”“脑崩”等，因邪犯鼻窦，窦内湿热蕴积，酿成痰浊所致，是以鼻流浊涕、量多、时间长为特征的鼻病。本病相当于西医的鼻窦炎，有急、慢性之分，是鼻科的常见病、多发病之一。5岁以上的儿童患鼻窦炎者较多，且男多于女，一年四季均可发病，秋冬两季气候寒冷时发病率升高。临床中常用抗生素和糖皮质激素治疗，虽然能缓解临床症状，但是容易反复发作，达不到理想的治疗效果[1]，且抗生素治疗疗程长，容易产生耐药，引起鼻窦内菌群失调[2]。根据临床报道，中医药治疗本病有一定优势。

（一）病因病机

因儿童有独特的生理病理特点，故病因病机与成人不同。小儿乃“稚阴稚阳”之体，脏腑娇嫩，形气未充，鼻窦未发育完全，且鼻黏膜较薄，易感受邪气[3]。儿童鼻渊较成人发病率高，这与其生理特点有密不可分的关系。现代医学认为，儿童鼻窦的自然开口比较大，鼻腔和鼻窦的黏膜组织很娇嫩，血管和淋巴又较丰富。感染后，黏膜常出现肿胀和分泌物增多，容易引起鼻窦自然开口的梗阻而发生鼻窦炎。倪蔼然教授根据明代医家万全提出的小儿“肺常不足”这一特点，认为肺脏娇嫩，藩篱未固，易致外邪侵袭而上犯窦窍，窦窍壅塞，通气不利而为病。《素问·五脏别论》云：“五气入鼻，藏于心肺，心肺有病而鼻为之不利也。”《灵枢·本神》：“肺藏气，气舍魄，肺气虚则鼻塞不利少气，实则喘喝胸盈仰息。”又《外台秘要》有云：“肺脏为风冷所乘，则鼻气不和，津液壅塞。”此外，变态反应也是鼻窦炎发生的一个重要因素。有变态反应体质的儿童，常易伤风感冒，鼻黏膜的感染又增加身体对变态反应的敏感性。感染和变态反应之间常互为因果，形成恶性循环。

本病与其他脏腑也密切相关。《医学入门》有云：“鼻乃清气出入之道，清气者，胃中生发之气也。”由于脾、肺二脏有着密切的关系，在生理上脾对肺有滋养作用，在病理上则互相影响。《医学摘粹·杂症要诀·七窍病类》曰：“如中气不运，肺金壅满，即不感风寒，而浊涕时下者，此即鼻渊之谓也，而究其本源，总由土湿胃逆，浊气填塞于上，肺是以无降路矣。”书中指出鼻渊发病多与脾胃功能失常有关。若小儿饮食不节，饥饱失常，伤及脾气，脾虚湿盛，酿生痰浊，上扰于肺，肺失宣降，引津液停聚，使痰湿久凝鼻部而致病。

（二）**诊断依据**

以国家中医药管理局《中医病证诊断疗效标准》（1994 年）中鼻渊的诊断为依据。

1. 以大量黏性或脓性鼻涕、鼻塞、头痛或头昏为主要症状，急性鼻渊伴发热及全身不适。

2. 急性鼻渊发病迅速，病程较短。若治疗不彻底，则迁延为慢性鼻渊，病程较长。

3. 鼻腔检查可见黏膜充血、肿胀，鼻腔或后鼻孔有较多的黏性或脓性分泌物。

4. X 线鼻窦摄片有阳性表现，急性发作时，白细胞总数及中性粒细胞增高。

鼻窦炎概括了各个鼻窦的炎症，炎症发于上颌窦、额窦、前组筛窦者为前组鼻窦炎，发于后组筛窦、蝶窦者为后组鼻窦炎，两个以上鼻窦发炎称为多窦炎，一侧或两侧鼻窦全部发炎称全窦炎。

（三）**治法方药**

基于以上论述，儿童鼻渊与成人鼻渊有明显区别，在临床及治疗上有其特殊性。倪蔼然教授认为，在临床中儿童鼻渊以肺热壅盛证多见，主要是由于小儿有“易寒易热、易虚易实”“阳常有余、阴常不足”的特点，邪气易从阳化热，循经上犯，蒸灼鼻窦而为病。《辨证录·卷之三》中也认为肺火是导致鼻渊的重要因素，指出“人有鼻塞不通，浊涕稠黏，已经数年，皆以为鼻渊而火结于脑也，谁知是肺经郁火不宣”。故采用清肺泻热化浊、宣肺通窍活络的治疗大法，在银翘散和苍耳子散的基础上加减化裁并自创“鼻渊宁方”。

方药组成：忍冬藤12g，连翘10g，桑叶10g，苦杏仁10g，鱼腥草12g，黄芩10g，白芷10g，辛夷10g（包），苍耳子10g，通草10g，陈皮10g，甘草4g，鹅不食草10g，蜂房10g。

方解：方中忍冬藤、连翘清热疏风、透邪外出；桑叶、苦杏仁宣降肺气；鱼腥草、黄芩清肺化浊；白芷、辛夷、苍耳子宣通鼻窍；通草、鹅不食草、蜂房，此三药据药理研究均能有效治疗鼻窦炎，倪蔼然教授通常选择其中两味药配合加入；陈皮行气健脾，甘草调和诸药，两药相伍，以防全方寒凉太过。全方配伍，共奏清肺化浊、宣肺通窍之功。

（四）病例分析

李某，男，5岁，2018年9月29日初诊。

现症：头痛半月余，前额疼痛，伴眨眼、多汗出。鼻部CT诊断为全组鼻旁窦炎，脑电图检查无明显异常。舌微偏红、苔白微厚，脉滑数。

处方：忍冬藤12g，连翘10g，金银花12g，桑叶12g，苍耳子10g，辛夷10g（包），白芷10g，菊花12g，白蒺藜12g，通草10g，川芎10g，糯稻根15g，浮小麦20g，射干10g，蝉蜕10g，焦三仙各5g，牛蒡子12g，陈皮10g，细辛3g，鹅不食草12g，生甘草 5g。

5 剂，水煎服。

按：患儿鼻部 CT 诊断为鼻窦炎，但以前额部头痛为主诉，辨证为风热头痛兼有痰湿。《素问・太阴阳明论》云：“伤于风者，上先受之。”又，《医砭・头痛》言：“六淫外邪，唯风寒湿三者，最能郁遏阳气。风暑燥三者皆属热，受气热则汗泄……然热甚亦气壅脉满，而为痛矣。”风为百病之长，亦兼杂时气，半月前为夏末初秋之时，故易兼夹燥热之气，风热之邪侵袭头面，上扰清空，故见头痛、眨眼；食积内生，热迫津出，故多汗出。因无鼻塞流涕，故在鼻渊宁方基础上减去鱼腥草、黄芩，同时减去苦杏仁，加菊花、川芎。桑叶、菊花相配，增强疏风清热、清利头目之功，川芎为头痛要药，三药相伍，增强疏风清热活络之功；加浮小麦、糯稻根以止汗固表；加焦三仙以消食健脾；加牛蒡子、蝉蜕、射干清热解毒以利咽；鼻为肺之窍，咽喉为肺之门户，先安未受邪之地，加细辛加强宣肺通窍之功；加白蒺藜以祛风明目。

2018 年 10 月 6 日二诊：前额疼痛，偶有咳嗽，伴有腹痛、多汗出，动则汗出。舌略偏红、苔白，脉滑细数。

处方：忍冬藤 12g，连翘 10g，金银花 10g，桑叶 10g，菊花 12g，白芷 10g，辛夷 10g（包），苍耳子 10g，通草 10g，防风 10g，川芎 10g，白蒺藜 12g，牛蒡子 12g，射干 10g，煅牡蛎 12g，糯稻根 15g，浮小麦 20g，佛手 12g，陈皮 10g，炙甘草 4g，鹅不食草 10g。

5 剂，水煎服。

按：出现腹痛，盖药物过于寒凉，故加佛手以行气止痛，并将生甘草改为炙甘草；较前热甚，加金银花增强忍冬藤清热之力；加煅牡蛎以增强收敛止汗之功；加防风增强祛风解表之力；苔厚已消，故减焦三仙。

2018 年 10 月 13 日三诊：前额仍疼痛，鼻塞有稠涕，药后汗出、眨眼减，偶有腹痛，醒后干咳。舌略偏红、苔白，咽后壁有滤泡。

方药：忍冬藤 12g，连翘 10g，金银花 12g，桑叶 12g，菊花 12g，白芷 12g，辛夷 10g（包），苍耳子 10g，鱼腥草 12g，黄芩 10g，桔梗 10g，鹅不食草 10g，通草 10g，射干 10g，蝉蜕 10g，牛蒡子 10g，佛手 12g，川芎 12g，陈皮 10g，甘草 5g。

5 剂，水煎服。

药后汗出、眨眼减，故去浮小麦、糯稻根、煅牡蛎、白蒺藜；出现鼻塞，有稠涕，故加鱼腥草、黄芩以清热化浊，加桔梗以增强宣肺化痰止咳之力。

2019 年 10 月 26 日来就诊时得知，服药后 1 个月诸症尽愈，至今尚未再犯。

（黄萍娥整理）

参考文献

［1］侯静，周兵，张罗，等．慢性鼻窦炎鼻腔黏液中嗜酸性粒细胞主要碱性蛋白的表达及意义［J］．临床耳鼻咽喉头颈外科杂志，2008，22（10）：231-232.

［2］田长敏，孔勇刚，郭玉德．慢性鼻窦炎的病理生理机制［J］．临床耳

鼻咽喉头颈外科杂志，2008，22（2）：107–108.

［3］孙浩，高军．儿童鼻窦炎的辨治思路［J］．江苏中医药,2017,49（3）：1–4.

鼻　鼽

鼻鼽，又称鼽嚏，临床表现以突然和反复发作的鼻痒、喷嚏、流涕、鼻塞等为特征。即现代医学所称“变异性鼻炎”，是临床常见病和多发病之一。变异性鼻炎，又称过敏性鼻炎，指特应性个体接触致敏原后由免疫球蛋白 E 介导的介质释放，并有多种免疫活性细胞及细胞因子等参与的鼻黏膜慢性炎症反应性疾病[1]。

由于变异性鼻炎反复发作，症状迁延难愈，其防治是近年来中西医研究的热点之一。西医治疗多以鼻喷激素、口服脱敏药物及相关免疫治疗为主，短期疗效尚可，但停药后症状易反复，且由于长期服药，有一定的不良反应。中医药治疗变异性鼻炎具有独特的优势，临床效果确切，不良反应小，在调理体质方面也有一定优势，能弥补西医治疗上的短板。

（一）病因病机

古代医家对本病的发生多从寒热及脏腑亏虚的角度进行论述，现代医学认为本病与基因遗传和过敏因子有关。在此基础上，倪师认为本病为内外合邪致病，患儿禀赋特异，由于先天禀赋和后天生活环境的不同，个体的体质存在差异，决定着患儿对某些致病因素的易感性，每因外感、饮食等诱因引动而触发。小儿禀赋特异，内有夙根，常因寒温失调而受外邪侵袭，或吸入花粉、烟尘、异味气体等，影响肺气宣发，导致鼻窍滞塞，通气不利而为病；或禀赋异常者，进食海膻发物，以致脾失健运，痰浊内生，上干于肺，壅塞鼻窍而发为鼽嚏。

（二）治法方药

倪蔼然教授认为，由于小儿为纯阳之体，易从阳化热，故临床上以风热犯肺证居多，故以疏风泄热、宣肺通窍为基本治法，佐以抗过敏药物，并在祝氏过敏煎和鼻渊宁方基础上进行加减化裁，自创"脱敏鼻炎宁方"。

方药组成：忍冬藤12g，连翘10g，桑叶10g，苦杏仁10g，鱼腥草12g，黄芩10g，白芷10g，辛夷10g（包），苍耳子10g，防风10g，蝉蜕12g，徐长卿12g，银柴胡12g，通草10g，款冬花12g，墨旱莲12g，陈皮10g，甘草4g。

（三）病例分析

温某，女，10岁，2018年9月2日初诊。

过敏性鼻炎，鼻塞流涕，偶有喷嚏，近日双目发痒。舌微红、苔白，脉滑细数。

处方：忍冬藤12g，连翘10g，桑叶10g，苦杏仁10g，徐长卿12g，蝉蜕12g，白芷10g，辛夷10g（包），苍耳子10g，通草10g，防风10g，银柴胡12g，款冬花12g，桔梗10g，菊花12g，川芎10g，墨旱莲12g，陈皮10g，甘草5g。

5剂，水煎服。

按：患儿以过敏性鼻炎就诊，鼻塞、流涕、喷嚏，伴双目发痒，此为风热时邪侵犯面部，故在脱敏鼻炎宁方基础上加入菊花、川芎以清利头目，加入桔梗以增强宣肺化痰之力。

2018 年 9 月 15 日二诊：药后鼻塞、流涕、喷嚏、眼痒已减，舌略偏红，苔微剥，脉滑细数。

处方：忍冬藤 12g，连翘 10g，桑叶 12g，苦杏仁 10g，徐长卿 12g，乌梅 12g，防风 10g，银柴胡 12g，五味子 10g，蝉蜕 12g，通草 10g，款冬花 12g，墨旱莲 12g，白芷 10g，辛夷 10g（包），苍耳子 10g，桔梗 10g，陈皮 10g，甘草 5g。

5 剂，水煎服。

效不更方，继服前方。苔微剥提示阴虚内热，前方加乌梅和五味子，既能生津，又能敛肺，与桔梗、苦杏仁相伍，正合肺宣发肃降之性，且二药均能抗过敏。

2018 年 9 月 22 日三诊：药后好转，诸症减轻。舌略偏红，剥苔好转，脉滑细数。

处方：忍冬藤 12g，连翘 10g，桑叶 12g，苦杏仁 10g，款冬花 12g，白芷 10g，辛夷 10g（包），苍耳子 10g，墨旱莲 12g，通草 10g，乌梅 12g，徐长卿 12g，银柴胡 12g，蝉蜕 12g，防风 10g，五味子 10g，鱼腥草 12g，白及 12g，沙参 12g，陈皮 12g。

5 剂，水煎服。

效不更方，于上方加入白及、沙参以滋阴敛肺。

（黄萍娥整理）

厌　食

（一）病因病机

厌食是以较长时间厌恶进食、食量减少为主要临床特征的小儿常见疾病，又称“恶食”“不嗜食”“不思食”等，其病位主要在脾胃，病机主要为脾失健运，胃失和降，运纳失司。厌食的病因主要有先天因素和后天因素，先天因素主要为禀赋不足，先天不资后天，导致后天脾胃虚弱，健运失司；后天因素主要为喂养不当，过饥过饱，感受外邪，病变药害，情志因素等。喂养不当，过饥过饱，饥则损伤脾胃之气，饱则脾胃无力运化；小儿乃稚阳之体，易感外邪，传变迅速，失治误治皆可伤及脾胃，导致小儿厌食；小儿肝常有余，脾常不足，情志失调，肝气郁滞，乘脾犯胃，导致厌食。另外，小儿脾胃虚弱，不耐苦寒攻伐，用药不当，亦可导致脾胃运纳失司，导致厌食。

（二）方药应用

经过大量临床诊疗，倪蔼然教授针对小儿厌食疾病，逐渐总结并自拟其相应基本方——小儿理脾消食方。

方药组成：忍冬藤、连翘、木瓜、鸡内金、炒山药、黄精、茯苓、砂仁、莱菔子、焦三仙、陈皮、炙甘草。

此方是由保和丸（《丹溪心法》）化裁而来（保和丸原方为：山楂六两，神曲二两，半夏、茯苓各三两，陈皮、连翘、萝卜子各一两）。方中忍冬藤为金银花藤，有走窜通经之功；连翘有苦寒清热之效，两药合用，能透散郁结与机体经络之热，正合《内经·六元正纪大论》“火郁发之”之理。鸡内金有健胃消食之效，木瓜有和胃化湿之能，可泻肝而补脾（《本草纲目》:“木瓜治转筋，非益筋也，理脾而伐肝也”），故二药合用，共奏疏肝健脾和胃之功。炒山药可补脾养胃、补肾涩精，黄精可补气益阴、健脾益肾，两药合用，补后天而益先天，先天盛方可激励后天。小儿厌食脾必弱，脾弱必生湿，故以茯苓、砂仁健脾渗湿，且砂仁兼有开胃之效。焦三仙有消积化滞、健脾消食之功，莱菔子有消食下气除胀之用，二药合用，以达消积导滞通便之效，六腑以通为用，大便通则六腑空，脾胃方可运纳饮食。最后，以陈皮、甘草作底，健脾和胃、调和诸药。倪蔼然教授临床用此方加减治疗小儿厌食，效果甚优。

（三）临床加减

伴脾虚腹泻者，加炒白扁豆 12g、芡实 12g；伴脾虚湿盛者，加佩兰 10g、苍术 10g；伴正气虚弱、免疫力低下者，加百合 12g、灵芝 10g；伴气滞腹痛者，加佛手 12g、甘松 12g；伴胃阴亏虚者，加沙参 12g、麦冬 12g、玉竹 12g、百合 12g；伴便秘者，加生地黄 12g、瓜蒌 12g、莱菔子 12g；伴肝气郁滞者，加柴胡 12g、白芍 12g、郁金 12g；伴失眠寐差者，加生龙齿 15g、远志 10g、茯神 15g、合欢花 15g，甚者再加首乌藤 30g、珍珠母 15g、炒酸枣仁 20g。

（四）病例分析

赵某，男，9 岁。

食欲不振，食后而便，便质偏稀，消化能力差。舌略偏红、苔根白，脉弦细。

处方：小儿理脾消食方加减。忍冬藤12g，连翘10g，鸡内金12g，木瓜12g，沙参12g，炒白扁豆12g，炒山药12g，黄精12g，焦三仙各6g，砂仁10g（后下），陈皮10g，炙甘草4g。

7剂，每日1剂，水煎取汁300mL，早晚分服。

按：患者食欲不振，大便偏稀，消化能力差，故诊为脾胃虚弱而厌食。脾胃虚弱，运纳失司，故见食欲不振；消化能力差，脾不升清，故见大便稀溏；苔根白，说明下焦有湿气困阻；舌略偏红，机体经络有郁热也。方用小儿理脾消食方加减。方中忍冬藤、连翘清透机体经络郁热之邪，鸡内金健脾消食，木瓜疏肝理气和胃，炒山药、黄精补益脾肾，沙参滋养胃阴，焦三仙消积导滞，上药合用，消补相兼，以达补而不滞之功。又以砂仁健脾化湿，炒白扁豆补脾收敛而止痢，与炒山药合用，更能增强收敛之性。最后以陈皮、甘草和胃。诸药合用，共奏补脾益胃、消食止泻之功。

（文继刚整理）

便　秘

（一）病因病机

便秘是以大便秘结不通，排便次数减少或间隔时间延长，或便意频而大便艰涩、排出困难为特征的疾病。小儿便秘，主要是由饮食积滞、先天不足、热病伤津、情志内伤等导致脾胃运化失常，大肠传导失司而致，并与肺、脾、肝、肾等脏腑密切相关。由于小儿体质阳常有余、阴常不足，肝常有余、脾常不足，心常有余、肺肾常不足，故小儿乃阳热体质，后天脾胃不足，易致运化失调。若平时饮食不当，脾胃无力运化，则成积滞，久而化热，耗伤阴津，肠道失润而成便秘；先天禀赋不足，则无以资后天，气血亏虚，气虚则糟粕无以行，血虚则肠道无以润，糟粕滞于肠中而成便秘；外感六淫，失治误治，传于阳明，邪热伤阴，津枯肠燥，糟粕不行而成便秘；情志不遂，土郁木壅，脾胃升降失司而成便秘。另外，便秘久则化热，热又伤及阴津，便秘更甚。

（二）方药应用

麻子仁丸合增液汤是倪蔼然教授临床针对小儿便秘的常用方。其药物组成为大黄、枳实、厚朴、麻子仁、苦杏仁、白芍、甘草、生地黄、玄参、麦冬。方以增液行舟、清热通便之法，清肠中之热，润肠中之燥，缓泻肠中糟粕。《金匮要略·五脏风寒积聚病脉证并治第十一》述："趺阳脉浮而涩，浮则胃气强，涩则小便数，浮涩相搏，大便则坚，其脾为约，麻子仁丸主之。"脾约即胃强脾弱，脾不能为胃行其津液而导致大便干结、小便频数，故以麻子仁丸泄热润燥以缓通大便。倪蔼然教授以麻子仁丸合增液汤作为治疗便秘的基本方，意在以增液汤助麻子仁丸之火麻子仁、苦杏仁、白芍润燥滑肠之功，以达到增液行舟的目的；苦杏仁有宣发肺气之能，以起提壶揭盖之效；再以小承气汤泻下胃肠燥热积滞。两方相合，润、下相依，祛邪而不伤正，共奏泄热润肠、缓通大便之效。倪蔼然教授以此基本方临床加减治疗便秘效果极佳。

（三）临床加减

伴脾胃虚弱，饮食积滞者，加鸡内金 12g、木瓜 12g、炒莱菔子 10g、焦三仙各 6g；伴肝郁气滞者，加郁李仁 12g、柴胡 12g、郁金 12g；伴咳嗽有痰者，加炒莱菔子 10g、冬瓜子 12g、瓜蒌 12g、桑叶 10g、苦杏仁 10g；伴嗳气呃逆者，加苏梗 12g、清半夏 10g、厚朴 10g、竹茹 12g；伴大便黏腻者，加竹叶 10g、赤茯苓 10g、白茯苓 10g、白茅根 12g、荷叶 12g；伴先天不足者，加黄精 15g、黑芝麻 15g；血虚肠燥，干结难下者，加当归 15g、紫菀 30g；便秘甚而久久不行者，加玄明粉 3g（冲服）；伴肾阳精血亏虚者，加肉苁蓉 15g、当归 15g。

（四）病例分析

赵某，女，9 岁，2018 年 12 月 22 日初诊。

便秘数年。自幼排便坚硬，2 日 1 行，舌边尖红、苔白厚腻，脉弦细。

处方：麻子仁丸合增液汤加减。忍冬藤 12g，连翘 10g，生地黄 15g，玄参 12g，麦冬 15g，炒苦杏仁 10g，白芍 12g，火麻仁 15g，枳实 10g，厚朴 10g，玄明粉 3g（冲），瓜蒌 12g，郁李仁 12g，陈皮 10g，生甘草 5g，甜叶菊 5g。

5 剂，每日 1 剂，水煎取汁 300mL，早晚分服。

按：该患者自幼排便困难，粪质坚硬，病史较长，由于小儿阳常有余、阴常不足，肝常有余、脾常不足，故可知该患者是由于阴虚有热，脾胃虚弱，肠道津枯，无水舟停而引起的便秘；舌边尖红，说明热蕴心肺；苔白厚腻，说明脾虚湿困。方用麻子仁丸合增液汤加减。以忍冬藤、连翘透散机体郁热，正合“火郁发之”之法；以生地黄清热生津，麦冬养阴，玄参咸寒润下；又以火麻仁、郁李仁、白芍、苦杏仁润肠通便，郁李仁又有疏肝理气之功；以厚朴、枳实下气除满、燥湿化痰，瓜蒌清热化痰、润肠通便；又加玄明粉咸寒以润燥软坚，以增泻下之力；陈皮、甘草理气和胃。诸药合用，共奏清热养阴、增液行舟、润肠通便之功。

（文继刚整理）

腹　痛

（一）病因病机

腹痛是以胃脘以下、脐之两旁及耻骨以上部位疼痛为特征的疾病，其主要病机为气滞脾胃肠腑，不通则痛，与脾、胃、大肠、肝等脏腑密切相关。腹痛的病因主要有寒邪直中、热结胃肠、脾胃阳虚、瘀血阻滞等。衣着单薄、过食生冷，皆可导致寒中胃肠，寒主凝滞，气滞不通，导致腹痛；小儿脾胃虚弱，若喂食不当，则易生食积，阻滞肠中而导致腹痛；若食积日久，积而化热，或感受外邪，入里化热，热结肠腑，甚则与糟粕互结，滞于肠中而成腹痛；小儿本身脾胃虚弱，若后天再伤脾胃，寒自内生，气滞寒凝而成腹痛；若由后天因素导致瘀血内阻，亦可导致腹痛，这种情况在临床中比较少见。

（二）方药应用

倪蔼然教授在临床中针对小儿腹痛常用自拟方药行气止痛散。

方药组成：忍冬藤、连翘、佛手、甘松、木香、木瓜、鸡内金、厚朴、炒莱菔子、太子参、茯苓、白术、炙甘草。

方中以忍冬藤、连翘作底，意在透散郁结与机体经络之热；佛手有疏肝解郁、理气和中之功，《本草纲目》谓其“煎汤治心下气痛”，故佛手亦有行气止痛之能；甘松有开郁醒脾、行气止痛之效；木香可助佛手、甘松行气止痛，三药合用，通过疏肝行气以和胃止痛，胃主大腹，故可治疗腹痛。又以鸡内金、木瓜健脾和胃；厚朴下气除满；炒莱菔子消食下气，消积导滞，以合六腑以通为用之性。最后以四君子汤补益脾气，换人参为太子参，意在小儿后天脾胃不足，阳有余而阴不足，用太子参补益脾胃之阴。诸药合用，共奏疏肝健脾、行气止痛之效，临床用此方加减治疗腹痛效果极佳。

（三）临床加减

伴口干、口渴者，加沙参 12g、麦冬 12g、玉竹 12g、百合 12g；伴大便干结难行者，加枳实 10g、大黄 6g（后下）、火麻仁 12g、郁李仁 12g；伴形体消瘦者，加山药 12g、黄精 12g；腹痛甚者，加延胡索 12g、乌药 12g；伴嗳气太息、急躁易怒者，加柴胡 12g、枳壳 10g、白芍 12g；化火者，加郁金 12g、川楝子 10g；伴胸闷胸痛者，加瓜蒌 12g、薤白 12g、桂枝 10g；伴呕吐吞酸者，加吴茱萸 3g、黄连 9g、瓦楞子 12g、海螵蛸 12g；伴食少纳呆、脘腹胀满者，加焦三仙各 5g；伴腹泻者，加炒山药

15g、炒白扁豆12g、炒薏苡仁12g；伴腰部冷痛者，加川续断15g、狗脊15g、巴戟天12g；伴胃脘胀满不适者，加绿萼梅12g、玫瑰花12g。

（四）病例分析

张某，男，11岁，2017年4月15日初诊。

腹痛1周。昨日呕吐1次，吐后胃腹疼痛缓解，舌略偏红、苔中微黄厚，脉滑细。

处方：忍冬藤12g，连翘10g，茯苓12g，鸡内金12g，木瓜12g，焦三仙各6g，炒莱菔子10g，厚朴10g，石菖蒲12g，佛手12g，木香10g，白芍12g，瓜蒌12g，清半夏10g，竹茹12g，苏梗12g，生甘草4g。

7剂，每日1剂，水煎取汁300mL，早晚分服。

按：由腹痛、呕吐可知病变部位在脾胃；舌略偏红、苔中微黄厚、脉滑，可知脾胃有湿热之邪。湿热蕴结于脾胃肠腑，阻滞气机，不通则痛，故见腹痛；脾胃纳运失调，胃气不降反逆，故见呕吐；吐后腹痛缓解可知其为实证。方用行气止痛散加减，治以健脾燥湿、行气止痛为主，兼以消积化滞、降逆止呕。方中忍冬藤、连翘透散机体经络之郁热；佛手、木香理气和中、行气止痛，与白芍合用，行脾胃肠腑之气而缓急止痛；鸡内金、木瓜健胃消食、行气和胃；焦三仙消食导滞；炒莱菔子、瓜蒌下气除满、润肠通便，降胃气而止呕；竹茹清热化痰而止呕；清半夏、厚朴燥湿化痰；石菖蒲化湿醒脾；茯苓健脾渗湿，以顺脾喜燥而恶湿之性而助其运化；苏梗理气和胃以调达脾胃气机；生甘草调和诸药。诸药合用，共奏健脾行气止痛、燥湿降逆止呕之功。

（文继刚整理）

泄 泻

（一）病因病机

泄泻是以大便次数增多，粪质稀薄，甚至水样便为特征的疾病。泄泻与湿邪密切相关，湿易困脾，脾不升清，则成泄泻。其主要病机为脾困湿盛，升降失司，水反为湿，谷反为浊，清浊合而下注大肠而成泄泻。泄泻的主要病因为感受外邪、内伤饮食、脾胃气虚、脾胃阳虚等。小儿为稚阳之体，易感受外邪，若感受风、寒、暑、热等，与湿邪相合而成泄泻；饮食失调，过食生冷或不易消化食物，损伤脾胃，脾胃升降失司而成伤食泻；小儿素体脾胃不足，脾不升清阳，胃不降浊阴，脾虚失运，水反为湿，谷反为浊，并走于大肠而成泄泻。泄泻迁延不愈则耗脾气损脾阳，日久则伤及肾阳，肾不温脾，脾肾阳虚，阴寒内盛。

（二）方药应用

倪蔼然教授在临床针对小儿脾胃虚寒腹泻的常用自拟基本方为小儿温脾止泻汤。

方药组成：太子参、茯苓、炒白术、炒山药、炒白扁豆、芡实、莲子、砂仁、苍术、半夏、陈皮、炙甘草，甚者加高良姜、香附。

此方是以六君子汤合参苓白术散加减而成。泄泻的主要病机为湿邪困脾，脾不升清，故方中以六君子汤为底，意在健脾化湿和胃，由于小儿阳有余而阴不足，故换人参为太子参，补益脾胃之阴。山药补脾益肾、固涩止泻，白扁豆补脾和中、利湿止泻，两药炒用，可顺脾喜燥恶湿之性而增加补脾之能，温涩而止泻；莲子补脾益肾而止泻；芡实甘涩，更具收敛止泻之功，四药合用，共奏补脾益肾、收敛止泻之效。最后，方中以苍术燥湿运脾，祛湿邪而助脾气升清，以恢复脾胃升降之能，达到止泻目的。甚者泄泻迁延不愈，损伤脾阳，虚寒内生，故加高良姜、香附，以温健脾阳、散寒止泻。

治疗湿热蕴肠腹泻的常用自拟基本方为小儿清热止泻方。

方药组成：煨葛根、黄芩、黄连、炒山药、炒白扁豆、太子参、茯苓、白术、陈皮、甘草，甚者加猪苓、泽泻、车前草。

此方是以葛根黄芩黄连汤合异功散加减而成。方中重用葛根以清热解表、升发脾胃之阳而止泻；再以黄芩、黄连清肠中之热，燥肠中之湿而止泻；由于小儿后天脾胃不足，故以炒山药、炒白扁豆健脾止泻；异功散健脾和胃，以顾护小儿脾胃之气，达到祛邪不伤正的目的；甚者水谷并走大肠，故加猪苓、泽泻、车前草利小便以实大便。

（三）临床加减

伴饮食积滞者，加炒麦芽 5g、焦神曲 5g、莱菔子 12g；伴肝郁气滞者，加佛手 12g、木香 10g、绿萼梅 12g；伴土虚木乘腹痛者，加白芍 15g、防风 10g；伴腹胀者，加枳实 10g、大腹皮 12g；伴湿热泻痢者，加蒲公英 15g、马齿苋 15g、秦皮 12g；伴舌淡红，体质虚弱者，加黄精 15g、百合 15g；伴便血者，加地榆 12g、白及 12g；妇女产后伴乳汁不畅者，加路路通 12g、丝瓜络 15g。

（四）病例分析

王某，女，14 岁，2017 年 8 月 5 日初诊。

腹泻 3 日。近日腹泻明显，大便日行 3 次，不成形，泻时腹痛，泻后痛减，舌淡红，舌边有齿痕，脉滑细少力。

处方：白术 12g，太子参 15g，茯苓 12g，炒山药 15g，莲子肉 12g，陈皮 10g，白芍 15g，柴胡 12g，木香 10g，芡实 12g，炒白扁豆 15g，炙甘草 6g，防风 10g。

7 剂，每日 1 剂，水煎取汁 300mL，早晚分服。

按：患者泄泻 3 日，大便不成形，舌淡红有齿痕，脉滑细少力，可知其为脾胃虚弱、脾不升清所致；又泻时腹痛，泻后痛减，可断其病机为土虚木乘，脾不升清。方以小儿温脾止泻汤加减，以异功散健脾益气、祛湿止泻，莲子肉、炒白扁豆补脾利湿而止泻，芡实亦具有收敛止泻之功，与异功散合用，以增强其健脾止泻之能。白芍、防风与白术、陈皮相伍为痛泻要方，与柴胡、木香合用以达泻肝补脾、行气止痛之效。诸药合用，共奏疏肝健脾、收敛止泻之功。

（文继刚整理）

疳　证

（一）病因病机

疳证是以形体消瘦、面色无华、毛发干枯、精神萎靡或烦躁、饮食异常、大便不调为特征的疾病。其病变部位主要在脾胃，可涉及五脏，主要是因饮食不节、营养失调、疾病影响以及先天禀赋不足等原因，致使脾胃亏损，津液耗伤，终成疳证。小儿后天脾胃不足，乳食不知自节，若喂食太过或不足皆可伤及脾胃，过多可导致食积内停，积久成疳，即所谓“积为疳之母”；过少则会导致营养失衡，气血津液亏损，不能濡养形体，日渐消瘦，此二者皆可形成疳证。小儿呕吐、泄泻或热病伤阴，均可致脾胃受损，津液耗伤，形体失于濡养而致疳证。小儿因厌食而致气血津液化源不足亦可成疳证。小儿先天禀赋不足，或早产，或母体孕期久病，或药物损伤胎元，导致元气虚损，不能激励脾胃，使脾胃纳运失常，水谷精微摄取不足，气血生化乏源，五脏六腑失于濡养，形体日渐羸瘦而成疳证。

（二）方药应用

倪蔼然教授在临床针对疳证常用自拟基本方为小儿健脾消疳汤。

方药组成：忍冬藤、连翘、沙参、麦冬、玉竹、百合、木瓜、鸡内金、山药、黄精、女贞子、墨旱莲、陈皮、甘草。

小儿脾胃亏损，津液耗伤日久而成疳证，又因小儿阳常有余，阴常不足，疳证患者体内必有郁热，故以忍冬藤、连翘透散机体经络之郁热。方中又以沙参、麦冬、玉竹、百合滋养脾胃之阴；木瓜、鸡内金疏肝健脾、消食导滞；山药、黄精健脾益肾；加二至丸以补益肝肾；陈皮、甘草健脾和胃。诸药共用，滋养胃阴，健脾消食、补益肝肾，治疗小儿疳证。

（三）临床加减

伴便秘者，加火麻仁 12g、郁李仁 12g；伴肝肾虚弱者，加川续断 15g、桑寄生 12g；伴免疫力低下者，加灵芝 12g；伴神疲喜寐者，加红景天 15g、石菖蒲 12g；伴易感者，加黄芪 20g、白术 15g、防风 10g；伴汗出者，加糯稻根 15g、浮小麦 30g。

（四）病例分析

郭某，女，9 岁，2017 年 6 月 24 日初诊。

患儿自幼形体消瘦，食量少，挑食，二便可。舌略偏红、苔中微剥，脉弦细。

处方：忍冬藤 12g，连翘 10g，沙参 12g，麦冬 12g，玉竹 12g，鸡内金 12g，木瓜 12g，山药 12g，黄精 12g，百合 12g，枸杞子 12g，川续断 15g，狗脊 15g，桑寄生 12g，女贞子 12g，墨旱莲 12g，陈皮 10g，炙甘草 4g。

7 剂，每日 1 剂，水煎取汁 300mL，早晚分服。

按：患者形体消瘦，挑食纳少，苔中微剥，可知其疳证是由于脾胃虚弱，胃阴不足引起的，日久不愈，累及肝肾，导致肝肾精亏血少。方用小儿健脾消疳汤加减。由于患者舌略偏红，故用忍冬藤、连翘透散体内经络之郁热；沙参、麦冬、玉竹、百合滋养脾胃之阴；鸡内金、木瓜健脾消食、和胃化湿；山药、黄精补益脾肾；枸杞子补益肝血；川续断、狗脊、桑寄生皆为补肝肾强筋骨药，与二至丸合用，共奏补益肝肾、强筋壮骨之功；最后以陈皮、甘草理气和胃。诸药合用，健脾养阴、补肝益肾而除疳证。

（文继刚整理）

呕　吐

（一）病因病机

呕吐是因胃失和降，气逆于上，以胃中乳食从口而出为特征的一种疾病。其病变部位主要在胃，亦与肝、脾相关，主要因外邪犯胃、乳食积滞、胃中积热、脾胃虚寒、肝气犯胃等，致使胃失和降，气逆于上而致呕吐。小儿脏腑娇嫩，卫气较弱，若调护失宜，卫外失司，寒邪乘虚而入，客于胃肠，致胃失和降，胃气上逆则作呕。小儿乳食不知自节，若喂养不当，致乳食积滞于脾胃，脾胃纳运失调，升降失司，胃气上逆，则生呕吐。胃为阳土，性喜清凉，若乳母恣食辛辣之品，乳汁蕴热，儿食母汁，致胃中积热；或小儿恣食辛辣醇厚，或乳食积滞化热，亦可致胃中积热而呕吐。脾胃素虚，中阳不振；或乳母食凉，乳汁质寒，儿食母汁，致脾胃受寒；或小儿恣食生冷，胃中积寒；或医者用药不当，太过寒凉，亦可致中阳受损，胃失和降而呕吐。小儿情志不遂，木乘土，肝气横逆犯胃，气机上逆，可致呕吐。

（二）方药应用

倪蔼然教授在临床针对呕吐的常用基本方为小儿降逆止呕汤。

方药组成：忍冬藤、连翘、竹茹、半夏、炙枇杷叶、茯苓、紫苏梗、陈皮、甘草。

此方由橘皮竹茹汤化裁而来，方用忍冬藤、连翘透散机体经络郁热；竹茹清胆胃之热，化痰除烦以止呕；陈皮行气和胃以止呕；半夏燥湿化痰，降逆以止呕；炙枇杷叶清肺化痰，肃降肺胃之气而止呕；茯苓健脾渗湿；紫苏梗理气宽中和胃。诸药合用，共奏清热化痰、降逆止呕之功。倪蔼然教授临床治疗呕吐用此方加减，疗效甚佳。

（三）临床加减

伴苔白腻者，加佩兰 12g、藿香 10g、苍术 12g；伴腹痛者，加佛手 12g、甘松 12g、延胡索 12g；伴饮食积滞者，加焦三仙各 5g、炒麦芽 10g、莱菔子 12g；伴厌食、挑食、偏食者，加沙参 12g、麦冬 12g、玉竹 12g、百合 12g；伴泄泻者，加炒白扁豆 15g、炒山药 12g。

（四）病例分析

王某，女，12 岁，2017 年 5 月 18 日初诊。

胃脘不适，食后恶心欲呕半年余，纳差。舌边尖红、苔白厚腻，脉滑细数。

处方：小儿降逆止呕汤加减。忍冬藤 15g，连翘 12g，茯苓 15g，清半夏 10g，竹茹 12g，紫苏梗 12g，鸡内金 15g，木瓜 15g，炒山楂 12g，砂仁 10g（后下），佩兰 12g（后下），厚朴 10g，藿香 10g（后下），苍术 12g，陈皮 10g，生甘草 4g。

7 剂，每日 1 剂，水煎取汁 300mL，早晚分服。

按：患者胃脘不适，食后恶心欲呕，病史长达半年余，且又伴有纳差，故可知其病机为脾气虚弱，胃失和降。脾胃虚弱，胃气上逆，气机不舒，故见胃脘不适、恶心欲呕；脾胃虚弱，运化失司，故见纳差；脾虚不运而生湿，故舌苔白厚腻；舌边尖红，脉滑细数，说明心肺有热。方用小儿降逆止呕汤加减，以忍冬藤、连翘透散体内郁热；竹茹清热化痰止呕；清半夏、厚朴燥湿化痰、降逆止呕；陈皮理气和胃止呕；紫苏梗理气宽中，调达气机；茯苓、砂仁健脾祛湿；佩兰、藿香芳香醒脾；苍术燥湿运脾；鸡内金、炒山楂健胃消食；木瓜疏肝和胃，以达脾运而为健之效；甘草调和诸药。诸药合用，共奏清热化痰、运脾和胃、降逆止呕之功。

（文继刚整理）

口　疮

（一）病因病机

口疮是一种以口腔黏膜、舌体及齿龈等处出现大小不等或灰白色的溃疡，局部灼热疼痛，或伴发热、流涎为特征的口腔疾病。若溃疡面积较大，甚至满口糜烂者，称为口糜；若溃疡发生在口唇两侧，称为燕口疮。其病位主要在心、脾、肾，病因包括心脾积热、虚火上浮或风热乘脾等，心脾肾素蕴积热或阴虚火旺，复感邪毒熏蒸口舌而致。小儿乳食不当，肆食辛辣醇厚，蕴而化热、化火，循经上行，熏蒸口唇齿龈而致糜烂成疮。小儿或热病伤阴，或呕吐、泄泻不止；或素体阴虚，津液亏耗，阴不制阳，虚火上炎而成口疮。外感风热之邪，内乘脾胃，循经上攻，熏灼口舌齿龈，发为口疮。

（二）方药应用

倪诚然教授临床针对口疮的常用基本方为清热泻脾散。

方药组成：栀子、石膏、黄连、黄芩、生地黄、赤茯苓、通草。

遵“诸痛痒疮，皆属于心”（《素问·至真要大论》）之义，故方中以栀子、黄连清泻心火，石膏清泻胃热，赤茯苓清泻脾热，兼以清利湿热；黄芩清泻上焦邪热，黄连清泻中焦邪热，栀子清泻三焦邪热；又以生地黄清热养阴；通草利尿通淋。诸药合用，可清泻心脾积热，使邪热从小便而解。倪诚然教授临床用此方加减治疗口疮，疗效甚佳。

（三）临床加减

伴口唇起疹者，加地肤子 15g；伴过敏体质者，加蝉蜕 12g、防风 10g、银柴胡 12g、徐长卿 12g、乌梅 12g；伴唇干裂者，加竹叶 10g、芦根 10g、白茅根 10g；伴舌红而起芒刺者，加紫草 12g、牡丹皮 10g；伴腹胀者，加厚朴 10g、枳实 10g、大腹皮 12g；伴饮食积滞者，加炒莱菔子 10g、瓜蒌 12g。

（四）病例分析

姚某，男，6 岁，2018 年 11 月 27 日初诊。

下唇皮疹、唇裂 20 余日。鼻衄，时有张口，清嗓子，大便略干，注意力不集中。舌边尖微红、苔白微厚，脉滑细。

处方：清热泻脾散加减。忍冬藤 12g，连翘 10g，桑叶 10g，炒苦杏仁 10g，赤茯苓 12g，仙鹤草 12g，生地黄 15g，焦三仙各 5g，通草 10g，百合 12g，白茅根 12g，地肤子 12g，蒲公英 12g，金银花 12g，栀子 10g，牛蒡子 12g，射干 12g，陈皮 10g，生甘草 5g，甜叶菊 5g。

7 剂，每日 1 剂，水煎取汁 300mL，早晚分服。

按：患者下唇起疹、唇裂 20 余日，且伴鼻衄、大便干、舌边尖微红、脉滑，可知其郁热蕴肺、心脾积热。郁热蕴肺，伤及阴津，肺失宣降，故见清嗓子；热邪迫血妄行，肺之窍在鼻，故见鼻衄；心脾积热，湿热上蒸，发于口唇，故见下唇起疹；伤及脾胃之阴，故见唇裂；热邪伤及肠道阴津，故见大便干。舌边尖红说明心肺有热，舌苔白微厚提示湿邪蕴脾。时有张口、注意力不集中，乃抽动症的表现，由于口唇起疹病势急而抽动证病势缓，故先治口唇起疹，待口唇起疹愈，再治抽动症。方用清热泻脾散加减治疗。方中忍冬藤、连翘透散机体郁热，蒲公英、金银花加强忍冬藤、连翘透散之力；赤茯苓清泻脾热，又可运脾湿而利小便；生地黄清热凉血而滋阴，既可清泻心脾之邪热，又可通利大便；栀子可清泻三焦之火热；白茅根可清热养阴利尿；通草利尿通淋，使心、肺、脾、胃、三焦湿热之邪从小便而解；地肤子清热利湿止痒，为治疗皮疹之要药，以治口唇之疹。方中又以桑叶、苦杏仁宣降肺气、清肺润燥，牛蒡子、射干清热利咽，仙鹤草凉血止血以治鼻衄，最后以焦三仙消积化滞，陈皮、甘草理气和胃，甜叶菊味甘以解汤剂之苦。诸药合用，共奏清泻心脾积热而消口唇皮疹、清肺凉血润燥而医鼻咽之效。

（文继刚整理）

病毒性心肌炎

开胸方：瓜蒌12g，薤白12g，玉竹12g，丹参15g，陈皮10g，枳壳10g。

牛某，男，5岁。喜太息1周余，日前曾发热，感冒2周后出现前症。舌略偏红，苔中黄微厚，心律不齐。

处方：忍冬藤12g，连翘10g，瓜蒌12g，薤白12g，玉竹12g，丹参15g，茯苓12g，焦三仙各6g，枳壳10g，百合12g，郁李仁12g，生地黄12g，麦冬12g，炙甘草6g，陈皮10g。

按：此患儿为病毒性心肌炎实证，用瓜蒌、薤白开胸散结，治疗患儿胸闷，再配伍陈皮、枳壳理气宽胸，丹参、玉竹温振心阳。外感有热，查见舌略偏红、苔黄，故再加忍冬藤、连翘与生地黄清里热；茯苓养心，与百合相配安神；百合、生地黄和麦冬养阴；加焦三仙消食和胃，郁李仁润肠通便。

（韩冰洁整理）

失眠、睡眠欠佳

安眠方：首乌藤30g，合欢花15g，生龙齿15g，远志10g，茯神15g，百合15g。

张某，男，55岁。睡眠欠佳，昼日精神不振。舌略偏红、苔薄中裂，脉弦细。

处方：忍冬藤 15g，连翘 12g，百合 15g，灵芝 12g，红景天 15g，生地黄 15g，柏子仁 15g，龟板 15g（先煎），生龙齿 15g，远志 10g，茯神 15g，川芎 12g，炒酸枣仁 20g，石菖蒲 12g，首乌藤 30g，合欢花 15g，陈皮 10g，甘草 6g。

7 剂，水煎服。

按：失眠患者多为肝郁阴虚内热扰神所致，故倪蔼然教授选用首乌藤和合欢花解郁安神，生龙齿性凉镇惊安神，茯神和百合养心安神，远志安神益智，若患者内有水湿，可将茯神换作茯苓以利水渗湿。查知患者舌略偏红，可知内里有热，故用忍冬藤与连翘清里热；生地黄清热滋阴；灵芝补气，柏子仁、炒酸枣仁养心，三药加入更添药方安神之效；红景天益气活血，是治疗精神不振的常用药。加川芎以活血行气，陈皮理气健脾，石菖蒲醒神益智，龟板以滋阴潜阳、养血补心。

（韩冰洁整理）

目眵多

消翳方：桑叶 15g，菊花 15g，蝉蜕 12g，木贼 12g，青葙子 12g。

颜某，女，58 岁。双眼目眵多半月余。舌边尖微红，苔薄白，脉细数。

处方：忍冬藤 15g，连翘 15g，桑叶 15g，菊花 15g，蝉蜕 12g，木贼 12g，白芍 15g，生地黄 15g，赤茯苓 15g，白蒺藜 12g，竹叶 10g，通草 12g，青葙子 12g，茺蔚子 12g，白茅根 15g，甘草 6g，桑椹 15g，地肤子 15g。

7 剂，水煎服。

按：目眵多多由肝经湿热，肝火上炎所致，蝉蜕与木贼都有良好的疏散风热效用，并且可以明目退翳；青葙子也可清肝泻火，与蝉蜕、木贼同用可明目退翳。桑叶与菊花的配伍也是清肝明目、平抑肝阳的优良选择。患者内有热，用忍冬藤与连翘清里热；少有心火，加竹叶可清心火，其与通草也可利小便以清心火。生地黄、白茅根清热，与桑椹共同滋阴。

（韩冰洁整理）

高血压

降压方：天麻 15g，钩藤 30g，桑叶 15g，菊花 15g。

张某，男，66 岁，2017 年 3 月 25 日来诊。高血压病史 15 年，服他药后头胀略好转，仍有口苦。舌暗红、苔白，脉弦滑细。

处方：忍冬藤 15g，连翘 12g，夏枯草 15g，丹参 20g，茵陈 15g，鱼腥草 10g，天麻 15g，钩藤 30g，菊花 15g，胆南星 12g，竹茹 12g，茯苓 12g，桑叶 15g，清半夏 10g，柴胡 12g，黄芩 10g，陈皮 10g，生甘草 6g。

7 剂，水煎服。

按：高血压患者多见肝风上扰、肝阳上亢，天麻与钩藤配伍出现于天麻钩藤饮，可平肝息风止痉，对高血压有良好的效用。桑叶与菊花也可疏散风热、平抑肝阳。有里热，用忍冬藤与连翘清里热。查舌暗红，知患者内里有瘀，用丹参以活血祛瘀；仍有口苦，配伍茵陈以利胆清利湿热，夏枯草清肝泻火。

（韩冰洁整理）

口腔溃疡

口腔溃疡方：竹叶 10g，赤茯苓 15g，通草 12g，生地黄 15g，栀子 10g。

杨某，男，9 岁。口腔溃疡，咽喉不利。舌边尖微红、苔薄白。

处方：忍冬藤 12g，连翘 10g，桑叶 12g，炒苦杏仁 10g，赤茯苓 15g，通草 12g，生地黄 15g，射干 12g，蝉蜕 12g，牛蒡子 12g，淡竹叶 10g，玄参 10g，栀子 10g，陈皮 10g，生甘草 4g。5 剂。

按：口腔溃疡多为心火上炎所致，治宜清心凉血、泻火解毒。淡竹叶有很好的清心火作用，配伍栀子、生地黄清热、凉血、解毒、养阴；通草清热利尿，赤茯苓益心气，忍冬藤、连翘清里热，玄参清热滋阴。若有咳嗽、咽喉不利，用桑叶、苦杏仁清肺润燥，蝉蜕、牛蒡子、射干清热、消痰利咽。

（韩冰洁整理）

多　汗

止汗方：糯稻根 15g，煅牡蛎 15g，百合 12g，浮小麦 30g。

李某，男，38岁。多汗出，上肢有散在皮疹。舌淡红、苔白，脉滑细。

处方：黄芪20g，白术15g，防风12g，桂枝10g，白芍10g，糯稻根15g，煅牡蛎15g（先煎），地肤子15g。

按：患者表虚导致肌表不固，腠理开泄，多汗出，以糯稻根益胃生津，还可固表止汗。煅牡蛎具有良好的收敛固涩作用，与糯稻根配伍，加强止汗之效。黄芪是补气要药，白术健脾益气，具有止汗之效。白芍养血、敛阴止汗，桂枝调和营卫。若有皮疹，再加防风、地肤子祛风清热止痒。

（韩冰洁整理）

紫　瘢

（一）分类

1. 过敏性紫癜

发病前可有上呼吸道感染或饮食、药物等诱因。多于下肢伸侧及臀部、关节周围出现高出皮肤的鲜红色至深红色丘疹、红斑或荨麻疹，大小不一，多呈对称性分布，可伴有腹痛、呕吐等消化道症状，游走性大关节肿痛，以及血尿、蛋白尿等。血小板计数、出血与凝血时间、血块收缩时间均正常。肾脏受累者可有镜下血尿、蛋白尿等肾脏损伤表现。肾组织活检可确定肾脏病变性质。有消化道症状者大便隐血试验多为阳性。

2. 血小板减少性紫癜

皮肤黏膜见瘀斑、瘀点，瘀点多为针尖样大小，一般不高出皮面，多不对称，可遍及全身，但以四肢及头面部多见。可伴有鼻衄、齿衄、尿血、便血等，严重者可并发颅内出血。血小板计数显著减少，出血时间延长，骨髓中成熟巨核细胞减少，血块收缩不良，束臂试验阳性。

（二）基本思路

1. 倪蔼然教授认为紫癜血热妄行证为多，在温病属热入营血阶段，故以清热凉血为主，用犀角地黄汤作为基本方。

2. 紫癜有过敏性紫癜和血小板减少性紫癜之分，对于过敏性紫癜，常需要用抗过敏的药物治疗，还需提高患者的免疫力；血小板减少性紫癜以出血为特征，故应用止血生血药居多。

3. 紫癜为离经之血，皆属瘀血，故需在辨证的基础上加用活血化瘀之品。

（三）治疗的基本方

抗紫癜方：犀角地黄汤合过敏煎。

犀角地黄汤常用药：水牛角丝、生地黄、牡丹皮。

过敏煎：蝉蜕、防风、徐长卿、银柴胡、乌梅。

（四）兼证加减

皮肤紫斑多者，加地肤子、紫草、白鲜皮；咳嗽者，加款冬花、紫菀、炙枇杷叶、百部等；血热妄行（免疫力低下）者，加用提高免疫力的药，如黄精、山药、白术、鸡内金、女贞子、墨旱莲、仙鹤草、白及等；有胃肠道症状者，加焦三仙、平胃散。

（五）病例

1. 过敏性紫癜

尹某，女，19岁，2017年6月24日就诊。

患过敏性紫癜5年余，停药3年，近半年双下肢又现散在紫癜。舌略偏红、苔白，脉弦细数。

处方：忍冬藤15g，连翘12g，生地黄15g，水牛角丝10g（先煎），紫草15g，地肤子15g，牡丹皮10g，蝉蜕12g，徐长卿12g，防风10g，银柴胡12g，白茅根15g，茜草12g，女贞子15g，墨旱莲15g，乌梅12g，薏苡仁15g，鸡血藤12g，陈皮10g，生甘草6g。

按：（1）忍冬藤、连翘为倪蔼然教授常用对药，该患者舌边尖红，示郁热较重，故用清里热2号方（生地黄、水牛角丝、牡丹皮）来清体内郁热，宣透疏散于外。

（2）水牛角丝、生地黄、牡丹皮为倪蔼然教授治疗紫癜的基本方，化裁自犀角地黄汤，用于治疗血热妄行所致之紫癜。倪蔼然教授认为紫癜是因热毒内伏，灼伤血络，迫血妄行，使血液不循常道，外溢肌肤所致，符合温病之热入营血阶段，正如叶天士《温热论》所云："入营犹可透热转气，如犀角、玄参、羚羊等物。入血就恐耗血动血，直须凉血散血，如生地、丹皮、阿胶、赤芍等物。"该患者之紫癜视诊色鲜红或紫红，起病较急，故用犀角地黄汤作为主方以清热解毒、凉血止血。

（3）蝉蜕、防风、徐长卿、银柴胡、乌梅五味药相伍，习称过敏煎，倪蔼然教授常用其治疗过敏性疾病。蝉蜕，《本草经疏》谓其“治头风眩晕，皮肤风热，痘疹作痒，疔肿毒疮”，性味甘寒，疏散风热、利咽开音、透疹、解痉，能够有效缓解支气管平滑肌痉挛，有良好的解热作用；防风，《神农本草经》谓其“味甘温。主治大风，头眩痛，恶风，风邪，目盲无所见，风行周身，骨节痹，烦满”，辛温发散，既可治外风，又可平息内风，现代药理研究表明其有明显的抗过敏作用；徐长卿，辛温，入肝、胃二经，具有祛风除湿、止痛、止痒的功效；银柴胡，《本经逢原》谓其“甘微寒，无毒，行足阳明、少阴，其性与石斛不甚相远，不独清热，兼能凉血”，故能治疗阴虚发热、骨蒸劳热及小儿疳热；乌梅，现代药理研究表明其对过敏性休克、组胺性休克有对抗作用。倪蔼然教授常用蝉蜕 12g、防风 10g，加地肤子 10g，治疗过敏性皮疹、过敏性紫癜。蝉蜕、防风，因二药入肺经，肺主皮毛，故有良好的抗皮肤过敏作用；徐长卿、银柴胡、乌梅，倪蔼然教授常规用量为各 12g，对过敏反应引起的发热、炎症反应有明显的疗效。五药合用，对过敏反应所出现的症状有很好的治疗和干预作用，能有效治疗因个人体质因素所致的过敏情况。

（4）该患者有过敏性紫癜病史，近期复发，说明其免疫力再次低下，故用女贞子、墨旱莲相伍，提高机体免疫力；同时，二药相伍名为二至丸，具有滋补肾阴的作用，能够培补先天之本以达到抗病目的。

（5）因该患者紫癜现于下肢，故用鸡血藤以达祛瘀血、生新血的目的；茜草、白茅根相配，能治疗热性出血性疾病；白茅根、生薏苡仁有利尿作用，能够在止血的同时将热毒排出体外。

四药相配，对于好发于下肢的紫癜能够起到良好的祛风通络、缓急利尿作用。

2. 血小板减少性紫癜

展某，女，9岁，2015年12月20日就诊。

患血小板减少性紫癜。舌偏红、苔白，脉滑细数。

处方：忍冬藤15g，生地黄15g，水牛角丝10g（先煎），仙鹤草15g，牡丹皮10g，棕榈炭12g，侧柏叶12g，墨旱莲12g，白茅根15g，竹叶10g，玄参10g，丹参15g，紫草12g，茜草根12g，炙甘草4g，阿胶粉3g（冲服），连翘12g。

按:（1）清里热2号方（生地黄、水牛角丝、牡丹皮）为倪蔼然教授经验方，参考过敏性紫癜病例，方中又加入一味玄参，既增强了凉血作用，又能滋阴、清营血分实热。

（2）针对该患者血小板减少所引起的出血症状，倪蔼然教授用棕榈炭、侧柏叶、仙鹤草来止血。其中，仙鹤草能够显著提高患者血小板数量，有效防止出血；茜草根、丹参活血化瘀；阿胶粉滋阴补血，以达生血之目的。

（3）竹叶与白茅根相伍，能够引热从小便排出。

（刘君红整理）

湿　疹

（一）分类

（1）急性：起病急，好发于头面部，严重者可延及躯干和四肢，常呈对称分布，皮损形态多样。皮肤初为丘疹及红疹，很快变成丘疱疹及小水疱，疱破烂后糜烂，有明显的黄色渗液，或覆以黄白色浆液性痂，逐渐向四周蔓延。

（2）亚急性：红肿、渗液减轻，但仍有丘疹和少量丘疱疹，糜烂结痂、脱屑，时间较长的皮损可有轻度浸润。

（3）慢性：皮肤粗糙肥厚，以干屑、脱屑、苔藓样变为主。

（二）治疗的基本方

急性湿疹（多见于儿童）：消风导赤散加过敏煎、二妙散。

慢性湿疹（多见于中老年人）：养血定风汤加过敏煎、祛风止痒药。

（三）兼证加减

发于头面及上肢者，加桑叶、菊花、苍耳子；发于腰部及下半身者，加薏苡仁、墨旱莲、白茅根；皮肤瘙痒甚者，加白鲜皮、白蒺藜。

（四）病例

1. 急性湿疹

刘某，男，8岁，2015年11月15日就诊。

面部及手腕、躯干部起皮疹，有痒感，舌略偏红、苔白，脉滑略数。

处方：忍冬藤12g，金银花15g，地肤子15g，蝉蜕12g，防风10g，乌梅12g，徐长卿12g，苍术10g，黄柏10g，白鲜皮12g，白蒺藜12g，荆芥9g，茯苓12g，生甘草4g，连翘10g。

按：倪蔼然教授认为儿童所发湿疹，多因素体湿热内蕴，复感风湿热之邪，两邪相搏所致，故应以消风导赤散为主方，以清热利湿、祛风止痒。方中金银花、白鲜皮、茯苓、甘草为消风导赤散之主要组成；因其皮肤有痒感，故用过敏煎以抗过敏止痒；荆芥、白蒺藜能够疏皮肤之风；苍术、黄柏相合名二妙散，能够清热燥湿，促进湿热从小便而出。上药相配，对湿热俱盛之湿疹疗效显著。

2. 慢性湿疹

刘某，男，46 岁，2015 年 11 月 29 日就诊。

近 2 年易出现皮肤过敏瘙痒，腰部明显，舌微暗红、苔微薄，脉弦滑细。

处方：忍冬藤 15g，当归 15g，赤芍 12g，白芍 12g，川芎 12g，生地黄 12g，熟地黄 12g，制何首乌 12g，地肤子 15g，蝉蜕 12g，防风 10g，白蒺藜 12g，紫草 15g，薏苡仁 12g，苍术 10g，苍耳子 10g，黄柏 10g，墨旱莲 15g，白茅根 15g，生甘草 5g，连翘 12g。

按：倪蔼然教授认为中老年人所发湿疹，多因湿热久蕴，郁而化火，耗血伤津，血虚生风化燥所致，故常用养血定风汤为主方以养血润燥止痒。其中当归、制何首乌、川芎滋阴养血润燥；生地黄、熟地黄、赤芍、白芍凉血清热；地肤子、蝉蜕、防风、紫草组成过敏煎，主要针对皮肤瘙痒过敏；因其为湿热久蕴所致，故对于发于腰部及以下的患者，应用补肾利水之品墨旱莲、薏苡仁、白茅根促进热毒排出，用二妙散清热燥湿，促进湿热之邪从小便排出；白蒺藜、苍耳子息风止痒，善治风疹瘙痒。上药合用，共奏养血滋阴、息风止痒之功。

（刘君红整理）

痄腮（流行性腮腺炎）

主要症状：腮腺肿胀常先起于一侧，2～3天后对侧亦肿大，其肿胀范围以耳垂为中心，向前、后、下扩展，边缘不清，表皮不红，触之有弹性及压痛，腮腺管口可见红肿，可有颌下腺、舌下腺肿大，可并发脑膜脑炎、睾丸炎、卵巢炎、腮腺炎等。

治疗基本方：五味消毒饮。

兼证加减：热甚者，加知母、黄柏、黄芩、连翘；腮部肿甚者，加玄参、海藻、昆布、蒲公英；呕吐者，加竹茹、半夏；便秘者，加大黄、火麻仁；口渴者，加沙参、麦冬、石斛、玉竹等。

按：倪蔼然教授认为，痄腮是由于热毒炽盛所致，故用五味消毒饮作为主方，亦可用于治疗疖疔疮痈，对于局部红肿热痛效果更佳。

（刘君红整理）

麦粒肿（睑腺炎）

主要症状：胞睑近睑缘部生小疖肿，局部红肿疼痛起硬结，易于溃脓。

病因：（1）风热上攻眼睑。（2）喜食辛辣炙煿，脾胃积热，火热毒邪上攻，致胞睑局部酿脓破溃。（3）余邪未清或脾气虚弱，卫外不固，又感风热之邪，则引起本病反复发作。

病机：心脾积热。

治疗基本方：清热泻脾散加清里热 1 号方或 2 号方。

兼证：舌苔厚腻，加平胃散；乳房胀痛，加通草、王不留行、路路通；大便秘结，加大黄、火麻仁。

病例：刘某，女，35 岁，2017 年 5 月 6 日就诊。反复患麦粒肿，乳房时有胀痛，舌略偏红、苔白，脉弦滑数。

处方：忍冬藤 15g，生地黄 15g，赤茯苓 15g，皂角刺 10g，白茅根 15g，生麦芽 15g，王不留行 15g，路路通 15g，穿山甲 6g（研粉），川芎 12g，当归 15g，赤芍、白芍各 12g，蒲公英 15g，生甘草 6g，连翘 12g。

按：根据脉象可知，该患者热象明显，故用清里热 2 号方来清内热。根据五轮学说，胞睑在脏属脾，脾主肉，故用生地黄、赤茯苓清心脾二经之热；皂角刺能够消痈排脓，对麦粒肿所引起的脓包有良好的破溃作用；生麦芽、王不留行、路路通、穿山甲入肝胃二经，对于乳房胀痛有良好的通利止痛作用；蒲公英为治疗乳痈的要药；白茅根引热从小便排出；当归、川芎、生地黄、芍药共同组成四物汤，能够补血、养血，对于女性月经不调、乳房胀痛疗效甚佳。上药相伍，能够清心脾二经实热，兼以通乳养血。

（刘君红整理）

痛风

治疗基本方：六味地黄丸。

兼证：尿酸高，加土茯苓、车前草；关节红肿疼痛，加威灵仙、秦艽、络石藤、虎杖、姜黄、牛膝、白芍；小便不利者，加白茅根、芦根；腹泻者，加炒白扁豆、焦三仙。

病例：孙某，男，33岁，2015年12月6日就诊。尿酸高，踝关节肿痛，痛甚不能着地，曾服用西药秋水仙碱，引起腹泻。平素喜饮酒，喜食肥甘厚味。舌边尖红、苔微薄，中有裂纹。

处方：忍冬藤12g，生地黄15g，熟地黄15g，山茱萸15g，茵陈15g，车前草12g，土茯苓30g，虎杖15g，姜黄15g，怀牛膝15g，秦艽15g，威灵仙15g，络石藤15g，泽泻12g，白茅根30g，炒山药15g，炒白扁豆15g，鸡血藤15g，牡丹皮10g，白芍15g，生甘草4g，知母15g，黄柏15g，连翘10g。

按：痛风是嘌呤代谢紊乱所致，常伴有关节红肿热痛，故倪蔼然教授认为应从肾来论治。临床上针对舌红、苔薄、舌中有裂纹之阴虚火旺症状，倪蔼然教授常用知柏地黄丸作为主方，用威灵仙、秦艽、络石藤、牛膝、白芍来止痛；倪蔼然教授根据临床经验发现土茯苓、车前草有显著的降血尿酸的作用；虎杖、姜黄、秦艽三药相伍，对关节疼痛、风湿热痹有显著的功效；大便溏泻者，山药与白扁豆经炒制后增强了涩性，具有更强的补脾止泻作用，且又可减弱药物寒凉之性。上药相伍，共奏补肾滋阴降火之功。

（刘君红整理）

双下肢痹

基本方：黄芪桂枝五物汤加丹参、鸡血藤。

兼证：足背部发凉，加透骨草、狗脊；皮肤过敏，加过敏煎。

病例：张某，女，48岁，2015年11月8日就诊。双下肢及足部发凉，皮肤易过敏、易起皮疹，舌淡红、苔白，脉沉滑细。

处方：忍冬藤12g，黄芪20g，当归15g，鸡血藤15g，丹参20g，细辛3g，桂枝10g，白芍10g，通草10g，地肤子15g，防风18g，白术15g，蝉蜕12g，怀牛膝15g，透骨草15g，连翘10g。

按：黄芪桂枝五物汤出自《金匮要略·血痹虚劳病脉证并治》，是治疗血痹、风痹之方，《素问·痹论》云“风寒湿三气杂至合而为痹”，故倪蔼然教授常用黄芪桂枝五物汤来治疗双下肢痹证。该患者双下肢及足部发凉，为经脉不通、血脉不行所致，故用黄芪、桂枝、白芍以通下肢经脉；倪蔼然教授常用丹参、鸡血藤治疗血脉不通所致肢体发凉，疗效甚佳；怀牛膝可活血化瘀，与透骨草相伍，可舒筋活络，治疗风湿痹痛；用过敏煎治疗皮肤过敏引起的皮疹。上药合用，共奏通痹止痛、祛风止痒之功。若背部无力、发凉，可加狗脊15g、鹿角片10g。

（刘君红整理）

乳腺结节

基本方：逍遥散加散结药。

兼证：乳房疼痛，加路路通、丝瓜络、蜂房；胁肋胀痛，加金铃子散；月经量少，加泽兰、益母草；阴道炎，加败酱草、二至丸、二妙散。

病例：焦某，女，32岁，2015年8月3日就诊。乳腺结节，乳房时有胀痛，近半年月经量少，舌淡红、苔白，脉弦滑。

处方：忍冬藤12g，柴胡12g，当归15g，丹参20g，黄芪20g，泽兰15g，川芎12g，三棱10g，莪术10g，益母草15g，延胡索12g，香附12g，蜂房12g，路路通12g，丝瓜络12g，赤芍、白芍各12g，连翘10g。

按：逍遥散是治疗肝郁血虚脾弱证的主方，因乳房由肝经所主，故倪藹然教授常用其治疗乳腺结节等增生性疾病。该患者有乳腺结节，故用三棱、莪术破血消癥，延胡索散瘀止痛，以消结节；因其月经量少，故用丹参、泽兰、益母草活血通经；香附为血中之气药，为气病之总司、女科之主帅，对女性月经不调疗效甚佳；蜂房能够攻毒止痛，对妇女乳痈疾病疗效好，一定程度上能起到散结的作用；路路通、丝瓜络擅长通乳，有利于脓肿的消散；黄芪能够补气、消痈排脓，对体质偏虚的患者疗效好。上药合用，散结消肿止痛为主，调节月经为辅，共奏消肿通经止痛之功。

（刘君红整理）

下篇

门徒心得集锦

腺样体肥大验案

王某，男，5岁，山东聊城人，2014年5月20日初诊。2个月前因鼾声重伴咽中有痰就诊于当地某医院，诊断为腺样体肥大。医院建议手术治疗，其母因惧怕手术而万分焦急，遂来请余诊治。刻诊：咽红肿，双乳蛾深红略肿，体形较丰，说话时喉中有痰音，微咳嗽，纳可，二便调，口唇红，舌红、苔黄较厚，脉数略滑，双寸大。双肺听诊无异常。处方：金银花15g，青连翘12g，蒲公英15g，射干10g，牛蒡子10g，浙贝母12g（杵），僵蚕10g，夏枯草10g，苦桔梗3g，苏薄荷3g，关赤芍10g，粉丹皮10g。7剂，水煎服。治疗中根据病情变化，于此方中略做加减。患儿服药2个月后病愈。

按：腺样体肥大是儿科临床中的常见病、多发病，多见于嗜食肥甘厚味的肥胖患儿，且多于感冒、发热时滥用激素和（或）抗生素后转为本病。倪师认为本病之病机为风、热、痰蕴结于咽部，治以散风、清热、化痰为主，若见其他兼症者，按乳蛾病进行辨证治疗。基于上述认识，倪师自拟治疗腺样体肥大方，每于临床运用，多获良效。原方如下：金银花12～15g，青连翘12g，蒲公英12～15g，射干10g，牛蒡子10g，浙贝母12g（杵），僵蚕10g，夏枯草10g，苦桔梗3g，苏薄荷3g，关赤芍10g，粉丹皮10g。舌苔不厚加玄参10g。疗程1～2个月。

（葛鼎、刘国英）

跟师所得

倪师临床工作50余年，在中医儿科方面具有丰富的经验。在跟诊两年的时间里，本人不仅学得倪师众多的临床经验，更重要的是学到倪师的治学态度与人生态度，体会到何为大医。兹记录跟诊心得如下。

1. 倪师以儿科见长，而儿科鼻祖首推钱乙，所以钱乙的学术思想对倪师影响颇深。钱乙的学术思想是以五脏为核心的辨证用药体系，其于临床善于运用脏腑辨证诊治疾病。倪师在继承钱乙学术思想的基础上，广泛涉猎各家之长，再结合多年的临床用药体会，形成了自己的学术思想。

如倪师善用清热泻脾散加减治疗口舌生疮、麦粒肿、眼睑红肿、小儿夜啼等多种证属心脾蕴热的疾病；善用泻白散合复金汤（倪师之经验方）加减治疗咳嗽、哮喘等多种证属肺热壅盛的疾病；善用六味地黄丸加减治疗小儿五迟五软、肾炎水肿等证属肾精不足的疾病；用五味异功散加减治疗小儿厌食、泄泻等多种证属脾气虚弱的疾病；并自拟滋肝汤（当归、白芍、枸杞子）加减治疗小儿指甲干瘪等多种证属肝血亏虚的疾病。

倪师尊古而不泥古，在钱乙学术思想的基础上，强调用药方面宜随五脏六腑之性，重视脏腑气机升降出入。心为阳脏而主神明，如治疗小儿心肌炎，倪师在辨证的基础上常注重选用宣通胸阳之品，以顺心主神明之性。肺为娇脏，主宣降，如治疗鼻炎、咽炎、咳嗽、哮喘等肺系疾病时，倪师在辨证的基础上常注重选用宣肺降气之品，以复肺宣降之机，同时所选之药多是轻灵柔和之品，以合“上焦如羽，非轻不举”“肺喜润而恶燥”之性。脾主运化，如治疗小儿厌食、腹痛、腹胀等消化系统疾病时，倪师常注重拨动中焦之气机，一方面恢复中焦之升降，另一方面促进药物吸收。肾主蛰、司封藏，如治疗小儿遗尿、小儿五迟五软时，倪师在辨证施治的基础上注重选用封藏固涩之品，以顺肾封藏之性。

2. 倪师言处方用药不可孟浪，提出以辨证论治为基础，辨病施治、对症用药相结合的观点。观其处方，多可明其思路，本人将其总结为用药公式：辨证所得之方 + 对症所效之药（或为辨证之方药难以治疗其症，或为病人所苦甚急而辨证之方难以速效）+ 某病之特效方药（或根据多年临床所得，或根据看书读报所获，或根据现代药理研究）。笔者认为倪师专病专方之思想上可追溯至徐灵胎的“一病必有一主方，一方必有一主药”的思想，下可溯及岳美中“余谓中医治疗，必须辨证论治与专病专药相结合，对于有确定疗效的专病专方必须引起高度的重视”之说。而笔者概括倪师的用药公式来源于秦伯未先生的“病因 + 病位 + 症状”之处方公式。

3. 古有“宁治十男子不治一妇人，宁治十妇人不治一小儿”之说。因小儿主诉难清、脉症难凭，所以临床医生常不易把握小儿病情，更难于施药治疗。倪师对此深有感触，通过多年的临床观察，其发现舌象较脉症更加直观、准确，容易为临床医生所把握，较好地解决了小儿难治的难题。因舌为心之苗、脾之外候，苔由胃气所生，手少阴之别系舌本，足厥阴之脉络舌本，足太阴之脉连舌本散舌下，故脏腑病变能通过舌质和舌苔反映出来。小儿脏腑娇嫩，发病容易，对于身体变化较成人敏感，而舌又与五脏六腑相联系，所以望舌对于诊治疾病有着重要意义。倪师常言治小儿病，不看舌不足以诊治处方，所以她临床治病必看舌，根据舌诊处方用药常获良效。

倪师舌诊亦将舌象分为舌质与舌苔。舌质主要查色泽、形态，舌苔主要查厚薄、润燥、颜色。倪师遵《辨舌指南》"辨舌质可辨脏腑之虚实，视舌苔可察六淫之浅深"之言，根据舌质明疾病之虚实、舌苔辨邪气之浅深。若舌色偏红、红、红绛，此为热证，处方必用忍冬藤、连翘以清透郁热；伴舌质嫩、舌苔薄或少苔或剥苔，此为虚热，常合沙参、麦冬等滋养肺胃之品；伴舌质偏老、舌苔薄白偏干或薄黄或厚腻，此为实热或夹痰或夹食积，常合化痰导滞之品。若舌色淡红、淡，此为虚证，兼见舌苔薄白，径用健脾益气、填补肾精之药；兼见舌苔白厚腻，此为虚实夹杂，或消补并用，或先消后补。

4. 自古便有小儿用药用量宜小、用药味数宜少之说，倪师临床却不遵其说，临床用量基本与成人无异，鱼腥草有时用至20g，常人难以理解，但这也是倪师极具特色之处。本人跟诊之初便有疑问，日积月累疑问不解，反而更添疑惑。

偶然就此问题询问倪师，倪师言古代之药品多为野生之品，而今之药品多为种植而得，因生长周期不同，药物功效自然有差异，在同样的用量下，野生药品的功效远胜种植药品的功效，所以现在用药的剂量宜偏重，此其一也。中药汤剂味苦难咽，成人服药尚觉困难，更不用说小儿了。喂食小儿汤药之时，常会出现小儿吐出药汁的情况，所以小儿所服之药汁可能只有 1/3 ～ 1/2，药量不足则难以取得满意疗效，所以小儿用药药量偏大，此其二也。这正体现了徐灵胎“不知天地人者，不可以为医”之说。明医者，不仅应掌握基本的医学经验与理论，更应体察人世、人情。

5. 具体的治病思路：（1）小儿脾胃病，宜脾胃同调，且贵运不贵补。（2）小儿五迟五软、脑发育迟缓，多由先天禀赋不足、后天失养所得，宜脾肾同调，补肾宜六味地黄丸合聪脑益智汤，补脾宜四君子汤，养胃宜沙参麦冬汤。若出现舌苔厚腻，先宜健脾助运，佐以补肾填精，待舌苔变薄，再以补益脾肾为主，参以运化脾胃。（3）小儿肺系病证宜遵温病卫气营血治则，但又不能拘泥于卫气营血阶段传变，小儿病势变化传变极快，多见卫气同病、气营同病，所以需截断扭转，防止病邪深入，有时需提早使用石膏、水牛角丝、牛黄等清热凉营之品。

6. 跟师学习，不仅在于学习老师治病经验，更重要的是学习老师的治学方式与为人处世。倪师虽年逾八十，但每日仍看书学习。所以，为医者，不能抱残守缺、僵化思路，需临证读书相结合，学习各家经验与现代医学知识，总结归纳体会，并于临床中反复验证、体会。

（林一晗）

倪藹然教授在临床中对舌诊的应用

在临床中倪师特别强调舌诊，以此作为诊断和用药的一个重要指标。她说:“可以舍脉从症，亦可舍症从脉，但唯独舌诊不能舍去，因为舌质、舌苔的变化直接反映了人体五脏六腑的寒热、虚实变化。”舌诊分为舌质和舌苔两部分。舌质要看舌色、舌形、舌态。舌苔分白苔、黄苔、灰苔、黑苔、腻苔、腐苔、剥落苔等。正常舌为舌色淡红，舌苔薄白，活动自如。现将倪师在临床中对舌诊的应用介绍如下。

一、从舌色论治

舌质淡白为淡白舌，多为阳气虚弱，气血不足，不能濡养，倪师多用温阳补气养血之法治疗，药用党参、黄芪、当归、熟地黄，方如补中益气汤、苓桂术甘汤等。舌质颜色偏红为红舌，属于里热证。舌质边尖红，属心肝火旺，要用泻心肝之火之法，方如栀子豉汤、龙胆泻肝汤之类。舌质微红，属肺脾胃之热，用忍冬藤、连翘、桑叶、白茅根等宣散清热药治疗。舌质红、少苔或无苔，属阴虚火旺证，倪师用养阴清热药如二至丸加生地黄、百合、麦冬、玉竹等治疗。舌质绛，一般为内热深重入血分，要用凉血清热药，如白茅根、侧柏叶、生地黄、玄参等。舌质暗红伴有瘀斑，多为热伤脉络，瘀血内结，治宜用清热凉血、活血化瘀之法，药用牡丹皮、丹参、赤芍、紫草、水牛角丝、侧柏叶等，用于治疗过敏性紫癜、皮肌炎等疾病均有较好的效果。

患者石某，女，26 岁。患过敏性紫癜 1 年余，就诊时全身散见红色紫斑，尿潜血（+++）。舌诊：舌质嫩红，苔薄白，脉弦细。倪师予清热凉血、活血止血药治疗。处方：忍冬藤 15g，连翘 12g，蝉蜕 12g，徐长卿 12g，防风 10g，银柴胡 12g，鸡血藤 15g，地肤子 15g，仙鹤草 15g，紫草 15g，白茅根 30g，茜草根 15g，乌贼骨 15g，白术 10g，藕节 12g，陈皮 10g，甘草 6g。水煎服。服此方 14 剂后病情好转，后用此方加减治疗半年病愈。方中忍冬藤、连翘宣清肺胃之热，银柴胡、蝉蜕、徐长卿、防风清热祛风、抗过敏，地肤子清热燥湿，仙鹤草、紫草、白茅根、茜草根、藕节凉血止血，海螵蛸收敛止血，白术、陈皮、甘草益气健脾统血。

二、从舌态论治

舌体胖嫩，边有齿痕，兼见颜色淡，苔白滑，多为脾肾阳虚，脾不运化水湿，水饮停滞，要用温阳健脾行水法，选用苓桂术甘汤加干姜、肉桂、猪苓等药。如舌体瘦小，色淡白，为阴阳气血亏虚，要以补气为主，兼以养血，方用八珍汤加味。舌色偏红要以养阴为主，兼以补气，用一贯煎加炒山药、太子参等温和补气药。裂纹舌，舌面上有裂纹，如舌质偏红多为肾阴亏虚，不能濡养，多用二至丸加炙龟板、沙参、枸杞子之类药物。芒刺舌多为邪热充盛，灼伤阴液所致，一般舌尖芒刺者较多，即为心火充盛，多用栀子豉汤、竹叶石膏汤加芦白茅根治疗。强硬舌，表现为舌强语謇，多为中风后遗症病人，多由阴液亏损，不能濡养筋脉所致，用地黄饮子加石菖蒲、百合、龟板等补肾开窍药。震颤舌兼见舌体淡白，为虚风内动，用补血养阴、平肝息风之药，如三甲复脉汤；若兼见舌质红，为热极生风，要清热凉血、熄风止痉，方如天麻钩藤饮。吐弄舌，见于小儿，一般为智力发育障碍，多用补益肝肾、健脾益智的药物治疗，如制何首乌、灵芝、益智仁、桑椹、制龟板、女贞子等。

三、从舌苔论治

舌苔有厚薄之分。舌苔薄白见于正常人。若舌苔白厚滑，见于寒湿偏重之人，属于寒湿困脾，脾失运化，要燥湿醒脾，常用平胃散加味。舌苔白厚，见于消化不良，加炒莱菔子、鸡内金、砂仁等。舌苔厚腻，舌质淡白，用二陈汤、苓桂术甘汤加味。舌苔黄厚腻，舌质偏红，用小陷胸汤加茵陈、滑石等。舌苔白厚干，如豆腐渣样，多属湿热内蕴，阳气蒸腾胃中浊气所致，除清热化湿外，兼用消食化浊之药，除用茵陈、蒲公英、黄连、清半夏、陈皮、茯苓、瓜蒌等药外，另加越鞠保和丸一并服用。花剥苔，即地图舌，如舌质偏淡多为气血不足，见于易感人群，乃免疫力下降，多用黄芪、百合、灵芝、黄精、二至丸来补气养阴，增强免疫功能。如见镜面舌，舌质偏红，多为阴虚内热，以养阴为主，佐以清热，多用二至丸加生地黄、玄参、百合、麦冬、沙参、石斛、玉竹及清热药忍冬藤、连翘等。

四、同病异治

在临床中，倪师对同一疾病的患者，根据舌质、舌苔的不同而选用不同的治疗方案。如同是大便秘结患者，兼见舌质淡白、苔白厚，属中气不足，脾胃运化无力而致，多用益气健脾祛湿药，推动大便下行，如用白术、厚朴、枳实、黄芪等。若舌质偏红、舌苔黄厚，多为腑实证，用大承气汤治疗。如舌质偏红少苔，用增液承气汤加桃仁、苦杏仁、火麻仁等润肠通便。如患儿王某，男，5 岁。大便秘结，三五日一行，舌质红少苔。予生地黄 9g、玄参 9g、麦冬 10g、忍冬藤 10g、连翘 10g、生大黄 3g（后下）、玄明粉 1.5g（冲服）、炒苦杏仁 6g（打碎）。水煎服。5 剂后病愈。对于多汗病人，若舌质淡、苔白者，宜补气收敛止汗，方用玉屏风散、桂枝汤、牡蛎散等加减化裁。如患者马某，多汗出多年，动则大汗淋漓。根据舌质淡、脉沉细，予处方：黄芪 80g、白术 60g、防风 12g、桂枝 12g、白芍 12g、浮小麦 60g、煅牡蛎 15g、麻黄根 15g，收到很好的疗效。围绝经期妇女，出现潮热盗汗，舌质偏红、苔薄白，则用滋阴清热、敛阴止汗法，多用百合、麦冬、生地黄、地骨皮、银柴胡加浮小麦、麻黄根等。舌质偏红、舌苔黄厚者，要清热燥湿止汗，用黄芩、茵陈、黄连、泽泻、车前草等清热燥湿药，均收到较好的疗效。

五、异病同治

在临床中，倪师对不同的疾病而表现出相同舌质、舌苔患者，则采用相同的治疗方案。如对于慢性胃炎、胃溃疡、食管反流以及慢性结肠炎的患者，若兼见舌红少苔，均采用养阴清热法治疗。患者刘某，男，42岁。患慢性结肠炎10年余，平时胃脘及下腹部隐隐作痛，大便不成形，右下腹有黏连感，舌质偏红、少苔，脉弦细。倪师根据舌质、舌苔，认为该患者为脾胃之阴不足，气机不调，脾胃升降失常，故用滋养脾胃、调理气机兼以清热之法治疗，予：北沙参15g、麦冬15g、玉竹15g、黄精15g、台乌药12g、醋延胡索12g、佛手12g、百合15g、炙鸡内金15g、败酱草15g、高良姜10g、醋香附10g、怀山药15g、广陈皮10g、生甘草6g。服药7剂，诸症好转。后随症加减，服药月余，诸症消失。丁某，男，52岁。胃脘胀满，食后加重，便秘。查为慢性浅表性胃炎。舌质偏红、少苔，脉弦细。倪师同予滋养脾胃、调理气机兼以清热之法，处方：北沙参15g，麦冬15g，玉竹15g，炙鸡内金15g，蒲公英15g，川黄连10g，佛手12g，宣木瓜12g，杭白芍12g，怀生地12g，广陈皮10g，生甘草6g。7剂后症状减轻，又服7剂后诸症消失。

结语：舌诊虽然只是四诊的部分内容，但从倪师的医案中可以看出其重要性，尤其是“哑科”，患儿不但不会准确表达病情，而且亦不会配合诊脉，故临床中须准确把握舌诊，方能提高疗效。

（马会朴）

倪藹然教授治疗幼年皮肌炎一例

杨某，女，10岁，2016年8月7日初诊。患儿患幼年皮肌炎、肺间质水肿3年。曾就诊于北京多家医院，经治疗（具体不详）病情得到控制。现症：肩、背肌肉水肿且硬，有轻微压痛，伴皮疹、红斑，臀部疮疡。舌质微红、苔白，脉弦滑细。

倪师根据患儿皮疹色红、肌肉僵硬、舌质红等，治予凉血止血、清热祛风法。

处方：忍冬藤10g，青连翘8g，生地黄15g，紫草12g，地肤子15g，水牛角丝10g，桑叶12g，桑白皮10g，侧柏叶10g，赤芍、白芍各10g，百合10g，当归12g，刺蒺藜12g，蝉蜕12g，牡丹皮10g，白及12g，防风10g，穿山龙12g，女贞子12g，墨旱莲12g，白茅根12g，生甘草4g。7剂，水煎服。

2016年8月14日二诊：药后患儿诸症明显改善，舌尖红、苔薄白，脉弦滑细。上方去地肤子、刺蒺藜，加蒲公英15g、马齿苋15g、赤茯苓15g、大通草10g。继服7剂。

2016年8月21日三诊：臀部疮疡愈，舌尖红消失，舌淡红、苔薄白，脉弦滑。上方去马齿苋、蒲公英、大通草、赤茯苓。继服14剂。

2016年10月19日四诊：患儿背部肌肉水肿、僵硬减轻，皮疹消退，舌、脉同前，上方继服14剂。

（马会朴整理）

倪蔼然教授治疗耳后神经痛

张某，女，59岁，2015年8月16日初诊。主诉：右耳后疼痛，伴头晕、恶心2个月。曾就诊于河北省人民医院，诊断为“耳后神经痛”。医院建议手术治疗，患者因惧怕手术而转中医就诊。现症：右耳后疼痛，伴恶心、呕吐，舌质淡红、苔白厚，脉弦滑。倪师根据舌苔厚、脉弦滑，认为患者为风痰上扰所致，拟以祛痰息风之法治之。

处方：柴葛根15g，川羌活10g，川芎15g，辽细辛3g，天麻15g，姜半夏12g，青竹茹12g，双钩藤30g（后下），霜桑叶15g，菊花15g，龙胆10g，建泽泻10g，当归12g，柴胡12g，黄芩10g，苍术10g，忍冬藤15g，连翘12g。7剂，水煎服。耳尖放血，每日1次。

2015年8月2日复诊：药后诸症减轻，现有失眠、右上腹颤抖，晨起口苦口臭，舌质红、苔薄白，脉弦细。上方去苍术、建泽泻，加生地黄15g、白芍15g、生龙骨、生牡蛎30g、炒酸枣仁30g（打碎）、合欢花15g、首乌藤30g、山栀子10g、淡豆豉10g、炙远志10g，以养血平肝、镇静安神。继服7剂。

数月后患者因他病就诊，告知服上方14剂后病愈，至今未复发。

（马会朴整理）

倪蔼然教授治疗小儿厌食经验

厌食是小儿时期的一种常见病症。临床以较长时期的厌恶进食、食量减少为主要特征。由于小儿不会准确地描述病情，故倪师常以舌象变化对厌食进行辨证。

倪师对于小儿厌食常分为食积内热、气阴两虚、痰湿阻滞、脾胃虚弱四个证型进行辨证治疗。现分述于下。

一、食积内热型

食积内热型厌食，患儿常伴有大便不调，多见舌红、苔黄厚。治以清热消积通腑之法，常用保和丸加减治疗。

二、气阴两虚型

气阴两虚型厌食，患儿除见气阴两虚常见症外，舌多嫩红、苔花剥。临床以益气养阴之法治之，常用沙参麦冬汤、益胃汤等进行加减。

三、痰湿阻滞型

痰湿阻滞型厌食临床较为多见，多见舌淡红、苔白厚腻。倪师多以健运化湿增食之法治之，常用平胃散、二陈汤、三仁汤等进行加减。

四、脾胃虚弱型

脾胃虚弱型厌食，患儿多形体瘦小、面色萎黄。查舌多见舌淡、苔薄白。临床以益气健脾法治之，常用参苓白术散、四君子汤、启脾丸之属进行加减治疗。

另外，在辨证用药的基础上加入宣木瓜和炙鸡内金，以助和胃化湿消食之功，倪师认为此乃小儿厌食之专病专药。

医案举例

周某，男，4岁半。2011年6月7日初诊。其母代诉：纳呆1年余，伴大便秘结，自加辅食后明显，且经常扁桃体肥大。查：咽微红，扁桃体Ⅰ°肿大。舌质偏红、苔花剥，脉滑细数。辨证为气阴两虚证，方予沙参麦冬汤加减：北沙参10g，麦冬10g，玉竹10g，百合10g，玄参10g，忍冬藤12g，生山药10g，黄精10g，炙鸡内金10g，焦三仙各5g，宣木瓜10g，火麻仁12g，全瓜蒌10g，枳壳9g，生甘草3g。5剂，水煎服。

6月14日二诊：药后食欲增加，大便较前通畅。查：扁桃体肿大已消，咽微红，舌偏红、花剥苔好转，脉细数。原方去枳壳、全瓜蒌，加郁李仁10g、牛蒡子10g。继服7剂。

6月21日三诊：食欲增加，大便已通畅，2日1行。舌偏红、苔边剥，脉滑细。上方加连翘10g、竹叶10g。继服3剂以巩固疗效。

方药解析：气阴两虚，胃虚不能纳食，故食欲欠佳；阴虚火旺，虚火上浮，故患儿经常扁桃体肥大；津液亏耗，下不能濡润肠道，可见大便秘结；舌质偏红、苔花剥均属气阴两虚之候。方用北沙参、麦冬、玉竹、百合、玄参等以养胃益阴；黄精、生山药兼以益气养阴；佐以忍冬藤、连翘、竹叶清其内热；因大便秘结，加火麻仁、全瓜蒌、枳壳宽肠下气、润肠通便；又入炙鸡内金、焦三仙、宣木瓜以醒脾消食、开胃助运。

原某，女，8岁。2013年7月28日初诊。纳呆半年余，时有腹痛。舌略红、苔白微厚，脉滑细。诊为痰湿阻滞型厌食。方用平胃散合二陈汤加减：茯苓12g，陈皮10g，苍术10g，清半夏10g，川厚朴9g，炒白扁豆10g，炒莱菔子9g，佛手10g，宣木瓜12g，炙鸡内金12g，焦三仙各6g，生甘草3g。7剂，水煎服。

8月4日二诊：药后食欲增加，腹痛已减。舌淡红、苔白，脉滑细。原方继服7剂。

8月18日三诊：食欲增加，未再出现腹痛。舌淡红、苔白，脉细数。嘱其守方7剂，巩固疗效。

方药解析：本例为痰湿阻滞型厌食。痰湿阻滞中焦，脾胃不和，纳化失职，故厌食；痰湿内阻，气机失于调畅，腑气通降不利，而发生腹痛。倪师用平胃散合二陈汤，共行健脾燥湿、行气和胃之功效，佐以焦三仙、宣木瓜、炙鸡内金消食开胃，佛手、炒莱菔子行气消食、和中止腹痛，炒白扁豆以化时令之湿气。综观全方，选药精当，标本兼顾，故疗效显著。

（赵永利）

倪蔼然教授治疗小儿腹痛经验

倪师从事中医儿科临床五十余载，对于儿科多种疾患均有独到见解，其用药简单、患儿易于服用、疗效突出、费用低廉。现将倪师治疗小儿腹痛的经验介绍如下。

腹痛为小儿常见病症之一，可见于任何年龄与季节。临床以胃脘以下、脐之两旁以及耻骨以上部位发生疼痛为主要特征。

小儿腹痛的发病原因与成人基本相同，但又有其自身的特点。外多伤于寒，内多伤于乳食，且又与脏腑娇嫩，形气未充的生理特点相关，发病容易，治疗得当则易趋康复。

倪师根据小儿致病特点及多年临床经验，将小儿腹痛分为胃肠结热型、食积停滞型、寒凝气滞型、脾胃虚寒型四大类型。

一、胃肠结热型

临床以大便秘结、腹痛拒按为特征。常分虚、实两端。本证多从乳食积滞失治，日久化热，燥热闭结，传导之令不行而致腹痛。临床多见大便秘结、腹痛拒按、躁烦不安、舌红、苔黄厚、脉滑数。多为实热，治以泄热通腑，方用大承气汤加减。若口干、潮热、舌红少苔，多为日久伤阴，治以滋阴通便，方用增液承气汤。

二、食积停滞型

食积停滞型为小儿腹痛的常见证型。小儿脾常不足，运化力弱，且又饮食不知自节，多饮多食，导致食积胃肠，气机壅滞，腹痛乃作。临床多以腹痛拒按、不思饮食、嗳腐吞酸为主要症状，伴舌红苔厚、脉滑。治以消积导滞通腑，方用保和丸加减。

三、寒凝气滞型

多因外感寒邪或饮食生冷所致。腹痛多以拘急疼痛、得温则缓、遇冷则甚为临床特点。治以温中散寒、理气止痛，方用乌药散化裁。

四、脾胃虚寒型

本型多由小儿素体阳虚，中阳不足，或由他病失治、误治导致。临床以腹痛绵绵、时作时止、喜温喜按为主要特征。治以温中健脾、缓急止痛，方用理中丸加减。

验案：胡某，男，5岁。2009年11月20日初诊。腹痛3天。患儿因3天前参加宴会吃撑后出现腹痛，现稍多食即腹痛，大便干。舌偏红、苔白厚，脉滑数。处方：忍冬藤15g，老连翘10g，焦三仙各6g，茯苓10g，炒莱菔子9g，广陈皮9g，全瓜蒌10g，清半夏9g，川厚朴9g，黄芩10g，苍术9g，生甘草3g。5剂，水煎服。

11月26日复诊：腹已不痛，大便每日1行，但不思饮食。

舌偏红，苔白但已不厚，脉滑数。处方：连翘10g，茯苓10g，焦三仙各6g，广陈皮10g，宣木瓜6g，炒莱菔子9g，清半夏9g，生甘草6g。继服5剂以巩固疗效。

按：上例为典型食积停滞所致腹痛病例。患儿因饮食不节而致食积停滞，脾失健运，气机壅滞，导致腹痛。倪师运用保和丸加减治疗，药用焦三仙、炒莱菔子以消食积；茯苓、广陈皮、厚朴、苍术以调气机、燥湿健脾；忍冬藤、老连翘以清所化之热。诸药合用，共奏消食化积、健脾清热之功。方证恰当，故药后病愈。另外，倪师在治疗腹痛时，多喜加入炒枳壳、川厚朴、佛手、甘松根等宽肠下气、理气止痛之药，常常效如桴鼓。

（赵永利）

倪蔼然教授临床验案举要

倪师从事中医儿科临床多年，对于儿科多种疾患均有独到见解，多年的临床用药经验更是其中的精髓。其临证用药根据中医的病、证、症和现代医学检查所收集到的阳性体征进行加减，疗效显著。

案1：彭某，男，6岁。2013年2月2日初诊。发热1天。患儿3天前因外感风寒后出现咳嗽，伴有鼻塞、打喷嚏，1天前出现发热，自服尼美舒利颗粒、急支糖浆等药无效，故此来诊。现发热，体温38℃，伴咳嗽、咽痛、鼻塞，舌边尖红、苔黄微腻，咽微红，脉浮数。双肺呼吸音粗，左侧可闻及少许哮鸣音。

处方：金银花 15g，忍冬藤 15g，老连翘 10g，霜桑叶 10g，炒苦杏仁 10g（打碎），信前胡 6g，桑白皮 10g，紫苏子 10g，淡豆豉 6g，鱼腥草 15g，菊花 10g，炙枇杷叶 10g，枯黄芩 10g，蝉蜕 10g，射干 10g，牛蒡子 10g，生甘草 6g。3 剂，水煎服。

2 月 6 日复诊：发热已退，咳嗽减轻大半，已无鼻塞，咽痛亦减轻，舌尖红、苔白厚，脉象趋于正常，双肺呼吸音正常。上方去金银花、桑白皮、鱼腥草、枯黄芩，加瓜蒌 10g、焦三仙各 6g、佩兰 10g。继服 3 剂以巩固疗效。

按：小儿为纯阳之体，六气易于火化。倪师认为小儿外感疾患多以风热为主，虽患风寒，然易多从阳化热，故倪师在治疗小儿外感疾患时，多以银翘散、桑菊饮进行加减。咳嗽加炙枇杷叶、炙百部；发热加柴胡、薄荷，并适当加大金银花的用量；若舌红甚，倪师常以金银花、忍冬藤一并入药，花走表，藤走里，共奏清热之功。风寒表证明显时加入紫苏梗、淡豆豉；咽红加蝉蜕以利咽；音哑加入玉蝴蝶；乳蛾化脓则加入蒲公英、射干、僵蚕；如若兼喘则加入桑白皮、鱼腥草，喘甚再加地龙以平喘解痉。患儿未出现哮喘等症状时，倪师便根据听诊得到的阳性体征，于方中加入桑白皮、紫苏子、鱼腥草等泻肺平喘之药，防其加重，更是体现了“未病先防，既病防变”的用药理念。

案 2：韩某，男，4 岁。2009 年 6 月 30 日初诊。身痒 1 月余。患儿 1 个月前无明显诱因出现周身瘙痒，经医院诊断为过敏性皮炎，服西药治疗（具体用药不详）后身痒消失，停药后复发，故此来诊。现周身瘙痒，夜间加重，皮肤无异常，舌淡红、苔白微厚，脉弦细。处方：关防风9g，炙黄芪10g，炒白术10g，地肤子10g，连翘10g，薏苡仁10g，白蒺藜10g，荆芥6g，紫草10g，蝉蜕10g，徐长卿10g，甘草3g。7剂，水煎服。

7月7日二诊：身痒大减，夜间已无身痒，晨起偶有痒感，舌质偏红、苔根微厚，脉滑细数。上方加忍冬藤15g、焦三仙各6g。服7剂以巩固疗效。

倪师在治疗过敏性疾患时，常培补正气兼以透邪外出并用，运用中医抗过敏药物如蝉蜕、徐长卿、防风等进行治疗，根据不同的过敏性疾患进行不同的药物加减。如过敏性哮喘，倪师常在上述治过敏药物的基础上，再加入地龙、葶苈子以泻肺化痰、解痉平喘；过敏性鼻炎则加入款冬花、墨旱莲；过敏性皮炎多加入地肤子、紫草、荆芥等。

案3：苏某，女，1岁。2012年11月24日初诊。吐泻1天。患儿1天前无明显诱因出现吐泻，大便日3行，吐泻交作。舌偏红、苔厚，指纹淡紫。处方：柴葛根9g，黄芩6g，竹叶6g，炒白扁豆10g，焦三仙各6g，陈皮6g，竹茹8g，紫苏梗6g，猪苓6g，泽泻6g，生甘草3g。3剂，水煎服，每剂浓缩至70mL，分2～3次服。

11月27日二诊：药后呕吐止，大便日1行。舌略偏红、苔微厚。处方：云茯苓8g，老连翘6g，焦三仙各6g，炒白术6g，竹叶6g，炒白扁豆9g，陈皮6g，生甘草3g。继服3剂以巩固疗效。

按：小儿脾常不足，且饮食不知自调，又因父母喂养不当，常导致小儿呕吐、泄泻、腹痛、厌食等疾病。倪师治疗此类疾病时，在辨证用药基础上，多喜加入柴葛根清热升阳止利，炒白扁豆健脾止泻，佐以猪苓、泽泻“利小便以实大便”，竹茹、紫苏梗降逆止呕。诸症消失后，多用茯苓、白术之属健脾益气，以固脾胃之本。

（赵永利）

浅谈倪珠然教授治疗小儿肺炎经验

中医儿科学中的肺炎喘嗽相当于西医的支气管肺炎，多发于冬春寒冷季节及气候骤变之时，常继发于上呼吸道感染和急性支气管炎，是儿科的常见病、多发病。本病具有起病急、病情重、传变快等特点，且易发生变证，要求临床医生能对本病及早诊断与治疗。倪师从事临床工作50余年，具有丰富的临床经验，其运用中药汤剂配合中成药治疗肺炎喘嗽独具特色。现介绍如下。

一、未病先防

倪师常说“痰生百病食生灾”，食积影响脾胃运化而生痰热，痰热随经上犯留于肺脏，壅滞肺气，影响上焦宣发卫气，故易招致外邪，内外合邪则易诱发肺炎喘嗽，故平常护理极为重要。舌象为客观指标，容易被家长掌握和观察。通过观察舌象变化，可以得知小儿体内的情况，若苔白厚腻，特别是舌苔中部及后部，此为食滞胃肠，轻则可用节食之法，重则可服保和丸等消食导滞之品。同时，寒温不调亦为重要因素，小儿本为纯阳之体，加之现代人多食肥甘热性食物，常为阳盛体质，阳气主升、主动、主外，家长常过度添衣，则易助热而成阳热之体，进而发展为肺热壅盛之肺炎。倪师强调未病先防，不仅体现了“上医治未病”的思想，也体现了“不知天地人者，不可以为医”（徐灵胎《病随国运论》）的思想。

二、既病防变

根据临床观察，倪师发现小儿肺炎多由感冒与咳嗽转变而来，其中治疗不当、失治勿治为主要因素。感冒初起宜用苦辛轻凉之法，不宜用苦寒直折之药郁闭气机。咳嗽治疗重在宣降肺气，复其肃降，而肺喜凉润轻清之药，恶苦寒沉降之品。临床常因滥用抗生素而造成失治误治，抗生素只适合于血常规中白细胞数与中性粒细胞比例极高之时，若无此血象之感冒和咳嗽则不适宜矣。

在既病防变中，倪师尤其强调“截断扭转”之法，此法的提出为倪师独具匠心之处。一方面，按照西医的诊断标准，以肺部X光片可见的相应改变为金指标，方能根据肺炎治疗方案采用治疗手段。但是小儿脏腑娇嫩、形气未充，此时方按肺炎治疗，为时已晚，易成重症。所以倪师认为若肺部听诊闻及啰音，便有支气管肺炎之虞，应按照肺炎治疗，以防止发展为肺炎。另一方面，肺炎喘嗽容易出现热毒闭肺、心阳虚衰、邪陷厥阴等变证，所以在临床中遇见肺炎患儿，为防止发生变证，提早使用重剂以截断病势发展，减少发生变证的危险。

在用药方面，倪师认为，未及支气管肺炎或者支气管肺炎早期，运用中药或者中成药基本可以解决问题，而且还不易损伤患儿之正气。若未及时治疗或者治疗不当，发展为支气管肺炎之中晚期，则需配合西药治疗。而在运用中药方面，倪师多选用几种简单的中成药配合中药汤剂。倪师认为用药不在于多，而在于精，把握病机、辨证施治即可。本病病机为痰热内闭，肺气上逆，治疗宜清肺热、化痰浊、消炎症，而选用的中成药为小儿肺炎散、金贝痰咳清（或者桔贝合剂）、炎宁颗粒（轻者可用猴耳环消炎液）、清咳平喘颗粒。小儿肺炎散具有清热泄肺之功，金贝痰咳清或者桔贝合剂具有清热化痰之功，炎宁颗粒有清热解毒之能，若患儿出现喘症，在三方基础上加用清咳平喘药以泻肺定喘。中药汤剂多选用银翘散、桑菊饮、桑杏汤、麻杏石甘汤等进行加减。

小儿肺炎散的选用尤其值得深思，因其含有石膏、牛黄、朱砂三味药，石膏能清泄气分邪热，牛黄能清热解毒定惊，朱砂能清热解毒、镇心安神，此三药合用，不仅增强本方的解毒之功，而且对于肺炎喘嗽出现的并发症亦有良效。这充分体现了倪师运用“截断扭转”的思想。

三、体会

“授人以鱼，不如授人以渔”，各个地区中成药品种不同，把握住肺炎的病机，合理选方遣药，即可收到良好的效果。同时，倪师亦在临床上不断揣摩更新所用方药，以便在短时间内求得良效，这也是值得吾等后学之辈学习之处。

（林一晗）

倪蔼然教授活用中成药辨证治疗小儿脾胃疾病

中成药是在中医理论指导下，以中药材为原料，按固定的处方，依据一定的生产工艺和质量控制标准生产的中药制剂。与汤剂相比，中成药口感较好，服用方便，易于被患者尤其是儿童接受。另外，由于小儿常见病病机简单，且“脏气清灵，随拨随应”（《景岳全书·小儿则》），所以只要辨证准确，使用中成药亦可取得满意疗效。在诊断过程中，由于小儿言语难明，脉象不稳，故辨证当以望诊中的舌诊为主。倪师从事临床工作50余载，善于运用中成药辨证治疗小儿脾胃疾病。笔者有幸随师侍诊，受益颇多，现将经验介绍如下。

1. 启脾丸

启脾丸由人参、茯苓、白术（炒）、甘草、山药、莲子（炒）陈皮、山楂（炒）、六神曲（炒）、麦芽（炒）、泽泻组成，具有益气健脾、祛湿理气之功效。其组方原则与参苓白术散（《太平惠民和剂局方》）较为相似。方中四君补益脾气；山药、莲子味甘、涩，性平，可健脾止泻；焦三仙配陈皮，理气消食，助脾胃之运化；泽泻一味，取参苓白术散中薏苡仁之意，淡渗利湿，“利小便以实大便”。故此中成药尤适用于脾虚夹湿之泄泻。凡小儿泄泻，舌淡、苔薄白滑者，均可服用。

若小儿泄泻次数过频，体液丢失过多，则容易导致脱水和电解质紊乱，此时应遵循“标本兼治”的原则，以启脾丸治脾虚之本，同时配蒙脱石散治频泄之标。蒙脱石是一种硅酸盐黏土矿，其成分及性味与中药赤石脂基本相似，故可代其使用。赤石脂味涩性温，《药性赋》言其“固肠胃有收敛之能”。《本草经疏》云：“大小肠下后虚脱，非涩剂无以固之，故（赤石脂）主腹痛肠澼。”在《伤寒论》中，亦有赤石脂禹余粮汤、桃花汤应用此药收涩固肠。可见，对于脾虚之泄泻过频，蒙脱石散能收敛涩肠，有效减少大便次数，防止体液丢失过多而加重病情。另外，若患儿已经出现脱水症状，则应通过口服或静注的方法，及时补充水分和电解质。

临床上，脾气虚的儿童多频繁感冒或易患气管炎、肺炎等，即所谓的“易感儿”。脾为中土，土虚则无以生金，而致肺气虚，肺气虚则藩篱不固，易受邪侵，从而形成“体虚易感”体质。若滥用抗生素或苦寒中药，往往克伐脾土，虚其虚也。启脾丸通过补益脾气，可培土生金，使肺气足而卫表固。此成药在补益之中兼顾运化，使补而不滞，增强化源，且药性平和，酸甜可口，故可作为脾虚儿童长期补益用药。但需注意，只有舌淡、苔薄白滑的儿童方可选用，若舌质红或舌苔厚，则不宜选用此药。

2. 保和丸

保和丸由山楂（焦）、六神曲（炒）、麦芽（炒）、莱菔子（炒）、半夏（制）、茯苓、陈皮、连翘组成，出自《丹溪心法》，具有消食和胃之功效。方中焦三仙加莱菔子消食导滞；积滞酿生痰浊，故加二陈汤燥湿化痰、理气和中；连翘一味，轻清透散，可清解食积所生之内热。凡小儿舌苔较厚，伴见脘腹胀满、嗳腐吞酸、不欲饮食等症者，均可使用。

小儿食积较重，滞而化热，耗损阴津，而见大便偏干、腹痛者，则应选用小儿化食丸。小儿化食丸由山楂（炒焦）、六神曲（炒焦）、麦芽（炒焦）、槟榔（炒焦）、莪术（醋制）、三棱（制）、牵牛子（炒焦）、大黄组成，具有消食化滞、泻火通便之功。方中焦四仙消食导滞；加莪术、三棱以增强消积之力，此二药辛散苦泄，能消食化积、行气止痛，古代医家常用此二味药治疗小儿食积证，尤其是食积较重者，如《证治准绳·幼科》中的莪术丸等；牵牛子与大黄相伍，泻火通便，治便干之标，凡小儿大便偏干、舌苔较厚者，均可使用此药。若大便干结难行，数日一解者，需加一捻金（由大黄、炒牵牛子、槟榔、人参、朱砂组成），以增强泻火通便之力。一捻金中虽有人参扶正，但毕竟为攻下克伐之剂，且含朱砂，故应中病即止，不可作为通便药长期服用。

小儿食积，酿生痰热，沿肺脉上贮于肺，而致肺失宣肃，发为咳嗽，应选用小儿消积止咳口服液。若小儿外感咳嗽兼食积而属痰热者，亦可使用本药。小儿消积止咳口服液由山楂（炒）、莱菔子（炒）、槟榔、枳实、桔梗、枇杷叶（蜜炙）、连翘、蝉蜕、瓜蒌、葶苈子（炒）组成，具有消食导滞、宣肃肺气、化痰止咳之功。凡小儿咳嗽较轻，舌苔较厚者，均可使用。若小儿久咳或咳嗽较重，但痰不多者，可加儿童咳液（由麻黄、桔梗、前胡、枇杷叶、苦杏仁、紫菀、百部、蓼大青叶、甘草组成），以增强宣肺止咳、清热润肺之力；若小儿咳嗽较重，吐痰多，或喉中痰鸣，或双肺呼吸音粗，则加保童化痰丸（由炙胆南星、天竺黄、浙贝母、法半夏、化橘红、前胡、桔梗、炒苦杏仁等组成），以增强化痰止咳之力。

小儿积食，滞而化热，或外感发热，与积食相结，均可造成小儿“积食发热”。邪热与有形食积相结，若单纯清热，则邪热难解或热退易复。此时，应选用健儿清解液（由山楂、陈皮、金银花、连翘、菊花、苦杏仁组成），消积与清热并施。但需注意，健儿清解液药性较缓和，故仅适用于食积轻证伴低热者，症见发热不甚、舌苔微厚。若积滞较重，症见舌苔较厚者，则应酌情配伍保和丸、小儿化食丸等药；若发热较重，则应配伍小儿退热口服液（由金银花、连翘、柴胡、黄芩、淡竹叶、栀子、大青叶、板蓝根等组成），以增强疏解透热之力。

夜晚属阴、主静，食积滞留于内，多致小儿胃肠不适，夜寐难安，正如《素问·逆调论》所云，“胃不和则卧不安”。此时，可选用中成药小儿七星茶颗粒。小儿七星茶颗粒由山楂、稻芽、薏苡仁、甘草、淡竹叶、钩藤、蝉蜕组成，具有消食镇静的作用。方中钩藤与蝉蜕配伍具有清肝镇静之功，且药性平和，故适用于小儿食积所致夜间躁扰难安者。同时需要注意，小儿七星茶颗粒仅适用于食积所致之夜寐不安，此类患儿多见舌苔较厚，伴见腹痛胀满、嗳腐吞酸等症，而对于脾胃虚寒、心火亢盛等引起的夜寐不安，则不宜使用。若小儿舌苔厚腻，夜寐惊恐，甚则惊风抽搐者，则多属食积酿生痰热而扰神动风，应配伍金黄抱龙丸（由天竺黄、炙胆南星、牛黄、朱砂、琥珀粉、雄黄组成），以化痰息风、清热定惊。

3. 童宝乐片

童宝乐片由党参、白术、茯苓、甘草、黄芪组成，具有益气健脾之功。方中四君益气健脾；黄芪味甘性温，入脾、肺二经，一则补脾气而升清阳，二则补肺气而实卫表。故凡小儿之食欲不振、面黄瘦弱、自汗、盗汗，而见舌淡苔薄白者，均可使用。另外，黄芪与白术相伍，有玉屏风散（《医方类聚》）之意，可益气固表。故此药可与启脾丸合用，以调理脾虚易感儿童的体质。

脾胃阴虚的患儿亦可见食欲不振、面黄体弱等症。但二者的鉴别要点在于：脾气虚者多舌淡而苔薄白，脾胃阴虚者多舌红而苔少，或出现剥苔。对于脾胃阴虚的患儿，可选用小儿健胃糖浆。小儿健胃糖浆由沙参、麦冬、玉竹、山药、白芍、荷叶、山楂、麦芽（炒）、稻芽、陈皮、牡丹皮组成，有沙参麦冬汤（《温病条辨》）之意。方中药物性味多甘而微寒，并佐以健脾助运之品，故可滋养脾胃阴液而助运化。

综上所述，在中成药的使用过程中，有以下几点需要注意：（1）使用中成药必须遵循辨证论治的原则，而不可机械地“辨病施药”。（2）中成药一直处于不断更新的状态，因此在使用过程中，只有认真研究药物组成，明确每种中成药的适应证，方能得心应手。（3）由于中成药组方固定，难以加减变化，故在中成药的使用过程中，可以根据患者的具体情况，几种中成药互相配伍使用。（4）中成药与汤剂各有长短，因此要根据具体情况，灵活运用。（5）同一种中成药可能有不同的生产厂家，药效也会参差不齐，因此要选用正规大企业的“道地”中成药。

（郭虹君）

倪蔼然教授治疗小儿过敏性呼吸道疾病经验

过敏性呼吸道疾病，临床表现多以呼吸道症状为主，轻则鼻塞、流清涕、打喷嚏，或伴咳嗽、咳痰，重则出现胸闷、喘憋、呼吸困难。可大致分为过敏性鼻炎、过敏性咳嗽、过敏性哮喘等。其发作具时令性，可在一天的某个固定时间或一年的某个时段发作，过后可自行缓解。其本质上为呼吸道的慢性非特异性炎症，慢性炎症使气道对外界各种刺激因子（西医称之为变应原）呈现高度敏感状态，一旦接触就会出现平滑肌过强收缩或腺体分泌过多导致发病。因此，可以将过敏反应视为机体的一种过强的免疫防御机制。西医在治疗上多采用抗组胺药和激素类药物缓解症状，但此法存在药物依赖性，多停药后复发，并存在不同程度的副作用。故每到春季，家长孩子们仍会战战兢兢，如临大敌。

倪师钻研中医儿科几十年，根据此类病症的发病规律，结合小儿生理和体质特点，运用中医传统理论辨证施治，并佐以抗过敏中药，多能取得满意的疗效。从中医传统理论来看，过敏性疾病是内外因相合的结果，其表现属于肺系（肺—咽喉—鼻—皮毛）症状。其人多体内素有痰湿、热毒等病邪，因外界环境的刺激而诱发。《伤寒论》中小青龙汤证因外感引动心下痰饮以致咳喘呕逆即属此理。倪师通过临床总结发现此类过敏体质患儿多为内热体质。古人谓“小儿为纯阳之体”，即以“阳”生为主导趋势来带动“阴”长的不断成熟与完善，故小儿在生理状态下发育迅速，活泼好动。但从小儿阳气、阴液对比看，常常阳气相对旺盛，阴液相对不足，即“阳常有余，阴常不足”，故疾病多从热化。加之小儿不知饥饱，可因饮食过度，积滞于内，化生痰热，临床可见大便秘结、舌红或舌边尖红、苔黄偏厚之象。《素问·四气调神大论》云“春三月，此谓发陈”，自然界阳气萌动，小儿体内的邪热随之升发犯逆于肺。肺为娇脏，不耐邪扰，失于宣降之职，故出现胸闷、咳喘等症。“野马也，尘埃也，生物之以息相吹也”(《庄子·逍遥游》)，春季多风，邪气随之飘浮其中，经口鼻入肺，亦成为春季多发过敏性疾病的原因。但究其根本为小儿热结于内，致肺气失宣，不能固护于外，故临床治疗以清宣肺热为大法，改善过敏体质，兼以化痰、固表、抗敏等。

病案1：杨某，男，7岁。2016年4月2日初诊。咳嗽4天，伴鼻塞、打喷嚏，晨起较重，遇风时亦加重。家长诉其每年换季时都会发作，过敏原检测（+)。平日纳可，寐安，大便偏干。舌略偏红、苔微厚色偏黄，脉滑数。双肺呼吸音稍粗，未闻及病理性杂音。处方：忍冬藤12g，连翘10g，桑叶10g，炒苦杏仁10g（打碎)，炙枇杷叶10g，信前胡10g，桔梗10g，清半夏10g，鱼腥草12g，枯黄芩10g，全瓜蒌10g，蝉蜕12g，墨旱莲12g，徐长卿12g，款冬花12g，防风10g，银柴胡12g，焦三仙各6g，炒莱菔子10g，辛夷10g（包煎），白芷10g，苍耳子10g，生甘草6g。7剂，水煎服。每日1剂，早晚分服。

服药1周后复诊，患儿已无鼻塞、流涕，偶有咳嗽，大便正常，舌略偏红、苔薄白，脉滑数，双肺呼吸音听诊已正常。上方去焦三仙、炒莱菔子、辛夷、白芷、苍耳子。继服7剂，嘱其服完后停药观察。

方药解析：本案中男孩每年定时出现呼吸道症状，经过敏原检测确诊为过敏体质。据中医辨证，其因邪热内扰，肺气宣降不利，聚液成痰，故见咳嗽、咳痰。《素问·金匮真言论》云：“西方白色，入通于肺，开窍于鼻。”《素问·五脏别论》云：“五气入鼻，藏于心肺，心肺有病，而鼻为之不利。”因肺气失宣，不能通达于鼻窍而致鼻塞。因肺主皮毛，卫表不固，故每遇外风侵袭而加剧。病机为痰热壅肺，肺失宣降，卫表不固。治以清宣肺热、化痰止咳、祛风固表之法。此外，患儿便干、苔黄微厚、脉滑数，乃食积之象，故辅以消导之药。方中以忍冬藤、连翘、桑叶、苦杏仁相伍，辛凉宣透，合鱼腥草、黄芩等清热药共奏内清外透之功；炙枇杷叶、前胡、桔梗等各司宣降之职，平复肺气以止咳；全瓜蒌、清半夏清化痰热；一味防风祛风固表；其余如徐长卿、款冬花、墨旱莲、蝉蜕等均具有类似西药抗过敏的作用，此乃辨证与辨病相结合之处方思路。服药后诸症缓解，效不更方，继服7剂以巩固疗效。

病案 2：赵某，男，10 岁。2016 年 5 月 21 日初诊。咳喘 1 天。患儿 1 天前因外感出现咳喘，伴鼻流黄涕，咯黄痰，夜间入睡时胸闷不畅。现体温正常。有过敏性哮喘病史。平日可见鼻塞、流涕、喷嚏，纳可，二便可。舌质略红、苔薄白，脉滑细数。双肺听诊可闻及痰鸣音及哮鸣音。处方：忍冬藤 15g，连翘 12g，桑叶 12g，炒苦杏仁 10g（打碎），炙枇杷叶 10g，前胡 10g，桔梗 10g，清半夏 10g，鱼腥草 15g，枯黄芩 10g，葶苈子 9g，紫苏子 6g，桑白皮 10g，广地龙 12g，蝉蜕 12g，防风 10g，徐长卿 12g，款冬花 12g，银柴胡 10g，墨旱莲 10g，生甘草 4g。7 剂，水煎服。每日 1 剂，早晚分服，嘱其切勿复感。

2016 年 5 月 28 日复诊：咳喘减轻，夜间胸闷缓解，可安然入睡，鼻涕减少，痰色转白，舌略偏红、苔薄白，脉滑细数。双肺听诊已正常。处方：忍冬藤 12g，老连翘 10g，霜桑叶 10g，炒苦杏仁 10g（打碎），炙枇杷叶 10g，信前胡 10g，桔梗 10g，清半夏 10g，鱼腥草 12g，枯黄芩 10g，紫苏子 6g，防风 10g，桑白皮 10g，徐长卿 12g，款冬花 12g，蝉蜕 12g，银柴胡 10g，墨旱莲 10g，生山药 12g，黄精 12g，生甘草 4g。7 剂，水煎服。每日 1 剂，早晚分服。嘱其适当锻炼，增强体质。患儿服药后未复诊。数月后因感冒再来就诊时，得知患儿上次服药后病愈。

按："哮喘"作为病名首见于《针灸资生经》，因痰阻气道，壅塞不通，故作痰鸣喘憋。此案患儿素有痼疾，因外感诱发哮喘，观其脉证，仍以清肺化痰为治法，加以桑白皮、广地龙、葶苈子、紫苏子等泻肺降气平喘，标本兼治。患儿脉象细数因蕴热日久伤阴所致，二诊时邪实已退大半，于原方加入生山药、黄精滋阴益气以扶助正气。因“正气存内，邪不可干”，故嘱其锻炼身体，增强体质，以免再发。

（林圣乐）

倪藹然教授治疗前列腺疾病经验

前列腺作为男性特有的腺体，在男性的一生中可谓“纠缠不清”。年轻的时候多发前列腺炎，到了中老年（50岁以上）往往出现前列腺增生，年龄再长些则前列腺癌的发病率又大大增加。前列腺疾病的症状主要包括排尿不适、会阴或下腹部的酸胀疼痛、性功能障碍和一些精神症状。因工作压力的增大和不良的生活习惯，前列腺疾病的发病率日益增长。倪师临床治疗此类疾病以传统中医理论为基础，结合西医辨病，多能取得满意疗效。

从传统中医理论观点来看，前列腺疾病的临床表现多属“淋证”范畴，其病位在肾与膀胱。肾者主水，维持机体的水液代谢。膀胱为州都之官，具有储存和排泄尿液的功能。两者互为表里，共主水道通利。《素问·灵兰秘典论》言：“膀胱者，州都之官，津液藏焉，气化则能出矣。”若其人嗜食肥甘或饮酒太过，积湿生热，下注膀胱，阻碍气化；或因劳伤过度，房事不节，耗损肾气，则膀胱气化无权，均可引起小便频数或排尿不畅。若淋久伤正，损及脾肾，形成虚实夹杂之证，可见腰背酸痛、下腹坠胀、周身乏力等症状。故中医治疗以清利湿热为主，兼以补虚益肾，尤其对于老年患者，因其生理上先天肾气已虚，更应固肾填精。

案例1：孙某，男，38岁。2016年11月12日初诊。近日小便频数、不畅，腰痛，乏力。舌略偏红有裂、苔薄，脉弦细。忍冬藤15g，连翘12g，女贞子15g，墨旱莲15g，桑寄生15g，川续断15g，山茱萸15g，蒲公英15g，金钱草15g，瞿麦12g，马齿苋15g，败酱草15g，车前草12g，萹蓄12g，通草12g，猪苓12g，生地黄18g，乌药12g，甘草梢6g，白茅根18g。7剂，水煎服。

二诊：药后小便频数及腰部不适稍减。舌略偏红有裂，脉弦细。效不更方，继服原方7剂。

三诊：药后自觉症状大减，精力充沛。舌偏红有裂，脉弦细。原方加减后继服7剂。前后共调理近2个月而愈。

按：此例患者由西医诊断为“慢性前列腺炎”，其治疗以八正散为底，择瞿麦、萹蓄、车前草、通草、甘草梢等清热化湿、利尿通淋，以治其标；并佐以大量生地黄，使利水而不伤阴；山茱萸、女贞子、墨旱莲等均为补肾填精之品，合乌药温通肾气，以扶其正；其中，川续断、桑寄生对腰痛疗效显著。如此，则肾气足，湿热去，水道通。另外，结合现代医学研究，慢性前列腺炎有因细菌感染引起者，故加蒲公英、马齿苋、败酱草等清热解毒之品消炎抑菌，增强疗效。因处方精当，三诊时患者病症若失。

案例2：吴某，男，64岁。2016年12月10日初诊。夜尿频数，排尿不畅。龟板舌，舌苔白微厚，脉弦滑。

方药：忍冬藤15g，连翘12g，茵陈15g，赤芍12g，蒲公英15g，桃仁10g，红花10g，薏苡仁15g，瓜蒌12g，石韦15g，白茅根15g，山慈菇15g，沙苑子15g，莲子12g，山药15g，乌药12g，女贞子15g，墨旱莲15g，桑螵蛸12g，甘草梢6g。7剂，水煎服。

按：该患者年事较高，西医诊断为“前列腺增生”，其治疗与上案同中有异。茵陈、薏苡仁、白茅根、甘草梢、石韦清利湿热；女贞子、墨旱莲、山药、沙苑子、乌药等补肾化气；少佐莲子、桑螵蛸固肾缩尿；因腺体增生属痰瘀蕴结，故特用赤芍、桃仁、红花、山慈菇等活血化瘀、消肿散结；丹参应为主药，因当日店中缺货，故代以桃红。除口服中药汤剂外，嘱患者可温水坐浴，促进前列腺组织的血液循环，提高局部药物浓度和加速新陈代谢，起到缓解临床症状和增强疗效的作用。

（林圣乐）

倪诚然教授在治疗小儿疾病中黄精应用经验探究

黄精，属百合科滇黄精、黄精或多花黄精的干燥根茎。春、秋二季采挖，除须根，洗净，置沸水中略烫或蒸至透心，干燥。切厚片，生用，或酒制用。《本草蒙筌》载黄精能“安五脏六腑，补五劳七伤，壮元阳，健脾胃，润心肺”。其性平味甘，归脾、肺、肾经，有补气养阴、健脾、润肺、益肾的功效，主治脾胃气虚，体倦乏力，胃阴不足，口干食少，以及肺虚燥咳、劳嗽咳血，又治精血不足、腰膝酸软、须发早白等。儿科名家倪蔼然教授甚是推崇此药，认为治疗小儿脏腑亏虚效果尤佳。笔者有幸侍诊，多闻“夸”黄精之精妙，故今特此整述倪师在治疗小儿疾病中使用黄精之法。

明代万全提出小儿有“三有余，四不足”的生理特点，即“阳常有余，阴常不足”“肝常有余，脾常不足”“心常有余，肺常不足”“肾常不足”。故治疗小儿脏腑疾病时，肝、心二脏常以和畅气血为要，使气血舒畅；肺、脾、肾三者以补虚为养，形体充则诸疾自愈，百病不生。黄精质润色黄，多生于阴凉之处，故善益阴气而滋不足。其受戊己之淳气，为补黄宫之圣品。土者万物之母，母得其养则水火既济，木金交合，而诸邪自去，百病不生。故黄精为补阴养脏之品，尤适小儿阴常不足之质。以下为倪师治疗小儿疾病中使用黄精的案例。

一、健脾气、养脾阴治疗形瘦体弱

许某，女，2周岁。2016年4月17日来诊。其母代述，反复感冒，口角流涎，纳差，大便不成形，日2行，小便可，寐可。舌微偏红、苔薄白，脉滑细数，形体显瘦。

处方：忍冬藤12g，连翘10g，防风10g，炒白术12g，鸡内金12g，木瓜12g，百合12g，焦三仙各6g，黄精12g，竹叶10g，生地黄12g，蒲公英12g，山药12g，甘草4g，女贞子12g。7剂，水煎服。

按：此患儿症见流涎、食少、便溏，乃脾气虚；脉滑，为内有积滞；舌质微偏红、苔薄白，脉细数，阴虚生热故也。脾在体合肉，脾虚则无以生肉，故见身体消瘦。土者生万物而法天地，生化无源，正气不足，故易感邪气。故断其病位在脾，属气阴两虚证，治当健脾气，养脾阴，合以清虚热。方中养脾阴药只有黄精、山药，且量亦不大，盖小儿脏腑娇嫩，不耐重药，而以一味黄精合一味山药，补阴之时又能健胃，使补而不滋腻。

本证于成人多见于劳倦内伤，思虑过度，温热病的恢复期，及慢性消耗性疾病的后期等；小儿多因外感邪气入里化热，灼伤阴液，或饮食不节，食积日久，耗气伤津，耗伤脾脏之阴血及津液，阴虚火旺，形成本证。临床常见不思饮食，食后腹胀，或脘腹灼痛，口唇干燥，大便干结或溏泻，形体消瘦，舌红苔剥（病轻亦可见薄白苔），脉细或细数。治宜益气养阴。倪师认为黄精对于脾之气阴两虚证有很好的疗效，在其所创的增食方（太子参、白术、茯苓、鸡内金、木瓜、黄精各10g）中便体现了黄精此功效。该方以四君子汤健脾，以黄精养脾阴，脾之气阴同时顾护，阳得阴助则生化无穷。

二、益肺气、养肺阴治疗反复感冒

刘某，女，7岁。2016年3月6日来诊。家长代述，近1年反复感冒，形体稍显瘦弱，纳可，现鼻流清涕，偶有咳嗽，大便偏干，每日1～2次，小便可。舌尖略偏红、苔薄黄，脉滑细数。他无不适。

处方：忍冬藤 12g，连翘 10g，桑叶 10g，炒苦杏仁 10g，淡豆豉 10g，紫苏梗 10g，防风 10g，百合 12g，黄精 12g，桔梗 10g，鸡内金 10g，广陈皮 10g，甘草 4g，火麻仁 12g，郁李仁 12g，牛蒡子 12g。7 剂，水煎服。

按：小儿脏腑娇嫩，肺又为娇脏，邪气侵袭则最易受病。肺司卫气，肺伤则卫气护外抗邪之力减弱，故反复感冒。患儿现有流涕、咳嗽、舌尖略偏红、苔薄黄，乃肺中有热，宣降失常。肺与大肠相表里，肺热下移大肠，灼伤津液，故大便偏干。断其病位在肺，属肺热伤阴证，治疗应以清肺养阴为主。方中以黄精配百合，滋养肺与大肠之阴津，使补而不滞，同时又能佐制其他辛散药之燥性。

《素问·六节藏象论》云："肺者，气之本，魄之处也，其华在毛，其充在皮，为阳中之太阴，通于秋气。"《素问·经脉别论》："食气入胃，散精于肝，淫气于筋。食气入胃，浊气归心，淫精于脉。脉气流经，经气归于肺，肺朝百脉，输精于皮毛。毛脉合精，行气于府。府精神明，留于四脏，气归于权衡。"故人之正气盛衰、抗邪能力强弱皆与肺相关。对于反复感冒，以卫气虚弱、固表不力为病机者，常用玉屏风散加减治疗，伴干咳则为肺阴受损，故于玉屏风散的基础上佐加黄精以气阴双补。黄精多在晚秋和早春种植，于春、秋二季采挖，以秋季采挖者为佳，多生于林下、灌木等处，故其善于滋阴，又秉收金土之气。所以，黄精可入胃以养中焦，健养胃气，化精微循肺脉上至肺以养肺脏，有培土生金之功；其又直接入肺，以秋金之气养肺气之不足，肺脏得利则卫气得生、得行，故可卫外防邪。倪师在其所创增免汤（黄芪、白术、女贞子、薏苡仁、百合、防风、山药、黄精各15g）中用黄精益气固表兼养阴润肺，治疗易感病，尤其是小儿易感症之体质虚弱者，常获佳效。

三、养肾阴、益髓海治疗儿童多动症

儿童多动综合征，又称注意力缺陷多动症。属中医“躁动”“健忘”“失聪”等病证范畴。虚证常由先天禀赋不足或后天体弱多病，调护失宜致肝肾阴精亏虚所致。肾之阴精不足，不能上济于心，致心不主神明，故有思维短暂、注意力不集中、记忆力差、心神不宁、学习困难等。《灵枢·行针》曰：“重阳之人，其神易动，其气易往也。”又可表现出阴虚阳亢之象。对于肝肾阴精不足所导致的儿童多动症，倪师集滋肝肾、养心安神、开窍益智等诸法为一方，自拟了治疗儿童多动症的聪脑益智汤。该方用黄精同茯苓、鸡内金、炙甘草等药配伍健脾气、养脾阴、化痰和胃，以后天养先天，先后天同补。治疗儿童多动症以此方进行加减，不但效果明显，且无任何不良反应。倪师言方中一味黄精能先后天同补，胜过多药合成替代，尤其适合小儿用药轻灵之特点。

结语：黄精虽有很好的疗效，但对于湿邪困脾或脾虚湿盛，非化湿、燥湿不能收功之人应慎用，尤其对于小儿脾胃虚弱者更应慎重；对于久泻便溏，或滑泻日久，证属脾阴虚者亦应大胆使用；然大量或长期使用者，则应防其滋腻脾胃。余观倪师对兼有

肠燥便秘者常用玉竹代替，因黄精滋养之中又有收摄之性，若用之恐留弊助邪。

（王志芳）

二至丸应用探微

二至丸以女贞子、墨旱莲为主药，再加桑椹熬膏合制为丸，是临床平补肝肾之阴的常用方。今笔者从其传统源流到应用进行整理，望能于医者有所启发。

1. 方剂源流

关于二至丸的来源，历来有不同看法，有医家认为其出自清代汪昂的《医方集解》[1]；有的医家认为最早出自明代王肯堂所著《证治准绳》[2]（刊于1602年）；亦有医家认为其出自明代王三才《医便》[3]（成书于1556年，刊于1587年）。然经蔡秀江、黄美艳等人[4]考证，二至丸最早见于明代吴旻辑所著《扶寿精方》（刊于1530年）[5]。书中云："女贞丹。冬青子，《本草》名女贞实。采去梗叶，酒浸一昼夜，粗布袋擦去皮，晒干为末。待旱莲草出时，采数石捣汁熬浓，丸前末如梧桐子大，每夜酒下百丸，旬日间膂力加倍，发白还黑，健腰膝，强阴不足，能令老者，无起夜之劳。"书中记载药物组成、制法、用法皆与《医方集解》《证治准绳》《医便》相同，然其出现时间又较后三者早，故《扶寿精方》为二至丸出处。

2. 方剂探究

二至丸由墨旱莲、女贞子两味药组成，具有补益肝肾、滋阴止血的功效，临床主要用于肝肾虚衰，真阴不足导致的耳鸣眩晕、腰膝酸痛、女子月经量多、男子须发早白等。

墨旱莲，为菊科植物金陵草的全草，夏至日采摘。其味甘、酸，性寒，归肝、肾经，功能滋阴益肾、凉血止血。《本草纲目》载其“乌髭发，益肾阴”，肾其华在发，其能乌须发，故其补肾之功明矣。然《本草新编》谓：“能乌须髭，然不与补肾之药同施，未见取效之捷……夫须发之早白也，虽由于肾水干燥，亦由于任督之空虚。任督之脉上通于唇口之间，下入于腰脐之内。肾虚而任督未虚者，老年发白而须不白；中年发未白而须先白者，任督之虚也。欲使已白者重变为乌，必补任督，而更补肾也。然而补任督之药无多，仍宜补肾以生任督。盖任督原通于肾，故补肾而任督之气自生。”故墨旱莲入肾以充肾阴，肾之作强，则充盈于任督，上而令须发黑矣。又有现代药理研究发现，墨旱莲具有对免疫系统的双向调节作用，以及对冠心病异常心电有改善作用等，此亦符合中医以先天之气养后天之质的思想。

女贞子，为木犀科植物女贞的干燥成熟果实，其植株凌冬不凋，冬至日收果。其味甘、苦，性凉，归肝、肾经，具有滋肾益肝、乌须明目的功效。《神农本草经》云其“主补中，安五脏，养精神，除百疾”，《本草备要》称其“甘苦而平，少阴之精，隆冬不凋，益肝肾，安五脏，强腰膝，明耳目，乌髭发，补风虚，除百病”。古今医家皆谓女贞子能养身补肾而不燥，禀少阴真水，令肾强则诸疾自去。现代药理研究亦表明，女贞子有降血糖、降血脂作用，又能抑制肝细胞脂质过氧化反应而有保肝作用，同时又有雌雄性激素双向调节作用，故对于女子性激素分泌失调引起的月经不调等妇科疾病亦有一定的疗效。临床应用女贞子的补肝肾功效以治疗肝肾虚损之证。

墨旱莲、女贞子二药一收于夏至日，一收于冬至日，合称二至。《本草正》言女贞子“养阴气，平肝火，解烦热骨蒸，止虚汗消渴及淋浊崩漏，便血，尿血”。肾为先天之本，人身一身阴气非此不能生，二至丸能滋肾阴而令化气有源；肝肾同源，肾阴足则上助肝阴，阴虚得补，则虚火自除；肾阴充则烦热骨蒸、虚汗、消渴等诸阴虚不足之症自除。墨旱莲、女贞子二药皆有补肝肾而乌须发之用，虽味寒凉而性甚平和，故久服亦无伤身之患。现临床常用此方治疗肾炎、须发早白等中医辨证属肝肾阴虚者。

临床应用可由其药物性味功效结合中医、西医理论以定其用量。若见肝肾阴亏之象，则二者可同量使用；若肝肾阴虚伴有明显脱发、须发早白之象，则加大墨旱莲的用量；若肝肾阴亏伴有月经不调或面生痤疮等症，则应加大女贞子的用量，因女贞子入肾之力优于墨旱莲，从现代药理来讲，则因女贞子能双向调节雌性、雄性激素的分泌。

3. 病案举例

3.1 眩晕案

刘某，女，48 岁，年近七七，时发眩晕，如坐舟船，失眠，记忆力减退，四肢无力，面目浮肿，腹部胀满，食欲欠佳，且有腹泻，经血量少，周期不准，脉沉缓，舌质淡。证属肝肾两虚。治宜补肾健脾，调理冲任。药用：墨旱莲20g，女贞子20g，党参15g，白术15g，茯苓20g，薏苡仁30g，鸡内金15g，麦芽20g，甘草5g。连服15剂后，续服自制二至膏（墨旱莲500g煮取浓汁，加女贞子粉500g，和蜜调匀）3月痊愈。[6]

《素问·上古天真论》云："女子七七任脉虚，太冲脉衰少，天癸竭，地道不通，故形坏而无子也。"该病患年近七七，虽以眩晕就诊，然根据其主症当为肾脾两虚，故治疗当以先后天同补，调理冲任为主。且因患者脾胃虚弱，若施以峻补之药，恐碍伤脾胃，故以平和之剂调之。方以二至丸合四君子汤加味平补脾肾，再佐以薏苡仁利水，鸡内金消食和胃。服药一段时间后，脾虚不见，再以二至丸做膏方缓缓补之。

3.2 高血压案

某女，66岁，患高血压5年，症见头晕，口干口苦，眼干涩，腰腹部发凉，双下肢水肿，大便溏泻，舌质暗有瘀斑，苔薄黄，脉弦滑。血压180/100mmHg。诊断：高血压。证属脾肾阳虚，肝阳上亢。拟温补脾肾，平肝潜阳。方用二仙汤合二至丸加减：知母10g，黄柏10g，丹参30g，郁金15g，三棱15g，莪术15g，淫羊藿15g，巴戟天15g，仙茅10g，钩藤15g，女贞子10g，墨旱莲10g，土白术15g，夏枯草20g，菊花15g，云苓30g，牛膝10g。连用5剂，头晕消失，口干口苦，腰腹部凉感，双下肢水肿减轻，大便仍溏，血压140/80mmHg。以上方加白芍15g、山药30g，前后调理2个月而痊愈。[7]

笔者按：患者虽以高血压来诊，然应按中医思路进行辨证。根据患者症状结合舌脉，知其当为脾肾阳虚，肝阳上亢，故治当温补脾肾、平肝潜阳。方中以二至丸补肝肾之阴，令生化有源。仙茅、淫羊藿、巴戟天、当归、黄柏、知母组成二仙汤。二仙汤出自《中医方剂临床手册》，用以温肾阳、滋肾阴、调理冲任。此方整体以壮阳药与滋阴泻火药同用，再佐以钩藤、牛膝等治标与引血下行之药，以适应阴阳俱虚于下、虚火上炎的复杂证候。

3.3 不孕（育）

宓伟毅[8]采用加味二至丸，其中墨旱莲、女贞子各 20g，1 剂 / 天，早晚分服，治疗先兆流产 131 例，待阴道出血停止仍继续服药 1 ～ 2 个月，以巩固疗效，119 例保胎成功，达 90.80%；12 例失败，占 9.20%；且保胎成功者分娩，未发现胎儿畸形或发育不良。

4. 小结

二至丸乃临床补肾之常用方剂，后世医书记载配伍中多有一味桑椹，意为增加其补肝肾二阴之功，同时桑椹乃药食同源之品，加之亦能改善中药口感。临床汤剂应用常以女贞子、墨旱莲为主，本文遵循古方记载，故去桑椹，今述以明其意。

（王志芳）

参考文献

［1］汪讱庵．医方集解［M］．上海：上海科学技术出版社，1991：15.
［2］王肯堂．证治准绳［M］．上海：上海卫生出版社，1957：117.
［3］王三才．医便［M］．上海：上海古籍书店，1980：16.

［4］蔡秀江，黄美艳，丁安伟，等．二至丸考源及药理作用研究进展［J］．中国实验方剂学杂志，2011（12）：272.

［5］吴旻．扶寿精方［M］．伊泽信恬，撰．北京：中医古籍出版社，1986：11.

［6］李云．二至丸临床应用浅识［J］．实用中医内科杂志，2008，22（2），65.

［7］陈珍，李雪花．二仙汤合二至丸治验体会［J］．中医临床研究，2011（24）：67–68.

［8］宓伟毅．加味二至丸治疗先兆流产131例［J］．浙江中医杂志，1998，33（4）：161.

倪蔼然教授临床常用药对经验总结

倪蔼然系河北省中医院主任医师、教授，享受国务院政府特殊津贴，从事临床工作50余年，具有丰富的临床经验。笔者有幸随师侍诊，现将其临床常用药对经验介绍如下。

1. 忍冬藤、连翘

忍冬藤为忍冬的干燥茎枝，又名金银花藤，味苦，性微寒，功用与金银花相似，能清热解毒、疏散风热，因其为藤类药，走窜通络之性较强；连翘苦寒，虽能疏散风热，但无走窜之性，与忍冬藤相伍，能使体内郁热宣透疏散于外。临床运用指征是舌边尖红。郁热轻者，倪师常用忍冬藤12g、连翘10g，重者用忍冬藤15g、连翘12g。

2. 莲子心、龟板

此乃倪师仿交泰丸（黄连、肉桂）之意而创。莲子心，《玉楸药解》谓其“苦寒泻火，治心烦上热证”，功能清心安神，较之交泰丸中的黄连更兼安神一功；龟板，味咸、甘，性微寒，能益肾滋阴潜阳，效似交泰丸之肉桂引火归元，但龟板益肾阴之力尤胜。莲子心配龟板，清心火而滋肾水，火降水济而心肾交。倪师临床常用于心肾不交之失眠，伴见舌尖红甚而少苔。

3. 制鳖甲、石菖蒲

此二药倪师用治夜间遗尿。倪师认为夜间遗尿主要是因为膀胱失约，而制鳖甲能入任脉，任脉循行过膀胱，能固约膀胱。而石菖蒲则取其开窍醒神一效，使夜睡有尿意时能自行苏醒而排尿，因为夜间遗尿者往往是神经兴奋性降低，因此用石菖蒲促进其自主苏醒排尿。临床常用量为制鳖甲、石菖蒲各 12g。

4. 黄芪、红景天、冬瓜子

三药均入肺经，其中黄芪补益肺气；红景天益气通脉，现代药理研究表明，红景天具有抗缺氧、抗心肌缺血作用，能有效提高携氧能力，从中医角度来看，肺朝百脉，补肺气以助心行血，此即红景天益气通脉之义；冬瓜子，为冬瓜的干燥成熟种子，能清热化痰、排脓利湿。三者相伍，共奏顺性养真排浊之功，其中黄芪补气养其真，红景天益气通脉顺其性，冬瓜子化痰排脓排其浊。倪师临床用于肺功能不全者、肺气虚兼有痰者以及雾霾天气感染呼吸道疾病者。常用量为黄芪、红景天、冬瓜子各 15g。

5. 紫花地丁、蒲公英、马齿苋

此三药为治疗疔疮要药。三药均苦寒，能清热解毒凉血，《玉楸药解》谓“地丁行经泻火，散肿消毒，治痈疽瘰疬，疔毒恶疮”；蒲公英亦能消恶疮结核而散滞气；马齿苋凉血而散肿。三药相合，是取五味消毒饮之意。凡辨证为火热毒盛所致痈肿疔疮，皆可应用。常用量为紫花地丁、蒲公英、马齿苋各15g。

6. 石菖蒲、炙甘草

倪师常用此二药治疗虚性耳鸣。石菖蒲，《神农本草经》谓其“开心孔，补五脏，通九窍，明耳目”，开心孔者，心本开窍于舌，但舌并非为窍，故有心寄窍于耳之说（王肯堂在《证治准绳》中言“心为耳窍之客”）；炙甘草，温中补虚，李东垣《脾胃论》谓“脾胃虚则九窍不通”，且《神农本草经》明言石菖蒲能通九窍而明耳目，又能补五脏，五脏充盛则能濡养四肢九窍，故其与炙甘草相配能开窍以利耳。常用量为石菖蒲20g、炙甘草10g。

7. 枳实、白术、荷叶

此三药为倪师从枳术丸化裁而来，原方为丸剂。“枳实三分、白术一两为细末，荷叶裹之，烧饭为丸如桐子大。主治老幼虚弱，食不消，脏腑软”（《阴证略例》）。倪师将之改为汤剂，用于脾胃气虚所致腹胀满。白术甘温，健脾益气；枳实破气消积散痞；荷叶利湿升阳，《本草纲目》谓其“生发元气，裨助脾胃”。三药相合能健脾益气，消积除满。临床常用量为枳实10g、白术12g、荷叶10g。

8. 紫菀、当归

倪师临床用于肠燥津亏、干结难下之便秘。当归补血以润肠通便，紫菀润肺下气，因肺与大肠相表里，肺气得下则腑气得通，此下病以治上也。二者配合降气通腑润肠，临床用之多有效。常用量为紫菀 30g、当归 15g。

9. 柴葛根、片姜黄、威灵仙

此三药为治肩臂诸痛之要药。威灵仙，《雷公炮制药性解》谓其“可升可降，为阴中之阳，故于经络无所不入”，辛散温通，性猛善走，能通经络而止痛；片姜黄辛散，温通经脉，行气血而通络止痛，尤长于行肢臂而除痹痛；柴葛根通经活络，善入肩背颈项。三药相伍，既能通行气血，又能祛风除湿，故无论是气血瘀滞之肩臂疼痛，或是风湿痹阻之肩臂疼痛，用之皆效。

10. 陈皮、炙甘草

陈皮，《长沙药解》谓其“降浊阴而止呕哕，行滞气而泻郁满”，功能理气和胃；炙甘草健脾、温中、补虚。二者相配，既能和胃，防止药后格拒呕吐，又能健脾益气，使升降相因。常用量为陈皮 10g、炙甘草 4g。

（黄沛森）

跟师学习倪藹然教授治疗小儿发热的经验总结

在儿科门诊上最常见的病症就是发热咳嗽了，也就是西医所讲的上呼吸道感染，中医治疗此类病症不仅疗程短、见效快，而且极少有副作用，同时也免去了打针输液给孩子带来的痛苦。中医认为，此病多数属于“温病”范畴，叶天士在《温热论》开篇即提出“温邪上受首先犯肺，逆传心包”，不仅在温病中尤为重要，而且让我在儿科病当中深有体会。小儿病往往发病急，传变快，即刻体温38℃，很快即可上升至39℃甚至更高，更甚者可出现神志昏迷、抽搐。这便是中医讲的热入心包。故此病应当早发现早治疗。倪师在治疗此类疾病不仅效果好，而且见效快，往往一两天便可痊愈。

在组方用药上，倪师常以银翘散为主方，并常将金银花改为忍冬藤，虽然二者是同一植物的不同部分，作用却同中有异。倪师讲“忍冬藤虽有银花清热作用，但药性平和，不会寒凉伤胃，且善通透，不仅好用还便宜”，常用量为5～30g。若热毒较重，咽喉肿痛或化脓者，必重用金银花，常配黄芩、射干、马勃、板蓝根、蝉蜕等解热毒、利咽喉。或问温病忌汗却又喜汗，此当何解？忌汗是指见恶寒而妄用辛温发汗之药，致使热入心包。为何又喜汗？乃因本是温邪自口鼻而入，首先犯肺，肺主气属卫，影响了卫外的功能，故而恶寒。杨栗山一语道破，“虽有表症，实无表邪”。方以银翘散透达郁热，热邪得解，故而周身微汗而愈，此即叶天士所谓“在卫汗之可也”。

临床常见外感尚未痊愈又见咳嗽，乃因邪居肺卫，影响肺的宣发肃降，故外感之后常伴咳喘。倪师提示我们要未病先防，“提前预防和治疗，不要等到肺炎了才想到清肺”。倪师常用鱼腥草（2～15g），不仅可以宣肺止咳化痰，亦可疏散风热、清泻肺热，从而达到治未病的目的。其常合黄芩、桑叶、苦杏仁、前胡、紫苏子、枇杷叶、桑白皮同用，既可止咳化痰，又兼疏散风热。

随着生活水平的提高，小儿高蛋白、高热量饮食，每天鸡鸭鱼肉、巧克力、牛奶等，以至于本来就是纯阳之体，稍感风邪便入里化热，所以风热兼有食积者最易发生。倪师常佐以焦三仙、莱菔子、鸡内金，或佐以大黄泄热通腑。

在儿科门诊最发愁的是小儿服药实属困难，倪师巧妙地加入一味甜叶菊（1 ～ 2g），使药汤的口感变甜了很多，轻而易举化解了喂药难的大问题。倪师就是这样不仅技艺高超，而且处处为患者考虑。

在中药的煎煮和服用方法上，有些方子煎药时间仅用 5 ～ 10 分钟，武火急煎，如吴鞠通所言“香气大出”便可。传统服用方法是早晚各一次，饭后半小时，然而小儿服药困难者一服药可一日分多次服用，若高热不退者可 2 小时服一次，使遍身微似有汗，方可脉静身凉。较之布洛芬退热，大汗出而体温速降，片刻热又回升，中药虽相对缓慢，但不易反复。

跟随倪师出诊最大的感触就是门诊过程中总有调皮捣蛋的孩子，坐下来之后腿还要不停地前后晃来晃去，正对着倪师的膝盖。倪师笑着说：“我这膝盖都被他们踢了几十年了，习惯了。”有时候因为看舌苔孩子总是大哭大闹，倪师不仅要看病，还能耐下性子逗小孩开心。像她这样不仅医术高超，而且医德高尚，总是让我们这些年轻大夫十分敬佩。

倪师在中医儿科界是当之无愧的中医泰斗级人物，笔者有幸在朋友的介绍下结识倪师。第一次见到倪师的时候真的有点让人惊讶，还以为是一位步态蹒跚的“老学究”，没想到却是一位精神矍铄、和蔼可亲的时尚达人。倪师不仅热爱生活，而且还非常前卫，玩微信、发朋友圈、建群聊天，手机玩得游刃有余，真是一位走在时尚前沿的老太太。虽已是耄耋之年，但倪师依然坚持每天出诊，门诊的患者多得踏破了门槛，对倪师的医术更是竖起了大拇指。笔者有幸侍诊左右，所学不过皮毛，点滴体会总结于此，不当之处请同道指正。

（董亚川）

倪蔼然教授治疗痛风验案举例

痛风是由于蛋白质中的嘌呤代谢失调，使血液中尿酸含量增高，尿酸盐逐渐沉积于关节、软组织、软骨、肾脏等组织内，从而出现高尿酸血症、急性关节炎反复发作、痛风石沉积、慢性关节炎、关节畸形，以及肾实质病变、尿酸结石等病变。痛风发作的患者多为中老年男性，发作时以第一跖趾关节炎症多见。近年来痛风有年轻化的趋势，是继“三高”后的“第四高”，发作严重时痛不能忍，严重影响人们的生活和工作。西医在治疗上多采用秋水仙碱、吲哚美辛、泌尼松（强的松）、别嘌呤醇联合应用的方法以减轻痛风性关节炎的急性疼痛发作，以上药物虽能即刻起到缓解疼痛的作用，但并不能从根本上将体内痛风石完全排出，且药物用量大，经常引起胃肠道反应等副作用。倪蔼然教授临床常应用中西医结合的方法来治疗此类疾病，临床疗效甚佳。

痛风在传统中医理论中属于“痹证”的范畴，可因饮食不节、年老久病、外邪入侵、禀赋不足、劳逸不当而引发。其病机有风、寒、湿、热、痰、瘀、虚七端，可相互影响，相互转化，能引起经络痹阻，致使气血运行不畅，而成痹证。风、寒、湿、热病邪为患，各有侧重。如《内经》云：“风寒湿三气杂至，合而为痹也。其风气胜者为行痹，寒气胜者为痛痹，湿气胜者为著痹也……故骨痹不已，复感于邪，内舍于肾。”故风邪甚者，病邪流窜，病变部位游走不定为行痹；寒邪甚者，阴遏阳气，疼痛剧烈为痛痹；湿邪甚者，病邪重着、黏滞，病变部位固定不移为着痹；而热邪甚者，煎灼阴液，病变部位热痛而红肿，为热痹。正如清代林佩琴《类证治裁》所载：“痛风，痛痹之一症也……初因风寒湿郁痹阴分，久则化热致痛，至夜更剧。”倪师在临床中治疗痛风急性发作期和慢性稳定期疗效甚好。痛风急性发作期患者具有关节红肿疼痛的表现，倪师认为其病属热痹，其病位在肝、脾、肾，故治疗以补益肝肾为主，又根据急则治标的原则，须健脾利水、通络止痛与降血尿酸并重。针对痛风慢性稳定期，由于患痛风时间较长，故关节疼痛常呈游走不定、疼痛剧烈的特点，因其久病入络，久病伤肾，故倪师治疗仍以补益肝肾为根本，以通络止痛为主，兼以降血尿酸与利水。

案例 1：孙某，男，65 岁，2015 年 12 月 6 日初诊。尿酸高，甘油三酯高，周身关节刺痛多年，阴雨天加重，舌略暗红，苔薄白，中有裂，脉弦滑细。

处方：忍冬藤 15g，连翘 12g，虎杖 18g，丹参 20g，土茯苓 18g，车前草 15g，姜黄 18g，木防己 12g，络石藤 15g，川牛膝 15g，秦艽 15g，威灵仙 15g，茵陈 15g，生地黄、熟地黄各 15g，白芍 12g，山茱萸 15g，郁金 12g，白茅根 30g，生甘草 4g。7 剂，水煎服，早晚分服。

二诊：药后尿酸显著降低，但关节仍疼痛，舌暗红、苔白，脉弦滑细。上方中白芍加至 30g，继服。治疗 2 个月后，患者全身刺痛症状轻微，复查肝肾功能示尿酸值恢复正常，但甘油三酯仍偏高，嘱患者停药后加强运动，清淡饮食，忌酒。4 个月后基本痊愈。

按：该患者关节疼痛多年，故可知其病处于痛风的慢性稳定期。阴雨天加重，说明寒湿之邪偏盛，因其久病则伤肾伤阴，故用生熟地、山茱萸以补益肝肾之阴，固护先天之本；因尿酸偏高，故用土茯苓、车前草二味药来降低血尿酸；用秦艽、威灵仙、络石藤、虎杖通络止痛，白芍柔肝止痛，以改善周身关节疼痛症状；以白茅根利水，茵陈清利湿热，促进尿酸的排泄；由查体可知，该患者舌质暗红，是有瘀滞之象，故用丹参以通经祛瘀，以郁金活血行气化瘀；姜黄祛关节经络之风寒湿邪，通络止痛，木防己祛风止痛；《素问·举痛论》曰“痛而闭不通矣”，故倪师常用忍冬藤、连翘相配伍，以清热通络止痛；川牛膝能逐瘀通经，通利关节，以疗风湿痹痛见长。二诊药后尿酸显著降低，效不更方，继服上方，但关节仍疼痛，故重用白芍，加强止痛作用，并提醒患者加强日常调护，4 个月后基本痊愈。

案例 2：刘某，男，31 岁，2019 年 3 月 24 日初诊。主诉痛风，尿酸高，左足踝及大蹈趾肿痛，痛不能着地，服用西药秋水仙碱片，2 小时 1 次，引起腹泻。舌绛红、苔薄、中有裂，脉弦滑数。

处方：忍冬藤 15g，连翘 12g，知母 15g，黄柏 15g，生地黄、熟地黄各 15g，山药 15g，山茱萸 15g，茯苓 12g，白芍 30g，秦艽 15g，威灵仙 15g，络石藤 15g，炒白扁豆 15g，白茅根 40g，土茯苓 15g，车前草 15g，泽泻 12g，牡丹皮 10g，陈皮 10g，生甘草 6g。7 剂，水煎服，早晚分服。

按：倪师认为，痛风的早中期大多数是以关节炎为主要临床表现，发作时好发于下肢关节，有红肿疼痛表现，与中医风湿热痹证型相似，故治疗以补益肝肾为主，以止痛、利水、降尿酸为急性发作期的首要目标。根据足趾肿痛的情况，可判断该患者处于通风的急性发作期，故用秦艽、威灵仙、络石藤以通络止痛；用土茯苓、车前草以降血尿酸；白茅根加强利水作用；重用白芍以柔肝止痛。《内经》云“治病必求于本”，《类证治裁》载“肢节热痛者，系阴火灼津”，故由关节红肿疼痛与舌脉象可知其为阴虚火旺之证，故从肾论治，用知柏地黄丸为主方，以滋阴降火，治疗痛风；用忍冬藤、连翘以清内热；用炒白扁豆来固护脾胃，达到止泻之目的。配合西药秋水仙碱服用，服用上方时，秋水仙碱量由 2 小时 1 次减至 1 天服 2 次，并让患者采用平时多饮水、少摄入动物肝脏及香菇等含嘌呤较高的食物等饮食调护方法。7 剂后，患者足趾肿痛症状大大减轻，已能正常行走。效不更方，继续服用上药，1 周后尿酸水平恢复正常。

（刘君红）

倪蔼然教授治疗水疝经验

中医之水疝，相当于西医学之睾丸鞘膜积液或精索鞘膜积液，是指睾丸或精索鞘膜积液引起阴囊或精索部囊性肿物的一种疾病。其特点是阴囊时痛无热，皮色正常，内有囊性感的卵形肿物。水疝可分为先天性水疝与继发性水疝两种，前者多见于婴儿，也称偏坠，后者多见于成人。《外科大成》云：“若水疝，虽肿而光，虽痛有时，不红不热，按之软而即起者……”《外科正宗》云：“又有一种水疝，皮色光亮，无红无热，肿痛有时，内有聚水……”

倪蔼然教授专攻中医儿科数十载，诊治水疝患儿甚多，总结出了一张简便验廉且无痛苦、无副作用的外治处方，救治了大量水疝患儿。处方如下：蝉蜕 15g、紫苏叶 15g、枯矾 10g、五倍子 10g。水煎 30 分钟，取汁约 300mL，浸泡阴囊，每次约 30 分钟，每日 2 ～ 3 次。

典型病例：林某，男，8 个月，2013 年 11 月 13 日初诊。左侧阴囊肿大 1 周。患儿 1 周前无明显诱因出现左侧阴囊肿大，有时轻微疼痛，皮色正常，局部无热感，阴囊有下坠感，舌淡红、苔白润。

诊治经过及随访：经用本方泡洗 1 周后诸症明显好转，用药月余诸症基本消失。诸症消失后嘱其继续用药巩固月余。随访至今未复发。

按：本方药味虽少，但集散、燥、敛湿于一方，诸法合用，故而效宏。水疝之病机，乃水湿之邪盘踞于阴囊者也，故用此方甚效。临证时病情单一者只用原方即可，或有兼症者，据症加味。

西医对本病的治疗唯“手术”一法尔，倪蔼然教授在临床实践中经过不断探索、总结、改进，提炼出这张药精而效著之方，不但解除了大量患儿的病痛，还为中医学的发展添砖加瓦。

（葛鼎）

漫话传承

言传身教是中医学这门古老而现代、超前的“草根”学科的传承特色，离开了跟师侍诊，中医学子们很难掌握这门技艺。倪师是一位德艺双馨的老中医，在医术、医德传承方面都有很多优点，值得我们终身学习。

一、倪师似渡船，把我们送向知识的彼岸

自跟师学习至结束，倪师虽然已七十多岁，但仍坚持每周出四个半天的门诊和一个半天的查房，每次门诊看三十个左右的患者。这对一位七十多岁的老人来说，工作量很大，但倪师每次都带教数名学生，遇到典型病例主动讲解，对于学生临时提出的问

题亦都是现场详细讲解，从不拖延，这又给她增加了很多工作，但倪师的这个习惯是几十年如一日地坚持着。我印象很深的一次是一天上午来了一个10岁的丹痧（猩红热）男患儿，病情很典型，倪师马上给大家详细讲解了这个病的发病过程，在和患儿及家属沟通之后，让跟诊的每一个学生都仔细看了患儿皮肤上的丹痧、杨梅舌和化脓的乳蛾，最后开了一张清营汤的加减方，7剂后诸症全除。自此“丹痧”在我心中留下了深刻的印象，工作后每当遇到这种病时总能收到满意的疗效。

二、真正地打开中医门户之见，毫无保留地传授

不少中医有门户之见，讲究传承自己的学派，很多有效的方子只在自己的家族或学派中传承，作为自己生存发展的技能，秘不外传。倪师作为著名的中医儿科专家，她总是边看病边讲解，把自己多年看病的经验毫不保留地传授给学生，并且反复讲解，唯恐学生没有理解、记住。我们能遇到倪师这样毫不保守的老师是很幸运的！倪师还时常把自己多年来记录经验方的小册子给我们看，让我们摘抄下来，希冀我们在临床上运用，以解决更多患儿的病痛。

现将倪师的几个经验方分享给大家。

健脾止泻散：茅苍术10g，白术10g，干姜10g，吴茱萸10g，五倍子10g，白胡椒10g，石榴皮10g，炙鸡内金10g，炒白扁豆10g。上药共研细面，过120目筛，陈醋调敷肚脐，每日1～2次；或用温开水调2～3g，口服，每日3次。用于小儿脾

虚、受寒引起的腹泻。

厌食散：焦神曲10g，焦山楂10g，焦麦芽10g，炙鸡内金10g，炒莱菔子10g，焦槟榔10g，宣木瓜10g。上药共研细面，过120目筛，用陈醋调敷肚脐，每日1～2次；或用温开水调2～3g，口服，每日3次。用于积食导致的儿童厌食。

止咳平喘散：炙麻黄6g，炒苦杏仁6g，川厚朴6g，广地龙10g，化橘红10g，吴茱萸10g，葶苈子10g，紫苏子6g，白芥子3g，桑白皮10g，清半夏10g，五味子6g，沉香6g，云苓10g，胆南星6g，炙甘草3g。上药共研细面，过120目筛，用陈醋调后贴敷膻中穴、双肺俞、双膈俞，哮鸣音重者加敷天突穴；或用温开水调2～3g，口服，每日3次。用于治疗痰热蕴肺引起的小儿咳喘证。

三、牺牲自己，帮助病患解决困难

在倪师的门诊每天都有远道而来的患者，有的一看便知家庭条件很差，可怜又得了病，此时倪师往往会将方子送给患者，让他们回本地用医保买药，有时还免除挂号费。有的外地患者因火车晚点、堵车等原因迟到，他们会在倪师下班前给门诊打电话，让倪师等一下，此时倪师会马上答应下来，有时候还要等上一个小时。因为考虑到他们是远道而来，看病不易，倪师半天看几十个患者也很累，但她依然不顾自己的劳累给病患提供方便，想患者之所想。

四、与时俱进，用现代手段传播中医

倪师现在虽已八十余高龄了，但她总是能够很快地接受新鲜事物，她在微信上建了一个“中医缘—师徒情”群，把我们这些学生都拉进群里。倪师每天把浏览到的有价值的文章分享到群里，供大家学习。我发现倪师分享的时间最早早于6:00，最晚晚于23:00，她几十年来都是这样工作、这样学习、这样传授。后来大家也都把自己的学习心得分享到群里，让群里的资料更加丰富了。

这么多年来倪师守护着千万名患儿的健康，培养了数十名中医儿科医生，作为她的学生我是极其幸运的，不但跟师学会了治病救人的本领，还学习了她的做人、处世、包容和分享。

（刘国英）

验案三则

我在跟随倪师学习的过程中遇到了很多病例，现举例三则，以探究倪师之诊治经验。

一、小儿发热

发热是儿科当中最为常见的疾病，一年四季均可发生。中医较之西医，治疗此病更为安全，且疗效迅速，因西药如布洛芬之类，服用后发汗过多，致伤津耗液，不如中药平稳安全。

郑某，女，5岁，2015年3月18日来诊。其父代诉，3月17日晚开始发热，最高达39.6℃，服用尼美舒利后，当时热退，4小时后体温再次上升，故于18日晨求诊于倪师。面色红，手足心热，舌尖红、苔黄腻，脉浮滑数。

倪师辨证：食积发热，也称夹食烧。治疗宜消食导滞，兼清里热。

方药：金银花12g，连翘12g，薄荷12g（后下），柴胡12g，黄芩12g，炒莱菔子12g，忍冬藤12g，焦三仙各10g，鸡内金10g，槟榔10g。

方解：倪师指出，此患儿由于近日进食油炸及肉食较多，造成脾胃运化失调，而生内热，内热蓄积体内而发热。其表现为夜间发热明显，且手足心热、腹部热。故治以清宣郁热、消食导滞。

倪师治疗此病，有几味对药。（1）金银花配连翘、薄荷，此为退热三药。此三药能发散风热，解表而退烧。（2）忍冬藤配连翘，清透里热。（3）柴胡配黄芩，为小柴胡汤之对药，二药相合，能疏解内外，为食积发热之要药；再加炒莱菔子、鸡内金、焦三仙等，共奏消食退热之功效。

随访：服药1剂后热退，余无不适。

二、小儿口糜

小儿口糜是儿科常见疾病，令患儿非常痛苦，并影响进食。倪师治疗此病常有独到之处。考此病，多为心脾积热而发，倪师常用方剂为清热泻脾散加减。

杨某某，女，3 岁，2016 年 6 月 20 日初诊。其母代诉，患儿口腔溃疡已有数日，异常疼痛，并影响进食。舌红少苔，脉细数。小便黄，大便偏干。辨证为心脾积热。拟清热泻脾散加减。

方药：生地黄 12g，竹叶 10g，赤茯苓 12g，通草 9g，栀子 6g，灯心草 3g，甘草 6g，金银花 10g，玄参 9g。

3 剂后诸症痊愈，后随访未发作。

三、小儿厌食症

倪师治疗小儿厌食症疗效显著，其辨证分型为脾胃虚弱者最多，现举一例。

患儿张某，女，6 岁。家长诉患儿厌食、挑食已久，经多方调治，疗效不显。面色萎黄无华，且有疳斑（面色不均匀，黄白相间），喜食手指，身体瘦弱。舌边尖红，舌苔正常，脉滑细数。辨证为脾胃虚弱夹积，治宜健脾调胃。

方药：茯苓 10g，白术 10g，鸡内金 10g，陈皮 10g，连翘 10g，焦三仙各 6g，木瓜 12g，忍冬藤 12g，炒莱菔子 9g，甘草 3g，山药 12g，黄精 10g。

倪师指出，脾胃虚弱则运化失调，水谷精微（营养物质）难以吸收，故导致患儿形体消瘦、厌食、挑食；脾和而知五味，脾虚则食不甘味，而脾虚胃弱，又会使代谢缓慢而产生积滞，出现虚实夹杂的情况。治疗大法应当健脾益气，消食和胃。方以四君子汤合保和丸加减化裁，起到了调理脾胃，兼消食积的效果。患儿服药10剂后，症状好转，后又以启脾丸调理善后。随诊半年，患儿厌食、挑食好转，体重增加。

（张建）

从脏腑辨证探讨库欣综合征的治疗思路

库欣综合征又称皮质醇增多症，过去曾译为柯兴综合征，是由于多种原因引起的肾上腺长期分泌过多糖皮质激素所产生的临床症候群，发病人群多集中于20～40岁的女性。主要临床表现有向心性肥胖，多为脸部及躯干部肥胖，其中“满月脸”“水牛背”“悬垂腹”和锁骨上窝脂肪垫是库欣综合征的特征性表现，除此之外还有骨质疏松、性腺功能紊乱、高血压和继发性糖尿病等。本病的诊断主要是依据典型的临床症状和体征，再加上尿17-羟皮质类固醇排出量显著增高、小剂量地塞米松抑制试验不能被抑制和血11-羟皮质类固醇高于正常水平并失去昼夜变化节律，即可确诊。

目前现代医学治疗方式主要为手术治疗，选择性经蝶窦或经颅垂体腺瘤摘除术为首选治疗方法，术后缓解率为65%～90%；双侧肾上腺切除或次全切除是快速控制高皮质醇血症的有效方法，但术后会造成永久性肾上腺皮质醇功能的减退，患者终身需要肾上腺皮质激素替代治疗。除此之外，还可以采用垂体放射治疗，20%的人可以获得持久的疗效，但大多数疗效差且易复发。其次为药物治疗，类固醇合成抑制剂可抑制皮质醇合成，但不能恢复 HPA 轴（下丘脑－垂体－肾上腺轴）的正常功能。糖皮质激素受体拮抗剂米非司酮可以缓解症状，但对垂体和肾上腺病变几乎无作用，适用于无法手术的患者。

现代医学对于库欣综合征的治疗方式较为有限，但是中医理论指导下的辨证施治在很大程度上可以弥补现代医学的缺陷。笔者将库欣综合征的临床表现进行分析和归纳，分别从肾、肺、脾三脏进行辨证论治，而且从临床实践中也可以体现出此法的可行性和其具有的现实意义。

1. 从肾论治

1.1 理论探析

《素问·玉机真脏论》云："岐伯曰：脉盛、皮热、腹胀、前后不通、闷瞀，此为五实。"张志聪对此也做了注释："心主脉，脉盛，心气实也。肺主皮毛，皮热，肺气实也。脾主腹，腹胀，脾气实也。肾开窍于二阴，前后不通，肾气实也。肝开窍于目，闷瞀，肝气实也。"从这里我们可以看到关于"肾气实"的描述。除此之外，《灵枢·本神》云："肾藏精，精舍志，肾气虚则厥，实则胀，五脏不安。"《灵枢·胀论》云："肾胀者，腹满引背，央央然腰髀痛。"由此可见，"肾实证"早在《内经》中即有论述，而不是后世医家所持"肾无实证"的观点。

从库欣综合征的主要临床表现来看，患者有进行性、向心性肥胖，面部红润多脂如"满月"，或腹部脂肪堆积，腹部胀大成球形，甚至影响到背部，皮肤变薄，甚至于全身都会有紧绷的感觉，这些症状与《内经》所述"肾胀""实则胀"等相类。库欣综合征发病人群多集中于中年妇女，且多存在月经不调，或量少或经闭。大多数患者表现为比较亢奋的精神状态且急躁易怒，大便比较干燥，量少或几日不大便。上述临床表现与《素问·玉机真脏论》中所描述的“五实”相契合。从脏腑辨证来说，理应归属于肾的范畴，从患者的整体状态来讲符合实证的特点。综上所述，如果我们把这些临床表现纳入中医的脏腑辨证，可以归纳为“肾实证”。

肾藏精且贵在斡旋输布，如果肾藏精太过则会变为一种病理状态，根据“实则泻之”的原则，此类由于肾藏精太过所致的皮质醇分泌过多的患者，可用益肾法合大承气汤加减治疗。

1.2 病案举隅

詹某，女，22岁。(余文华医案)

患者半年多来常有饥饿感，饿时则感心悸，稍进食即可缓解，食欲亢进，身体逐渐肥胖，体重由原来的50.2kg增加到66kg，精神不振，思睡，有时烦躁不安，夜寐多梦，大便干燥量少，数日1行，伴有头痛头晕，月经闭止，全身倦怠乏力，不能参加劳动。舌红、苔薄黄，脉数有力。

查体：面部红润多脂、较圆，眉毛、头发乌黑光亮，小须增多，后颈部脂肪堆积较厚，腹部稍隆起，四肢对称，但躯干瘦小，肥胖呈向心性，小腹、背部以及两肢上部内侧可见两头尖中间宽、明显粗大的条索状紫红纹，呈对称性。血压140/100mmHg，空腹血糖140mg/dL，葡萄糖耐量试验呈糖尿病样曲线，24小时尿17-羟、17-酮类固醇增高。诊断为皮质醇增多症。

根据“实则泄之”的治疗原则，采用益肾法合大承气汤进行治疗，以达到荡涤实热、通达气机的目的。

处方：生大黄 6g，芒硝 6g（冲服），枳实 6g，厚朴 6g，龙胆 10g，黄精 15g，何首乌 10g，丹参 10g。水煎服，每日 1 剂，分 3 次空腹内服。

连续治疗 1 个多月未发现有腹泻等不良反应，体重逐渐下降，饥饿感消失，大便保持每日 1 次，月经恢复正常，但量仍较少。两腿内侧及腹、背部紫红纹基本消退。服药 30 多剂后停药观察，病情继续好转，体重降至 50.2kg，典型体态消失，血压降至 110/80mmHg，实验室检查各项均恢复正常，已能参加劳动，治疗效果比较满意，半年后复查亦无反复。

按：黄精属于滋阴药，具有滋养补虚的功效，用黄精 15g，可以补肾；另外，药理研究表明，黄精对肾上腺引起的血糖过高有显著的抑制作用，并且具有降压和防止动脉粥样硬化及肝脏脂肪浸润的作用。龙胆苦寒清热，可除肝胆郁热和胃中伏热。何首乌的补益作用较弱且不收敛，有润肠通便之功。丹参具有活血祛瘀、养血安神之功，对于月经有良好的调节作用。

实践表明，此类患者在服用大承气汤之后并没有出现明显的腹泻，但是症状在逐渐改善，而在之后的随访中也没有复发的情况。由此可见，服用大承气汤并不是导致暂时的水分丢失，而是对内分泌具有缓慢的调节作用，但是其中的机理究竟如何，还有待进一步地研究。

2. 从肺论治

2.1 理论探讨

《素问·五脏生成》云："肺之合皮也，其荣毛也。"《素问·咳论》亦有"皮毛者，肺之合也"之语，指出了肺与皮毛的密切联系。库欣综合征患者在两腿内侧或者后背部有紫红纹，皮肤紧绷，无汗或者少汗，常见眉毛增粗和阴毛的浓密，甚至女性唇周长有胡须，上述症状都可以归纳为皮毛的病变，《素问·痿论》中有"肺主身之皮毛"之言，所以皮毛理应为肺所主。

《灵枢·本脏》云"肺合大肠"，这是"肺与大肠相表里"的理论雏形；另外，用经脉络属关系很好地解释了肺和大肠的表里关系，如《灵枢·经脉》云"肺手太阴之脉，起于中焦，下络大肠……"患者大便干燥量少，甚至秘结不通，属于大肠病变，因"肺合大肠""肺与大肠相表里"，所以大肠的病变也可以从肺来论治。

肺主要的生理功能是宣发和肃降，皮毛为病多与肺"失于宣发"相关，而大肠为病多与肺"失于肃降"有关。张志聪曰："肺主气，气主表，故合于皮，毛附于皮，气长则毛荣。"肺气流通不畅则肺气郁闭，滑伯仁曾言"郁者结聚而不得发越，当升者不得升，当降者不得降，当变化者不得变化，所以传化失常而病见矣"。肺气不得宣发，故可见毛孔闭塞、少汗或者无汗等病理表现；郁久则实，故可出现一些功能亢进的表现，如毛发浓密（多见于眉毛），阴毛增多，甚至女性唇周会生胡须。若肺气不能肃降，肺与大肠相表里，肺气的郁闭会导致腑气不通，腑气不通则腹胀，气郁日久化热，故肠燥便干，甚至于大便秘结。此类患者从脏腑辨证来说，应归属于肺，从患者主要的症状以及临床表现来看属于实证，对于“肺实证”可以通过开宣肺气、开达腠理等方法来达到治疗疾病的目的。

2.2 病案举隅

余某，女，27岁。（丁济南医案）

患者于1953年起体重明显增加，由原来52kg，到1959年增至66kg，伴颈部变粗，腹满和背部脂肪增厚，皮肤有紧绷感。自觉乏力，月经周期紊乱，量少色暗、不定期，性情急躁易怒，声音变粗，头目昏胀，夜寐不安，汗少，甚者夏天无汗，晨起面浮肢肿，目干鼻热，口苦，咽燥，痰黏，大便秘结，小便短赤时有刺痛感，遂来院诊治。舌红、苔黄腻，脉沉细有力。

查体：面如满月、红润，且多痤疮，皮肤粗糙，形体肥胖，脂肪多堆积于躯干之背部和腹部。体毛丛生，头发、眉毛均多且粗黑，有胡须，胸腹部毛长，腹臀部皮肤出现紫纹。西医诊断为皮质醇增多症（肾上腺皮质机能紊乱），患者不同意手术治疗，于1960年1月25日转中医病房。

处方：桑叶12g，桑白皮12g，荆芥穗9g，蝉蜕4.5g，知母9g，木通9g，川萆薢12g，苦参9g，金石斛30g，天花粉9g，苦杏仁12g。水煎服，每日1剂，分3次内服。

二诊：服药11剂后，月经自行经前周身不舒，血色瘀紫，大便通畅。仍宗原法，兼以理气化湿、活血调经。处方：麻黄3g，紫苏梗9g，旋覆花9g（包煎），知母9g，川厚朴4.5g，陈皮

6g，砂仁 2.4g（后下），炒枳壳 9g，金石斛 9g，天花粉 9g，苦参 9g，萆薢 9g，木通 6g，当归尾 9g。水煎服，每日 1 剂，分 3 次内服。

以后在上方中随证加减，于 6 月 10 日好转出院。出院时身体已能出汗，月经每月来潮、量少，毛发较前减少，体重减轻 11kg，皮肤紧胀感基本消失。门诊随访 7 年，体形虽仍偏胖，但已能正常工作，婚后 1 年足月分娩一男孩。

丁老自拟基本方：桑叶皮各 9 ～ 15g，桔梗 9g，蝉蜕 6g，制香附 9g，广木香 9g，泽兰 9g，丹参 9g，青橘叶 18g，蛇果草 18g，甘草 3g。桑叶、桑皮、蝉蜕、桔梗均入肺经，可开宣肺气；青橘叶、木香、香附具有健脾理气宽中的作用；丹参、泽兰具有活血调经之功；蛇果草具有清热解毒、散瘀消痈的作用。上述病例可在此方基础上进行加减应用。

3. 从脾论治

3.1 理论探析

库欣综合征患者大多形体肥胖，以头、颈、胸、腹、背最为显著，且具有“满月脸”“水牛背”“悬垂腹”等典型的体态。而中医素有“脾主大腹”“肥人多湿、多痰”“膏粱过厚之人，每多痰”等说法，我们根据以上基本理论可以考虑从脾论治。《内经》认识到肥胖与人体的气血多少具有一定的关系，如《灵枢·阴阳二十五人》载：“其肥而泽者，血气有余；肥而不泽者，气有余，血不足。”患者腹部痞满胀痛，在进食后加剧，平日少气懒言、倦怠乏力，感觉四肢沉重，甚至不想抬举，亦可见腰酸、经闭的症状。根据以上临床表现，患者主要表现为脾虚兼见肾虚的征象，且应充分考虑脾和肾之间的联系，遂以健脾益气、祛湿化痰为主，兼以补肾利水来进行治疗，可用《兰室秘藏》中的枳实消痞丸进行化裁，经实践证实临床效果甚佳。

3.2 病案举隅（董鸣医案）

患者多体态肥胖，以头、颈、胸、腹、背为显著，尤其是腹部脂肪堆积，测其腹围为 90.6cm，腹部痞满胀痛，以食后为甚，疲倦乏力，四肢沉重，腰酸背痛，胸闷，心悸气短，伴头痛、眩晕，四肢轻度浮肿，溲短少，腹部、臀部、大腿内侧均见条索状紫红纹。

处方：枳实 15g，厚朴 10g，党参 15g，白术 10g，茯苓 10g，甘草 10g，白芥子 10g，莱菔子 15g，泽泻 10g，山楂 30g，何首乌 30g，大黄 15g。每日 1 剂，水煎服，每日 2 ～ 3 次。

头痛、头晕者，加川芎 10g、菊花 10g；大便干燥难解，加芒硝 15g（冲服）。服药 2 ～ 4 个月后，腹围减少 17 ～ 18.5cm，腹壁脂肪堆积明显减少，头痛、头晕、腹部痞满等症状减轻，二便通调。

按：用枳实消痞丸加减化裁，全方用药有消有补，消补兼施。枳实、厚朴行气消痞除胀，再加白芥子、莱菔子加大其化痰行气除胀的作用；参、苓、术、草为四君子汤，有益气健脾之功；大便秘结难解，加芒硝与大黄、枳实、厚朴即为大承气汤，有攻下热结、通腑泄热的效果；患者有四肢浮肿和小便短少的状况，加入泽泻利水，使其从小便而出；何首乌有滋肾填精、润肠通便之功；而山楂可以健脾消食、行滞血、散结气。

现代医学认为，该方起主导作用的主要为四君子汤，中医有“补后天之脾，即是补先天之肾”的说法，所以可以发挥调节肾上腺皮质的功能。临床研究表明，四君子汤有拮抗外源性激素对垂体－肾上腺皮质系统的抑制作用，但其作用机制还有待进一步研究。

结语

现代医学对于库欣综合征的治疗手段和方式较为局限且预后较差，笔者根据该病的临床表现对其进行归纳，将其纳入脏腑辨证的体系，然后在中医理论的指导下进行辨证施治，并附有病例来佐证此法的可行性。临床实践表明，中医对于本病的治疗效果较好，甚至可以达到治愈的目的，这在很大程度上弥补了现代医学的缺陷，为临床工作者打开治疗本病的新思路。在中医理论下进行辨证施治可以发挥中医和中药的独特优势，也凸显出了中医理论的强大优越性。

（郝琪）

参考文献

［1］田代华．黄帝内经素问［M］．北京：人民卫生出版社，2005.

［2］施惠君．丁济南老中医从肺郁论治皮质醇增多症［J］．辽宁中医杂志，1984，(10)：1.

［3］余文华．大承气汤加味治愈皮质醇增多症1例［J］．广西中医药，1986，(2)：29.

特殊病例二则

猩红热

胡某，男，5岁，2018年10月30日初诊。发热，今晨38℃，咽痛，周身起皮疹，伴有痒感。舌红、苔薄白，舌尖有芒刺，咽红，扁桃体Ⅱ度肿大，脉浮数。既往有布洛芬过敏史。

处方：金银花15g，连翘12g，蒲公英15g，薄荷12g（后下），石膏18g，蝉蜕12g，牛蒡子12g，芦根12g，白茅根12g，竹叶10g，紫草12g，牡丹皮10g，生地黄12g，防风10g，徐长卿12g，射干10g，赤芍10g，麦冬12g，水牛角丝10g，甘草5g。5剂，水煎服。

2018年11月3日二诊：发热、咽痛已愈，皮疹渐消，唇干裂出血。舌略红、苔薄白，舌尖芒刺减少，脉滑细数。

处方：忍冬藤12g，连翘10g，石膏15g，竹叶10g，牛蒡子10g，蝉蜕12g，紫草12g，牡丹皮10g，沙参12g，麦冬12g，玄参10g，生地黄15g，桑叶10g，苦杏仁10g，前胡10g，蒲公英12g，金银花12g，白茅根10g，芦根10g，炙枇杷叶10g，水牛角丝10g，甘草5g。5剂，水煎服。

按：猩红热，中医称之为“烂喉痧”。其临床特征为发热、咽峡炎、全身弥漫性鲜红色皮疹和疹退后明显的脱屑，属于中医“时邪致病”的范畴。本案根据患儿临床表现，结合卫气营血辨证为气血同病，根据叶天士《温热论》“到气才可清气……到血唯恐耗血动血，直须凉血散血”的治疗原则，倪师用牛蒡解肌汤、竹叶石膏汤合犀角地黄汤思路，气血同治。犀角地黄汤凉血活血而不留瘀；牛蒡解肌汤透疹达邪，除病务尽；再以竹叶石膏汤解表养阴，扶助正气。

急性阑尾炎

曹某，男，7岁，2018年7月14日初诊。昨日下午出现腹痛、发热，体温38.5℃。查血常规：白细胞计数10.5×10^9/L，中性粒细胞百分比74.1%，淋巴细胞百分比18.9%。腹部B超诊断为“单纯性阑尾炎”。初起左上腹痛，继为全腹痛，后为右下腹痛，现右下腹有肌紧张、压痛、反跳痛，大便不畅快。舌略偏红、苔薄白。

处方：金银花15g，连翘10g，薄荷12g，蒲公英15g，败酱草15g，桃仁10g，枳实10g，厚朴10g，鬼针草15g，赤芍12g，黄芩12g，大黄10g，牡丹皮10g，木香10g，丹参15g，陈皮10g，炙甘草5g。5剂，水煎服。

配合服用炎宁颗粒、小儿退热口服液、儿童清热口服液和羚羊角粉。

按：热毒蕴结肠腑，发于盲肠部，引发阑尾炎。根据症状辨证属热毒蕴结，病位在肠腑。因正邪相争，故见发热，其热势越高，说明正气旺盛，邪热亦旺盛，故而持续高热。因尚未穿孔，考虑保守治疗，以大黄牡丹皮汤为底加减，通腑泻热、活血化瘀，佐加肠痈特效药如蒲公英、败酱草、鬼针草以清热解毒。

（黄萍娥）

性早熟

性早熟表现为男孩在 9 岁以前、女孩在 8 岁以前，出现第二性征。

一、中医认识

关于人体的生长发育生殖问题，早在《内经》中就有论述。《素问·上古天真论》云:“女子七岁，肾气盛，齿更发长；二七天癸至，任脉通，太冲脉盛，月事以时下，故有子……七七，任脉虚，太冲脉衰少，天癸竭，地道不通，故形坏而无子。”《沈氏女科辑要笺正》云:“二七经行，七七经止，言其常也，然禀赋不齐，行止皆无一定之候。”肾气充盈到一定程度，开始有性腺发育，出现第二性征。肾的精气先天源于父母的生殖之精，后天有赖于脾胃运化水谷精微的不断滋养，因先天禀赋不同，肾气过早充盈，可使天癸早至，如家族遗传性性早熟。后天滋补过度使肾气过早充盛，肾的阴阳失衡，肾阴相对不足，相火偏旺，亦可导致早熟。

中医认为乙癸同源，女子以肝为先天，肝经循抵少腹，布两胁，若肾阴不足，水不涵木，肝火旺盛，灼津为液，炼液为痰，凝集于上则乳核增大、胀痛，流注于下则为黏稠白带；肝火上炎则面赤口渴，烦躁易急，舌质红，脉细数；肾阴虚，相火旺盛，下扰血海，血海浮动则月经来潮。

中医辨证可分为肝经郁热、肾阴不足之证。肾的阴阳失衡为病之本；肝火偏旺，痰湿凝聚，血海浮动为病之标。以青黛、龙胆、夏枯草、生牡蛎等清肝热、散瘀结、化痰核；或者以生地黄、玄参、知母、黄柏等滋阴潜阳；有阴道出血者，加鲜白茅根、仙鹤草、茜草炭等凉血止血，标本同治，可取良效。

二、现代医学认识

根据不同的性早熟类型，其症状各有特点。

（一）真性性早熟

又称中枢性性早熟，主要特征是患儿的第二性征提前出现并伴有体格发育加速，是由于人体下丘脑－垂体－性腺轴提前发动所致，整个程序与正常发育相似。

1. 最初症状：女孩的最初症状是乳房 8 岁前开始发育，出现硬块、有触痛；男孩的最初症状是 9 岁之前睾丸增大，阴茎变粗、变长，随后出现阴毛发育、腋毛出现。最终女孩出现月经初潮，男孩发生初次遗精，但均较正常孩子明显提前。

2. 体格发育：随着第二性征的出现，患儿身高、体重出现加速增长，长骨骨骺提前闭合，到成人期身高反而矮小，这也是家长们很担心的问题。但并不是所有的中枢性性早熟患儿成年后都是矮身材，这取决于开始发育时的身高、发育进程。

3. 智力水平：早发育儿童的智力水平与其年龄相当，不会因为体格发育而提前，因此患儿的精神发育与体格发育不相称。

（二）假性性早熟

又称外周性性早熟，即患儿第二性征的提前出现，并不是受下丘脑－垂体－性腺轴控制的真正青春发动，而是与各种内源性或外源性异常升高的性激素水平有关。

1. 一般表现：假性性早熟的孩子只表现为过早的性腺发育，如先天性肾上腺皮质增生症只有阴茎粗长，睾丸并不增大。

2. 异性性早熟：即矛盾性性早熟，表现为男孩出现乳房发育等女性化表现，女孩出现体毛增多、变声、阴蒂肥大等男性化表现。

3. 误服药物：误服药物而导致早熟的临床表现为男孩、女孩的乳房均可增大，乳晕、乳头变为深黑褐色；男孩的阴囊、女孩的外阴有明显的色素沉着。严重时，女孩的大阴唇外翻，还可伴有阴道出血现象。

（三）部分性性早熟

又称不完全性性早熟，这种早熟不受下丘脑－垂体－性腺轴的控制，仅有乳房或阴毛发育，而不伴其他第二性征的发育。一般分为单纯性乳房早发育和单纯性阴毛早现两种类型。

1. 单纯性乳房早发育：常发生在2岁以前，很少超过4岁，表现为只有乳房发育，而没有乳头发育和阴道黏膜改变，生长速度不加快，骨龄也不提前，而且乳房发育到一定阶段也不再增大，往往在半年、一年后可自行缩小，有时仅为一侧乳房增大。

2. 单纯性阴毛早现：男孩、女孩都可以发生，大多数在6岁左右出现阴毛，也可以有腋毛出现，没有其他发育的表现，病程也不进展，真正的青春期发育开始的年龄和其他正常儿童一样。

最近的研究表明，有些部分性性早熟也可以转变为中枢性性早熟，所以，家长须知治疗要趁早。儿童性早熟是一种疾病，必须治疗，而且治疗的早晚与疗效有着密切的关系，治疗越早效果越好。儿童过多、过早地受到性激素刺激，必然加速骨骺闭合，难以治疗。

三、治疗

（一）治疗目的

1. 早期抑制第二性征的发育。

2. 延缓骨成熟的时间，防止骨骺线早期闭合而导致身材矮小。

3. 防止患儿和家长出现心理和社会适应障碍。

4. 预防性伤害、性行为紊乱和早孕的发生。

（二）治疗原则

除了早期诊断和早期治疗外，还应该针对不同的病程以及病情的严重程度，采用不同的治疗方案。

1. 对于处于青春发育早期，病程较短、病情较轻的患儿，如单纯性乳房早发育的患儿，去除引起早发育的诱因，并采用一些中药治疗，通常就能取得较好的疗效。

2. 对于已经处于青春发育中后期，病程较长、病情较重的患儿，尤其是真性性早熟患儿，一般采用促性腺激素释放激素拟似剂注射治疗。一般治疗 2 个月后，乳腺组织明显变软，阴道分泌物减少。随着进一步治疗，子宫和卵巢也会回缩，同时骨骼生长减慢，骨龄提前的程度也随之减轻。但目前使用此类药物的经济负担较重，相信随着药价的下调，将使性早熟患儿更大地受益。

（三）一般治疗

1. 饮食治疗

对于性早熟患儿，平时应适当控制饮食，做到饮食均衡，避免营养过剩，尤其是应该避免过多摄入高脂肪、高糖的食物。应多吃蔬菜水果，不必刻意限制糖类（碳水化合物），并保证足够的蛋白质摄入，以满足患儿正常的生长发育需求。此外，患儿平时还应避免食用富含激素的营养品或保健品，如花旗参、蜂王浆等。

2. 睡眠和运动

除了饮食方面的治疗，患儿的睡眠以及运动情况也是需要注意的。

（1）保证充足睡眠：应保证充足的睡眠时间。一般来说，性早熟患儿需要每天至少 8 小时的睡眠时间，以保证垂体能够分泌足量的生长激素，促进身高快速增长。

（2）坚持体育锻炼：每天应该保证有半小时左右的体育活动时间，如跳绳、跑步、爬楼梯等；以下肢锻炼为主的活动来促进身高的增长，循序渐进，并且持之以恒，会取得良好效果。

3. 药物治疗

目前用于治疗性早熟的药物主要有以下几类。

（1）中药治疗

中医认为性早熟的病机为“肾阴虚而相火旺”，可予滋肾阴泻相火的中药如生地黄、黄柏、知母等，以及一些中成药如大补阴丸、知柏地黄丸等。自20世纪70年代中期开始，我国便开始应用中医治疗儿童性早熟，取得了良好效果。相对于西药，中药价格便宜、副作用小，尤其是对于病程较短、病情较轻的早期性早熟患儿达到了治愈效果，适合我国国情。

对于早熟刚发的患儿，可以积极应用中药联合激素治疗，中西医结合起来，提高治愈率。

倪师案例：

苏某，女，8岁。右侧乳房有痛感半年。家长代述：患儿右侧乳房持续胀痛，伴下体阴毛生长。大便不通畅，2～3天1行。饮食偏厚腻，喂食保健品，嗜食油炸食品，眠可。

查体：精神状态良好，扁桃体无肿大，心肺功能无异常，腹软。舌微红、苔白，脉弦滑细。

诊断：单纯乳房早发育。

处方：忍冬藤12g，连翘10g，生地黄12g，玄参10g，枳实10g，厚朴10g，火麻仁12g，大黄8g（后下），玉竹12g，麦冬12g，陈皮10g，甘草4g，炒鸡内金12g，焦三仙各5g。5剂，水煎服，每日2次。

复诊：药后右侧乳房痛感减轻，大便欠通畅。舌微红、苔白，脉弦滑细。

处方：忍冬藤12g，连翘10g，瓜蒌12g，清半夏10g，莪术8g，厚朴10g，赤芍药10g，枳实10g，三棱8g，陈皮10g，大黄9g（后下），薏苡仁12g，炒莱菔子10g，焦三仙各5g，甘草5g。5剂，水煎服，每日2次。

按：单纯乳房早发育在中医的古籍中没有记载，但与《疮疡经验全书·卷二》中对“乳疬”的描述相似。阴阳失衡，相火妄动为本病的基本病机，并且与肾、肝、脾、胃等脏腑密切相关。小儿乃“稚阴稚阳”之体，生理功能不完善，机体阴阳的动态平衡容易被破坏，进而导致疾病的发生。且小儿具有“阳常有余，阴常不足”的生理特点，加之过早、过多摄入具有“阳”的属性的滋补保健品等，易出现阴虚阳亢之证。肾藏精，能够促进机体生长发育、生殖，与女子第二性征的发育成熟关系密切。《素问·上古天真论》中提到，女子二七，肾精肾气充盛到一定程度，“天癸至，任脉通，太冲脉盛”，生殖功能逐渐成熟，“月事以时下，故能有子”。从这个角度来讲，中医所说的“肾”还包括人体生殖内分泌的调节系统。肾中阴阳失调，相火偏亢，促使肾中精微物质“天癸”提前成熟，冲任为病，会导致生殖功能亢进，第二性征提前发育，若仅表现为乳房的发育则为本病。与此同时，肝藏血主疏泄，调畅气机，足厥阴肝经行经乳头，并与冲任二脉相通，能够调理冲任，参与生殖功能；脾胃为后天之本、气血生化之源，且足阳明胃经行于乳中线，故肝、脾、胃均与本病相关。小儿“肝常有余”，又因家长多娇惯溺爱，容易暴躁成性，肝火上炎，上扰为病；或学业压力大，肝气不畅，气血郁结于乳房，可形成肿块；血凝气滞，不通则痛，则见乳房胀痛。小儿“脾常不足”，若嗜食肥甘厚味，损伤脾胃，运化失常，影响水液输布，酿湿生痰，结于乳络，阻滞气机，也可渐成肿块。

临床观察发现，本病以阴虚火旺证最为常见，与其基本病机一致，故治疗当以滋阴清热为主。北方沿海地区，寒冷潮湿，且本地居民喜食海鲜，海鲜性寒凉，多食可损伤脾阳，影响运化，水液停聚，易为痰湿体质，所以治疗还须注意健脾化湿，辅助调节患儿体质。倪师多以知柏地黄丸为基础方化裁，药用知母、黄柏、熟地黄、山药、茯苓、牡丹皮、柴胡、白芍、瓦楞子、太子参、炙甘草等。知柏地黄丸，是在六味地黄丸“三补”“三泻”的基础上加知母、黄柏而成，增强了清热降火的功效。知母苦寒而甘，清热泻火滋阴；黄柏苦寒沉降，清热解毒燥湿，二者多相须为用，使滋阴泻火与清热燥湿相得益彰。研究表明，黄柏、知母等滋阴泻火药可能通过降低下丘脑促性腺激素释放激素和垂体促性腺激素释放激素受体基因的表达，减少下丘脑促性腺激素释放激素的合成和分泌等，抑制提前启动的下丘脑－垂体－性腺轴功能，对性早熟起到治疗作用。

熟地黄入肝、肾经，滋阴益精，有“壮水之主以制阳光”之意。《本草正》云其“能补五脏之真阴”，其重可降“阴虚而火升者”，其静可镇“阴虚而躁动者”，其甘可缓“阴虚而刚急者”等。山药甘平，兼补肺脾肾三脏，《伤寒蕴要》提到其能“补不足，清虚热”。在本病治疗中，山药既能补养以助知母、熟地黄滋阴，又能健脾益气助运以利痰湿消散。茯苓甘淡利水、健脾宁心，《本草经疏》言其“甘能补中，淡而利窍，补中则心脾实，利窍则邪热解”，且其利尿作用不易造成机体电解质的紊乱。牡丹皮辛苦微寒，清热凉血、活血化瘀，其水提物能够抑制凝血酶诱导的血小板凝集，发挥抗凝作用，有助于乳房肿块的消退。方中又加入柴胡、白芍，疏肝柔肝，符合肝“体阴而用阳”的生理特点，改善乳房胀痛、胸胁疼痛。瓦楞子为贝类药物，咸平，化痰消瘀软坚，制酸止痛，《医林集要》称其可“去一切痰积、血积、气块，破癥瘕，攻瘰疬”。故瓦楞子可以从痰、瘀、气、结、痛等方面对乳房早发育患儿进行治疗。太子参甘平滋阴补气，既能助山药、茯苓益气健脾化痰，又能助熟地黄、白芍、知母等滋阴。甘草补脾益气、清热解毒、祛痰止咳、缓急止痛、调和诸药。全方以滋阴降火为主，又有疏肝健脾、化痰散结之功。阴虚甚者，酌加龟板，甘咸入肝肾经，滋阴潜阳。乳房触痛明显者，多为疾病初期，减滋阴补虚之太子参，加橘核理气散结止痛。纳差、苔厚者，减太子参、熟地黄，以防滋腻太过，积滞难除，加炒莱菔子消食除胀、降气化痰。本患儿大便欠通畅，以火麻仁入药，通润大便；大黄泻下攻积，去除燥屎。

单纯乳房早发育是一种儿童生长发育异常的内分泌疾病，目前对于本病的机理仍不明确，可能与下丘脑－垂体－性腺轴暂时性部分性的激活以及乳房对雌激素的敏感性增加等原因有关。本病女童以 8 岁以前出现单纯的乳房增大为主要临床表现，与同龄人身体的差异很容易引起她们的不安，甚至出现冲动、烦躁、抑郁、社交退缩等心理和行为异常。若乳房早发育进一步转化成中枢性性早熟，还将促使骨骼在短期内生长加速，骨龄超前，骨骺提前融合，导致成年后最终身高的下降。因此，有必要对乳房早发育进行干预治疗，改善临床症状、体征，降低中枢性性早熟的转化率。

（2）西药治疗

①促性腺激素释放激素拟似剂

此类药物应用于性早熟的治疗迄今已有10余年的历史，是目前治疗真性性早熟尤其是特发性性早熟最为有效的药物，可以使性激素水平明显下降，性征消退，并能有效延缓骨骼的成熟，防止骨骺过早融合，有利于改善最终身高。此类药物的另一大优点在于其对垂体分泌促性腺激素的抑制作用是高度可逆的，停药2～3个月后抑制作用会逐渐消失，所以对患儿今后的青春发育不存在不良影响。但本药有轻度的雄激素作用，可引起多毛、痤疮、声音低沉、乳房发育不平衡、阴毛增多、体重过重及肝损害等不良反应，所以限制了它在临床上的应用，尤其是对女孩的应用。

②睾内酯

可使雌激素水平降低。一般用于假性性早熟的治疗，但有肝功能异常者慎用。

③酮康唑

可阻止孕酮转化成雄激素，从而抑制性征发育。本药的优点还在于作用快，使患儿生长加速，而骨骼成熟并不明显加速，可改善最终身高。但本药使用剂量大、疗程长，容易发生肾上腺皮质功能减退症及暂时性肝功能受损，一般不用。

（3）病因治疗

对于性早熟的治疗还应从病因着手，如颅内肿瘤所致的真性性早熟，可采用外科治疗，如立体定向放射外科技术（γ刀）治疗松果体瘤及显微外科治疗下丘脑错构瘤等，不仅安全，而且不良反应小、并发症少，且疗效肯定，使患儿性征随肿瘤的消失而消退。目前对错构瘤的治疗也可采用促性腺激素释放激素拟似剂治疗而不需手术。对于确诊为性腺肿瘤、肾上腺肿瘤所致的假性性早熟应尽早手术切除，肿瘤切除后，性早熟症状可以很快消除。

四、结语

儿童性早熟的治疗是一个长期过程，所以更需要患儿及家长的配合，认真执行治疗方案，并且定期复查和随访。一般每月进行一次临床检查，每半年进行骨龄、B超检查，以便于医生根据患儿的症状及体征制订动态治疗方案。

（李佳鑫）

学习辨证论治应博采众长

辨证论治是中医理论的精髓，贯穿于理法方药的全部过程，在临床应用时，哪个环节出现了错误都不会收到满意的疗效，所以临床中医医生需要做到“辨证准确，立法合理，组方巧妙，用药恰当”。

在中医学的历史进程中，古代先贤创造了诸多辨证的方法，如八纲辨证、脏腑辨证、六经辨证、卫气营血辨证、三焦辨证、气血辨证等，这么多辨证方法，临证时该如何运用呢？群贤众说不一，有人说六经辨证最好，临床运用广泛，疗效确切；有人说脏腑辨证实用（比较公认）；而笔者亦见过所有疾病都从气血两个方面进行辨证用药的医生，也有临床疗效。在四诊搜集资料时，有人重视问诊，有人重视脉诊，又有人善用腹诊，还有人说望诊最确切，这是为什么呢？怎么会有这么多见仁见智的情况？在立法处方时，有人多用补肾健脾法，有人多用理气活血法，还有人多用化痰法治病，而每位医家都能治愈很多常见病和疑难病症，这又作何解，难道随意立法处方都能治好病吗？在处方用药时，有的医家多用温阳药物，如兴于四川的火神派，其传人卢崇汉在《扶阳讲记》[1]中记载：1 年里，他共诊治了 2745 人，20 013 人次，开出了 20 076 张处方，所涉及的病有 83 种，全年用药有 42 种。在 20 076 张处方里，用姜的有 20 016 张处方，这里面包括干姜、生姜、煨姜、筠姜、炮黑姜。姜的使用占了全年处方的 99.7%。而桂枝应用处方一共有 19 852 张，占全年处方的 98.8%。而制附片（包括了天雄片、黄附片、黑顺片、熟附片）应用处方一共有 19 423 张，这当中还包括了制附片和制川乌同时应用的情况，占全年处方的 96.8%。又有的医家爱用某一味药物，在治何病时，处方中总是出现他爱用的那味药，如人称张景岳为张熟地等，为什么用药的差别会如此悬殊？笔者亲炙几位不同学派的老师后，兹就个人学习体会和临床实践对辨证论治的临床应用谈几点认识。

一、学贯古今，胸有全局

在整个中医学的理论体系中，诸多辨证方法是逐渐形成的，已有前者，又出现后者，是因为出现了前者不能解决的新问题，所以叶桂在治疗外感温热病时总结创造了卫气营血辨证，吴鞠通总结创造了三焦辨证，这样才使温病中出现的新问题得以解决。随着新辨证方法的出现，亦会创造出一些与之相对应的方剂和选出一些随症加减的药物，这样才构成一套完整的辨证方法。但这套辨证方法又有它的局限性，如六经辨证适用于外感伤寒有典型六经传变规律的病证，卫气营血辨证适用于外感温热病邪按卫气营血四个阶段传变的病证，脏腑辨证适用于中医内、外、妇、儿等各科杂病的辨治等。每种辨证方法用之恰当，便有药到病除的疗效，否则罔矣。

病案举例：

1. 于某某，女，42 岁，2007 年 3 月 7 日初诊。主诉：头蒙伴两耳胀堵感 1 个月余。患者 1 个月前患尿路感染，输庆大霉素、丁胺卡那针、先锋 B、氧氟沙星液等药 12 天，治疗期间出现头蒙、两耳胀堵感、恶心、纳差。6 天前曾服八正散无效，故此来诊。现症见：头蒙，两耳胀堵感，平卧较轻、立则加重，上午重、下午轻，耳鸣如蝉，按之减，腰酸乏力，畏寒，天冷时诸症加重，口苦，纳可，二便调，精神委顿，舌体胖大有齿痕，舌边偏红，苔中根部黄，声息低弱，脉弱左关滑。证属脾肾两虚，肝经蕴热。治宜健脾补肾，佐以清肝之品。方选补中益气汤加味：黄芪 30g，红参 10g，白术 15g，升麻 3g，柴胡 3g，野葛根 10g，宁枸杞 10g，山茱萸 20g，怀山药 20g，炒杜仲 15g，龙胆 5g，川黄柏 10g，全当归 10g，杭白芍 10g，广陈皮 10g，炙甘草

10g。

上方连服5剂，诸症明显好转，原方继服7剂病愈。

2. 李某某，女，57岁，2007年2月5日初诊。主诉：头胀痛9天。患者1个月前感冒未愈，9天前又复感外邪，出现头痛、喷嚏、耳鸣、鼻干、咳嗽。曾输清开灵、双黄连注射液治疗无效，改服去痛片、久强脑立清亦不佳，故此来诊。现症见：头胀痛，寒热往来，口苦，鼻干咽干，默默不欲饮食，心烦喜呕，目眩，耳鸣，全身酸软无力，打喷嚏，有少量清涕，呼出之气有热感，二便调，面色暗黄，舌体有齿痕、苔根部稍黄，脉弦，沉取无力。证属邪犯少阳，枢机不利。治宜和解少阳，调达枢机。方选小柴胡汤加减：柴胡20g，法半夏10g，生晒参10g，条黄芩10g，炙甘草10g，大枣12枚（掰），生姜10g。

服此方2剂病愈。

按：病例1为脏腑辨证的具体应用，用之恰当，故5剂后有明显好转，12剂病愈。病例2为六经辨证的具体应用，患者病证典型，虽以头胀痛为主诉就诊，但符合《伤寒论》263条“少阳之为病，口苦，咽干，目眩也”和96条“伤寒五六日中风，往来寒热，胸胁苦满，默默不欲饮食，心烦喜呕，或胸中烦而不呕，或渴，或腹中痛，或胁下痞硬，或心下悸、小便不利，或不渴、身有微热，或咳者，小柴胡汤主之”的论述，故服小柴胡汤2剂而愈。设想这2例病案颠倒使用辨证方法或使用其他辨证方法，均不会收到立竿见影之效，所以过于强调脏腑辨证最好或六经辨证最妙均不妥。即使使用温病学中的方子治好了内科杂病，如用银翘散治疗风热犯肺型感冒，但在整个疾病发展过程中，没出现温病的特点，亦不属于卫气营血辨证的具体应用，当属脏腑辨证的范畴，此乃病机对应，选是方则病愈。

由此可见，欲运用好各种辨证方法，必须做到学贯古今，胸有全局。

二、诸诊合参，善抓主症

之所以有人强调某一诊法的重要性，是因为在个人学习过程中对某一诊法悟得比较深入，故而善用。或在工作中某一疑难病症的主症（反映疾病本质的症状）被他偶尔抓住，把病治愈，而这一主症正好在脉诊或望诊中出现，从此便曰脉诊或望诊重要，不会反思是否是自己的学术观点不当。

当患者向医生诉说病情时，有的会滔滔不绝，说出一大堆错综复杂的症状；有的会只说一两个异常感觉，而无其他不适，如患有黄褐斑、眼胞黧黑、口舌生疮等；有的只是实验室检查结果不正常，如尿中有蛋白或隐血、血糖和（或）尿糖升高或乙肝病毒携带者等；有的测得血压持续升高，而无任何不适感；有的或舌或脉极不正常而无任何不适；等等。遇此类病情，别说只用“某一重要诊法”辨证了，就是四诊合参，亦无典型证型可辨出，大多时候医生都是在试探性治疗。所以，当我们遇到这些棘手问题时，应多种诊法并用，不但要用传统的四诊，而且还要参考后世的腹诊、耳诊及现代医学的检查报告，综合分析，抓住主症，才能取到满意疗效。

病案举例：

葛某某，男，25岁，2007年4月29日初诊。阴囊及周围胀痛1年余，加重1个月。患者于1年前无明显诱因出现阴囊及周围胀痛，加重1个月，按之痛甚，痛甚时则掣及两侧少腹及大腿内侧，左重于右，下午及晚上加重，偶有针刺感，小便黄、量可，大便调，纳可，偶有恶心感，失眠多梦，口唇溃疡，舌尖红、苔中根部黄厚，舌下脉络粗大但无迂曲，右脉滑数，左寸沉细数、关尺滑细数。B超示：左侧精索静脉曲张。经用西药治疗改善而不愈，故邀余开中药治之。证属心火旺盛，痰瘀互结。治宜涤痰泻火，活血止痛。方选桃红四物汤和导赤散加减。

处方：白芥子6g，云茯苓10g，川黄柏10g，川木通10g，淡竹叶10g，当归尾10g，赤芍药15g，川芎15g，桃仁15g，红花20g，水蛭4g，广地龙15g。

服上方3剂，诸症好转，继而左侧胁肋、胳膊及颈部胀、窜痛。于上方加炒王不留行30g、香附10g、青皮10g，当归尾、赤芍、川芎、桃仁各加5g，水蛭加2g，继服20剂，诸症基本消失。又将本方5剂研末炼蜜为丸以巩固疗效，服完病愈，随访至今未复发。

按：该病例如果只从脉象考虑，所处之方便是清热化痰之品；只从问诊考虑，所处之方便是活血通络止痛之品；只从现代医学的检查报告考虑，亦会处活血通络止痛之方，因为精索静脉曲张的基本病理改变是精索静脉血流淤积。而笔者在辨为该证时，问诊辨其为瘀血；望舌知其下焦有痰、热、瘀，并伴有心火旺；切其脉和望诊问诊相吻合，故而坚定了辨为此证的信心。而现代医学的检查报告又提示，方中应大胆选用破血逐瘀的虫类药才能提高疗效。诸诊合参，抓住主症，认清病机，选方用药恰当，故收到可观之效。

三、提高认识，法随证立

翻开《中医各家学说》，便会看到中医学中门派林立，有的多补益，有的多祛邪。之所以形成这么多门派，是因为每个人的学习经历和工作经历不同。如李东垣行医于战乱时期，民不聊生，饥饿、劳役以及精神上的创伤都严重损害脾胃元气，削弱机体抗病能力，故治病处方多从脾胃论治。朱丹溪悬壶于和平盛世，又多治病于富贵之人，此类人群多因纵欲无度，多食肥甘厚味，而致阴精耗伤和脾胃损伤而生痰，久之则形成了治病多滋阴和治痰的学术观点。

吾辈应在前人的基础上，提高对各种疾病的认识，不能一味崇尚补肾健脾、理气活血、化痰等法，尤其是在治疗疑难杂症时，以提高我们的辨证水平。如我的老师刘保和教授善于腹诊，对瘀血致病的认识高人一筹。他30年前工作于基层卫生院，当地有一农民已婚数年而不孕（丈夫体健），每次行经小腹疼痛欲死，久治不愈，当患者求诊于刘老师时，按其左少腹痛甚而惊叫，随之处桂枝茯苓丸加大黄水煎服，药后下一碗口大血块及数小血块而痛止，服药3剂而愈。随访未再痛经，数月后怀孕，一年后顺产一男婴。刘老师诊清该患者为癥结之病时，随证便立消瘀之法，方选桂枝茯苓丸加大黄治之。辨证准确，立法选方用药恰当，故挽沉疴于三剂之间。所以，提高对疾病本质的认识，确立相应治法，是治好疑难病症的关键。

四、精研医理，博采众长

我学医已近十载，反复习读《内经》，发现《内经》中所讲的大部分内容是阴阳五行学说、脏腑经络的生理功能、病因病机、养生、运气等，而在辨证、诊法、论治等方面，较之现今，则欠完备。如对方药的运用，仅记载十三个方，有些亦不适用于今之临床。在后世约两千年的发展中，中医各家积累了大量的治疗经验。如王清任著《医林改错》，提高了后人对瘀血所致疾病的认识和诊治水平。我的另一位老师——姜国宏先生，精通温病学，善治外感温热病，在跟师近三年的学习中，每遇外感病人，首诊均开三剂药，一般需复诊一次，最多两次痊愈，其中亦有许多只看一次而病愈的。他的用药特色是：用药轻清，寒热并用，宣肺时不忘降肺，兼虚证者攻补兼施。在开具回乳的内服方时，常人皆用炒麦芽120g或更多治之，亦有加入活血之品者，而先生每于炒麦芽的基础上加入解表药，疗效立竿见影。这是在中医学中增砖添瓦的内容，我问先生如此处方的理论来源，其曰："辛味药能散能行，解表药亦有耗阴之弊，气血散，阴血伤，以杜生乳之源，故较单用炒麦芽疗效显著。此是吾早年治疗产后感冒时，哺乳妇女服用解表药后停乳或乳汁明显减少，在回乳方中便加用解表药，发现疗效甚著。"李士懋老师在治疗由肝阳上亢所致的高血压时，只要伴有弦劲之脉便大量用蜈蚣，每获良效。对升降散的理解，姜国宏先生高常人一筹，凡有郁热者，不论外感内伤，内外妇儿各科皆加减用之，不局限于治疗温病的狭窄范围，主要掌握郁热这一关键即可。他又在升降散的基础上创立了新加升降散，于方中加入淡豆豉10g、山栀子7g、连翘15g、薄荷4g，以助清透之力。我在跟师学习的两年中，每遇外感温热而致高热者，用此方治之，皆应手而愈。在中医学历史发展的长河中，这样宝贵的治疗经验举不胜举，我们都应努力继承。

因为每个人用药经验的背后既有一套完整的理论做指导，又有它的适用范围和灵活变动性，我们只有具备丰富的理论知识，才能继承宝贵的经验，防止盲学照搬硬套之弊，在博采众长之后才能提高临床疗效。所以精研医理，博采众长是医者终身的治学精神。

五、结语

辨证论治涉及理法方药的各个环节，医者每一步必须做到丝丝入扣才能达到治愈疾病的目的，所以在临证时必须做到学贯古今，胸有全局；诸诊合参，善抓主症；提高认识，法随证立；精研医理，博采众长，这样才能提高我们的临床疗效。

实践是检验真理的唯一标准，不论哪位医家的治疗经验，只要他治愈了疾病，就说明了他的正确性，但这个正确性是相对的而不是绝对的。因为辨证论治的最高境界是法无定法，方无定方。因此，吾辈应辩证地学习每位医家的学术思想和治疗经验，只看到某医家的长处，或被其学术思想的负面影响所惑，实违《内经》阴阳平衡之旨，而将终身停留于下工的治疗水平，甚者则有使患者生命遭殃的危险，医者不可不知。

（葛鼎）

参考文献

［1］卢崇汉 . 扶阳讲记［M］. 北京：中国中医药出版社，2006：2–3.
［2］严世芸 . 中医各家学说［M］. 北京：中国中医药出版社，2003：139.

验案两则

第一则：

闫某某，男，3 岁，2019 年 12 月 12 日初诊。

因过食寒凉引起肠胃不适，日前出现发热、咳嗽症状。患儿经常反复感冒、发热。查体：右肺可闻及散在湿啰音，舌微红、苔白微厚，脉滑细数少力。诊为咳嗽，素有痰积，风热袭肺，方用保和丸加清热宣肺化痰之品。药用：忍冬藤 12g，连翘 10g，茯苓 10g，桑叶 10g，苦杏仁 10g，鱼腥草 15g，黄芩 10g，炙枇杷叶 10g，前胡 10g，焦三仙各 5g，陈皮 10g，瓜蒌 10g，半夏 10g，甘草 4g。3 剂，水煎服。

2019 年 12 月 15 日二诊：药后好转，双肺呼吸音略粗，湿啰音已无，舌略偏红、苔薄白，继服前方以巩固治疗。

按语：患者平素饮食不节，脾失健运，气机不畅，上渍于肺，导致肺失宣肃，出现咳嗽、发热等症。倪师认为“水谷之寒热伤人也，感则脾先受之”，患儿诸症皆由饮食不当引起，故以保和丸为基础方，君用焦三仙（山楂、神曲、麦芽）消食导滞；臣以半夏、瓜蒌、陈皮理气化湿、和胃降逆，茯苓健脾利湿；鱼腥草、黄芩、连翘、忍冬藤共同佐之，即可通络散结、止咳平喘，又可清解食积所生之热；甘草补中和药，为佐使之用；另加前胡、枇杷叶、桑叶、苦杏仁一宣一降，宣肺平喘，增强止咳之功。诸药合用，仅三剂热退咳止，诸症自愈。

第二则：

南某，女，30 岁，2019 年 12 月 4 日初诊。

心悸、心烦数月，夜间入睡时间长，易醒，醒后难以入睡，周身困乏，舌偏红、苔薄白，脉细弱。诊为心悸，辨证为气阴两虚。方以天王补心丸加减：生地黄 15g，丹参 15g，玉竹 15g，麦冬 15g，太子参 15g，五味子 12g，柏子仁 15g，百合 20g，浮小麦 30g，炒枣仁 20g，火麻仁 15g，阿胶 10g，女贞子 15g，墨旱莲 15g，炙甘草 10g。7 剂，水煎服。

2019 年 12 月 11 日二诊：心悸、心烦、失眠较前好转，效不更方，继服 7 剂。

按语：此患者主诉心悸、心烦数月，用药半月后症状基本消失。数月后因腹部不适前来就诊，方知其疗效。倪师辨证为气阴两虚。心神失养则心悸；阴虚上扰心神则心烦、失眠、易醒；气阴两虚则周身困乏。以天王补心丸为基础方，去当归、远志之温燥，用桔梗之升提、茯苓之渗泄，加炙甘草合太子参、浮小麦以益气，百合、阿胶、火麻仁配以二至丸（女贞子、墨旱莲）养心补肾、柔肝润肠，滋阴而不滋腻，使心火宁、心神养而夜寐安，数月之恙仅半月而愈。

（李琳丽　张林军）

附

倪藹然教授相关文章

小儿“多动症”临床治疗体会

河北省中医院　倪藹然

儿童“多动症”，现代医学又称之为脑功能轻微失调症。其发病机理认为是属于大脑神经传导系统障碍，从而产生注意力不集中、小动作过多、情绪不稳等各种临床表现。

对本病的治疗，现代医学常用苯丙胺、利太林等药物。而中医药对本病的治疗尚少报道。笔者在临床上曾对患有“多动症”的患儿，根据中医理论的指导进行辨证施治，取得了较好的疗效。现举例报道如下。

例1：白某某，男，5岁，1979年7月20日就诊。主症：患儿于半年前出现多动现象，面部表情异常，常常挤眉弄眼，过度顽皮，整日手忙脚乱，或在房里来回走动，或上下爬楼梯，或翻箱倒柜，损坏玩具，虽家长想尽办法管理教育也无效。同时患儿夜间不能安睡，或虽睡也不能深沉，来回翻身或呓语，或哭闹即醒，并伴有大便干燥、小便短赤、食欲不振等症。曾在某医院治疗，诊为“小儿多动症”，给予镇静剂治疗未见显效，故来我院就诊。患儿就诊时不能安静配合，乱跑乱动，甚至爬上诊断桌乱拿医疗用具，并损坏听诊器及撕碎处方。在诊病半小时内曾挤眉动眼数次，躁动不安，查其舌质红、少苔，脉滑数。给予滋补心肾、清心火、镇静安神法治之。

处方：桑椹10g，生地黄9g，何首乌10g，黑豆9g，杭芍

9g，茯苓9g，钩藤10g，磁石9g，朱砂1.5g（冲服）。

服药6剂后，睡眠较前安静，食欲增加，但仍表现多动，口渴欲饮。前方加黄连3g、竹叶6g、莲子心5g，连服6剂后，诸症明显好转，烦躁多动现象也显著减轻，继续此方服用10余剂后，基本控制了多动现象。此后，遵照以上方法，又服药3个月巩固。经追踪观察一年半未复发，和正常儿童毫无异样，现已上学，学习成绩优良。

例2：李某，女，12岁，1982年8月20日初诊。主症：自幼性情孤僻，且今年经水来潮前，出现自言自语，心神不安，情志抑郁，且执拗任性，反应迟钝，夜寐不安，经常夜间不能入睡，忽而坐起，独自言语。上课学习时精神不能集中，常低头自语或玩弄衣角，对学习缺乏兴趣及主动性，学习成绩差，跟不上课，家长为此非常苦恼焦急，而带患儿来我院就诊。观患儿面部神情呆滞，羞涩少言，舌红少苔，脉沉细数。给予清心养阴、豁痰开窍、安神定志法治之。

处方：生地黄12g，茯苓10g，莲子心6g，龙齿15g，炒酸枣仁10g，石菖蒲6g，百合15g，知母8g，浮小麦20g，郁金6g，大枣10枚。

服此方10剂后，患儿夜间睡眠明显好转，可达7～8小时，仍有自言自语，舌红、苔中薄腻。前方加减：生地黄10g，浮小麦20g，石菖蒲6g，百合15g，知母8g，黄连5g，郁金6g，大枣10枚，远志6g，炒酸枣仁10g，茯苓9g，甘草3g。连服2个月，患儿病情基本控制，记忆力明显恢复，现继续服药巩固疗效。

以上两例在选择方药上，分别采用朱砂安神丸、磁朱丸、百合知母汤、甘麦大枣汤为主方进行治疗。例1患儿表现为烦躁多动，舌红少苔，脉滑数有力，证属心火亢盛，阴液被灼，故以朱砂安神丸、磁朱丸为主方进行治疗。二方有交通心肾之功，方中朱砂性微寒重镇，既能安心神又能清心火，辅以黄连苦寒清热泻心火。生地黄归经于心肾，补养心肾之阴，清心凉血；磁石镇静潜阳；桑椹、何首乌补肾宁心；黑豆补肾益脑。配以杭芍、钩藤益阴平肝以助滋肾镇静之力。小儿脏腑娇嫩，肾气不足，又属纯阳之体，病多从火化，此例患儿年仅5岁，故重用滋肾阴、清心火之法而获效。

例2患儿病机为阴虚血燥，痰火内扰，故以百合知母汤、甘麦大枣汤为主方进行治疗。方中百合入心肺二经，润燥安神，与知母、生地黄配合，加强补虚清热、滋水制火作用。甘麦、大枣二药相合，共起生津润燥、宁心安神之功。方中配以石菖蒲、远志、郁金等药物可豁痰开窍、强脑益智。

“小儿多动症”是属多种原因引起的脑功能失调，根据中医理论指导，运用中药治疗收到良好效果，值得今后进一步认真探索和研究。

（《河北中医》1983年第3期）

6—8 月当心小儿手足口病

河北省中医院　倪藹然

手足口病是一种由肠道病毒引起的发疹性传染病，主要表现是口腔、手足发生疱疹，为米粒或豌豆大小，呈椭圆形。分布以口腔黏膜、手掌心、手指背面或侧面、指甲周围、足底、足跟边缘以及臀部为多。本病多发生于小儿，尤其以 2 岁以内的婴幼儿更为多见。发病季节以 6—8 月为高潮，病程 1 周左右。其发病初期可有轻微的发热、流涕、咳嗽、流涎，或伴有食欲减退、腹泻等症状。

本病可通过患儿的飞沫、污染的水源、食品、玩具、用具等传播。发病后如不及时治疗或病情重者，可并发心肌炎、病毒性脑膜炎等，故应引起医生和家长的重视，及时进行治疗并采取适当的预防措施。治疗方法以采用清热解毒的中药较理想，能取得较好的疗效。

生地黄 9g，连翘 10g，栀子 6g，板蓝根 10g，赤茯苓 9g，竹叶 6g，蝉蜕 5g，白茅根 15g，甘草 3g。有发热者可加金银花 10g、薄荷 6g；舌苔白腻者加滑石 9g、佩兰 6g、薏苡仁 9g；腹胀食滞者加厚朴 6g、焦三仙各 10g。水煎服。

为防止手足口病传播，在流行季节对患儿要进行隔离，注意接触物的消毒以及粪便排泄物的管理，尤其在托儿所等小儿集中的地方更应加强疫病预防工作。

（《医学文选》1991 年第 3 期）

清热疏解法儿科临床应用

河北中医学院附属医院　张贵印　倪蔼然　赵艳娥　张洁
83级实习生　连增林

幼幼之躯，脏腑娇嫩，形气不足，精血未充，经脉未盛，寒暖不知自调，复之冬夏春秋，气候渲染，温寒肆虐，罹而致热，权衡病机，施以清热疏解之法，每能奏效。此法源于清代吴瑭《温病条辨》，为治疗“太阴风温、温热、瘟疫、冬温……但恶热而渴者”设立。师其法，效其方，衷中参西，对诸儿科常见病，辨证施治，举隅如下。

一、上焦如羽　轻清去实医上呼吸道感染

李某，男，2岁。1988年5月14日初诊。发热4天，体温在38.5℃以上，伴微恶风寒，鼻塞流涕，喷嚏轻咳，咽喉肿痛，喉核肿大，舌边尖红，苔薄黄，指纹浮紫于风关。证属风热感冒。方用银翘散加减：金银花12g，连翘、豆豉各10g，桔梗、竹叶、荆芥、牛蒡子各10g，薄荷8g，芦根15g，甘草3g。水煎，服1剂热退，复询策略，再剂乃瘳。吴鞠通曰：“此方之妙，预护其虚，纯然清肃上焦，不犯中下，无开门揖盗之弊，有轻以去实之能，用之得法，自然奏效。”

二、辛凉相济　疏清通泻治疱疹性口炎

张某，女，1岁半。1988年4月21日初诊。发热2天，体温38.7℃，齿龈、面颊、上颚黏膜疱疹密布，面赤唇焦，流涎便干，舌红苔黄，指纹青紫在气关。证属邪热充斥上中二焦。方用凉膈散加减：大黄、栀子、芒硝、黄芩、竹叶、柴胡各6g，金银花12g，连翘10g，黄连4g，石膏15g，薄荷8g，甘草3g。服药2剂热退，3剂病愈。汪昂于《删补名医方论》谓："此上、中二焦。实火药也。热淫于内，治以咸寒，佐以苦甘，故以连翘、黄芩、竹叶、薄荷散火于上，而以大黄、芒硝之猛利荡热于中，使上升下行，而膈自清矣。用甘草病在膈，甘以缓之也。"且我们于临床中又体会到，再加金银花、柴胡，又可助清疏之力，配以石膏、黄连又可加强清热泻火之功。本方化裁使用可谓相得益彰。

三、仿三解汤　清热并举疗疱疹性咽喉炎

钱某，男，1岁半。1987年6月1日初诊。发热4天，体温38～39℃，憎寒壮热，流涕咳嗽，头痛呕恶，烦躁舌红，苔白而腻，脉象弦数。当属邪伏膜原，以开达膜原、辟秽化浊为法。方用达原饮加减：黄芩、白芍、厚朴、草果、知母各6g，槟榔、柴胡、牡丹皮、青蒿各8g，金银花、连翘各12g，焦三仙各30g。3剂热退，唯咳少寐，继用上方加浙贝母3g，又3剂而愈。吴又可说："此邪不在经，汗之徒伤表气，热也不减；又不可下，此邪不在里，下之徒伤胃气，其渴愈甚。"故本例以开达膜原、辟秽化浊治愈。

四、清凉解肌　芳香透表治风疹

陈某，男，6岁。1988年5月30日初诊。发热2天，伴鼻塞流涕，继而头面、脊背、前胸、四肢散在红色皮疹，细碎而小，压之褪色，纳呆食少，舌质淡红、苔薄白，脉浮数。两耳后核肿大，清晰可数。咽虽红，但未见麻疹黏膜斑。证属风痧。方用金银花15g，连翘、大青叶各12g，竹叶、升麻、葛根、牡丹皮各6g，紫草9g，薄荷8g，桔梗5g，芦根12g，焦三仙各30g。6剂痧退身凉。

五、泄毒疏风　软消相携疗痄腮

范某，女，7岁。1988年5月24日初诊。左腮肿胀1天，兼发热恶寒，腮颐酸痛漫肿，张口困难，舌红苔黄，脉象浮数。方用金银花12g，连翘10g，牛蒡子、黄芩、黄连、桔梗、陈皮、升麻各6g，薄荷、玄参、柴胡、马勃、僵蚕、夏枯草各9g，板蓝根15g，甘草3g。3剂肿减，6剂病愈。

六、清热导滞　化瘀祛痰法传染性单核细胞增多症

吴某，男，7岁。1987年4月17日初诊。发热5天，体温在38～39℃之间，热而不恶寒，颈、腋臀核肿大，左右胁下可扪及癥块（肝脾）。舌质红，苔薄黄，脉象数。血常规：异型淋巴细胞20%。证属外感风热毒气，内伤气血痰瘀。方用野菊花、丹参各9g，蒲公英、连翘、紫花地丁、板蓝根、鳖甲、炒山楂、神曲、麦芽各10g，金银花12g，天葵子、牡丹皮、夏枯头、黄芩、鸡内金各6g，黄连4g。服药15剂，臀核肿大消失，脾未触及，肝仅剑突下1cm，血象复查未见异常。

七、清热疏解　利湿解毒治腹泻

秦某，男，2岁。因发热腹泻7天，加重2天，于1984年5月6日住院。入院前曾用庆大霉素、复方新诺明等药治疗，热不退，泻不止。大便日行 4 ～ 5 次，色黄夹黏液，伴阵阵啼哭、里急后重及食入即吐，舌质红、苔黄腻，指纹青紫于气关。证属湿热痢，方用煨葛根 6g，炒黄芩 2g，黄连 2g，荷叶 1g，木香 3g，广藿香 3g，升麻 3g，陈皮 6g，半夏 3g，车前子 6g，服药 4 剂痊愈出院。

八、清宣泻热　表里双解疗病毒性心肌炎

苗某，女，8 岁。主因发热、咽痛 3 天，心悸 1 天，于 1988 年 3 月 24 日住院。入院时体温 39℃，咽痛，喉核Ⅱ度肿大，并有脓性分泌物，舌红、苔薄白而腻，脉结代。心电图提示偶发室性期前收缩伴室内差异性传导。心肌酶化验：谷草转氨酶 160 IU，乳酸脱氢酶 540 IU，肌酸磷酸激酶 20 IU。方用金银花 12g，连翘、玄参各 9g，生地黄 10g，竹叶、牛蒡子、山豆根、桔梗、薄荷各 6g，芦根 15g，甘草 3g。服药 3 剂，体温正常。上方再加锦灯笼 8g、金果榄 9g，又服 3 剂乳蛾亦愈。继用本方加丹参 15g，减山豆根、锦灯笼、金果榄，再进 12 剂痊愈。

九、疏表解毒　利水消肿疗肾炎

范某，男，14 岁。因浮肿尿少 5 天，于 1987 年 8 月 10 日入院。症见汗出恶风，目窠浮肿，溲黄而短，咽喉肿痛，喉核肿痛，舌质红、苔薄白，脉浮数，尿蛋白（+），红细胞 5 ～ 6 个 / 高倍镜，白细胞 1 ～ 3 个 / 高倍镜，上皮细胞少许。方用麻黄 3g，石膏 15g，甘草 3g，金银花 20g，蒲公英 9g，连翘、石韦、赤小豆、白茅根各 15g，牛蒡子、小蓟、藕节、车前子各 10g，桑皮 12g，益母草 30g。住院 7 天浮肿消失，尿常规、艾迪氏计数正常，住院36天痊愈出院。

（《河北中医》1989第11卷第2期）

中医辨证分型治疗小儿厌食证600例临床观察

河北省中医院儿科　倪蔼然　孙桂芳　张力

自1986年我科开展小儿厌食专病门诊以来，对千余例厌食证患儿进行治疗，其中绝大部分是采用中医辨证分型治疗，严格遵守辨证施治原则，进行选方用药，取得较显著的疗效，现筛选其中600例厌食证进行分析。

1. 临床资料

1.1 诊断标准　以食欲不振，甚或拒食为主要临床表现。病程短则3个月至半年，长则达数年之久，与水谷少进或因患其他疾病而引起食欲减退者应加以区别。

1.2 病例选择　600例厌食证患儿均采用中医辨证分型进行选方用药，与400例单纯服用锌制剂（健灵液）的患儿进行对照观察。

1.2.1 辨证分型组：

（1）食积内热型：用和胃消食丸治疗者140例，其中男84例，女56例，男：女＝3∶2；年龄1～3岁70例，3～5岁60例，5岁以上10例；病程5个月至3年；服药显效时间7～15天。显效126例，占90%。有效率例占7.14%；无效4例，占2.86%，总有效率97.14%。

（2）痰湿阻滞型：用健运增食丹治疗者120例，其中男80例，女40例，男：女＝2∶1，年龄1～3岁60例，3～5岁46例，5岁以上14例；病程5个月至5年；服药显效时间15天至1个月。显效98例，占81.67%；有效20例，占16.67%。无效2例，占1.66%，总有效率98.34%。

（3）脾胃虚弱型：用调脾散治疗者140例，其中男94例，女46例，男：女≈2∶1；年龄1～3岁47例，3～5岁80例，5岁以上13例；病程5个月至8年。服药显效时间1个月至2个月。显效80例，占57.14%；有效50例，占35.71%；无效10例，占7.15%，总有效率92.85%。

（4）气阴两虚型：用益阴散治疗者200例，其中男136例，女64例，男：女＝2.125∶1；年龄1～3岁120例，3～5岁72例，5岁以上8例；病程5个月至6年；服药显效时间7～15天；显效160例，占80%；有效32例，占16%；无效8例，占4%，总有效率96%。

1.2.2 对照组　对于发锌低的患儿，有400例单纯用补锌的方法进行治疗。其中男250例，女150例，男：女≈1.7∶1；年龄1～3岁240例，3～5岁120例，5岁以上60例；病程6个月～5年；服药显效时间20天至2个月。服药后显效62例，占15.5%；有效212例，占53%；无效126例占31.5%，总有效率68.5%。随访发现患儿疗效未能巩固，停药后复发的患儿不少见，再次服药效果不明显。

2. **治疗方法**

2.1 辨证分型施治　笔者从患儿的精神、面色、肌肉、毛发、皮肤、口气、二便、汗出、腹部（是否胀痛）、舌脉及发锌测定、血象化验等方面的临床资料，进行全面分析归类，以中医辨证规律为指导，将厌食证分为以下 4 型。

（1）食积内热型：证见腹痛胀满，嚼腐吞酸，呕吐酸馊，手足心热，大便秘结或便味臭秽，烦躁，多汗，舌红、苔黄厚腻，脉滑数。治以清热消导化滞法，方用自制和胃消食丸，以茯苓、砂仁、焦三仙、胡黄连、炒莱菔子为主要药物组成。

（2）痰湿阻滞型：证见胸闷呕恶、腹满腹胀、痰多流涎、大便不调，舌质淡红、苔白厚腻，脉滑。治以健脾助运、化湿祛痰法。方用自制健运增食丹，以苍术、藿香、厚朴、茯苓、半夏为主要药物组成。

以上两方虽以清热、化湿祛痰、消导逐邪作用为主，但均有茯苓健脾助运，虽祛邪而不伤正，适用于厌食证病程短，体质未见明显虚衰者。

（3）脾胃虚弱型：证见精神倦怠，面色萎黄，发黄稀疏，大便稀溏，舌质淡、苔薄白，脉细弱。治以健脾益气法。方用自制调脾散，以太子参、白术、山药、鸡内金为主要药物组成。

（4）气阴两虚型：证见神疲乏力，面色苍白，形体消瘦，毛发干枯，口腔溃疡，手足心热，自汗盗汗，口干舌燥，大便偏干，舌质偏红、少苔或花剥苔。治以益气养阴和胃法。方用自制益阴散，以沙参、黄精、扁豆、麦冬为主要药物组成。

以上两方以扶正益气、补养气阴为主，补而不滞，滋而不腻，适用于体质虚弱，病程较长者。

2.2 对发锌测定数值低的厌食患儿给予锌制剂——健灵液。疗程 3 个月，根据年龄用量为：1 岁以内 5mL，3 次 / 日；1 ～ 3 岁 5 ～ 8mL，3 次 / 日；3 ～ 7 岁 10mL，3 次 / 日；7 ～ 14 岁 15mL，3 次 / 日。

3. 疗效标准

服用中成药疗效标准，显效：坚持服药 1 个月，食欲明显增加，与同龄儿进食一样，体重增加 1kg，面色转红润，二便调，盗汗症消。有效：坚持服药 1 个月，食欲、体重有所增加，其他症状有所改善。无效：坚持服药 1 个月，食欲、体重、面色、二便、盗汗等症无明显变化。

4. 典型病例

例 1　张某，男，5 岁。生后母乳喂养，2 岁断奶。诊断于 1988 年 1 月 5 日，体重 16kg，身高 102cm，病程 3 年。主症：面色不华，头发稀疏，饮食少进，口气酸腐，腹部有时胀痛，二便尚可，舌质偏红、苔白厚，脉细滑。血常规：红细胞 420 万 / mm^3，血色素 12g%，发锌测定 86。治则：健脾益气和胃消导，服用和胃消食丸及调脾散。本证属虚实相兼，采取先治标病后治本病之法。故先用和胃消食丸消食导滞，继以调脾散益气健脾。疗效观察：服和胃消食丸 1 周后，食欲增加，口气酸腐及腹胀痛明显减轻，舌质转正常，白厚苔退。继服调脾散半月后，面色转红润，毛发有光泽。1 个月后随访，体重增加 1kg，3 个月后复查发锌测定 110μg/g。

例 2　王某，男，3 岁。病程 2 年，出生后牛奶喂养，1988 年 3 月 21 日初诊，体重 13kg，身高 88cm。症见：面色少华，发欠光泽，腹胀，时呕恶，食欲差，精神倦怠，大便稀溏，日行 2～3 次，舌淡、苔白厚，脉濡缓。实验室检查：红细胞 400 万 /mm^3，血色素 12.2g%，发锌 126μg/g。治则：健脾理气化湿。服用健运增食丹，每次 1 丸，每日 2 次。疗效观察：服用 2 周后，食欲增加，大便成形，呕恶症消，精神面色均见好转。继服健运增食丹 1 周，诸症消失，食欲倍增，面色转红润，体重有所增加。

例 3　刘某，男，4 岁。生后母乳喂养，2 岁断奶，1988 年 1 月 11 日就诊。体重 13kg，身高 93cm。病程 2 年。症见：形体消瘦，面色萎黄，纳呆，食少，腹微胀，大便溏，舌质淡、苔薄白，脉细弱。实验室检查：红细胞 350 万 /mm^3，血色素 9.5g%。发锌测定 70μg/g。治则：益气健脾。服用调脾散，1 次 1 包，每日 3 次。疗效观察：服药半个月后，食欲增加明显，面色转红润，大便渐以成形。继服调脾散半个月，诸症消失。2 个月后测体重增加 2kg，复查红细胞 380 万 /mm^3，血色素 11.5g%，发锌 100μg/g。

例 4　张某，男，2 岁 10 个月。生后母乳喂养，1 岁半断奶。1988 年 2 月初诊。患儿从 10 个月开始食欲减退，形体消瘦，大便秘结，小便频数，易患感冒，病程 2 年，身高 87cm。症见：面色潮红，形体消瘦，精神疲惫，纳呆食少，大便秘结，小便短赤，自汗、盗汗，手足心热，舌红少苔。曾单纯服健灵液 3 个月，其诸症未得改善。实验室检查：红细胞380万/mm^3，血色素10g%，发锌57.3μg/g。治则：益气养阴。方用益阴散。每次1包，每天3次。配用健灵液5mL口服，每日3次。疗效观察：服药20天，食欲明显增加，其他诸症明显好转，二便调和，舌苔转花剥，继服益阴散半个月，食欲倍增，盗汗消失，舌质淡红、苔薄白，2个月后随访，体重增加至13kg。复查红细胞400万/mm^3，血色素11g%，发锌测定97μg/g。

5. 讨论

5.1 发病机制的探讨　通过临床观察，厌食证的发病原因及病理机制，笔者归纳为以下几个方面。

其一，喂养不当，乳食积滞，痰浊内生。小儿时期，脏腑娇嫩，脾胃功能薄弱，乳食不知自节，若喂养不当，饥饱无常，或嗜食肥甘生冷，过食滋腻补品，常会损伤脾胃，致使脾胃纳运失司，升降失调，造成食、湿、痰热停聚中州，不喜受纳。此种类型见于发病早期，以实证多见。

其二，脾胃虚弱，久病伤阴，运化无力。“脾气通于口，脾和则口能知五谷矣”。小儿脾常不足，加之有些小儿先天禀赋不足，或后天失于调理，致使脾胃受纳运化失司，脾不和则食不化，胃不和则不思食，故出现厌食，甚则拒食的表现。也有因大病、久病之后，失于调理，脾胃受损，气阴俱伤。胃为阳腑，体阳而用阴，胃阴不足，失于和降，则水食少入，而致厌食。脾阴虚则影响其为胃行其津液的功能，也可导致胃阴不足，出现食少、口干、舌红少苔、脉细数等胃阴虚证。故大病、久病或病后失调，损伤脾胃，无论脾气不足或脾胃阴虚均可影响食欲。此种类型病程多较长，以虚证为主。

从上可知，小儿厌食证的发生，总不离脾胃，正如《幼幼新书》指出："脾脏也，胃腑也，脾胃二气合为表里，胃受谷而脾磨之，二气平调，而谷化而能食。"《小儿药证直诀》亦指出："脾胃不和，不能食乳……"

5.2 厌食与缺锌的关系 近年来对厌食证的报道，多与缺锌有关，治疗上多采用补锌的方法。通过我们对小儿厌食证的临床观察体会到，缺乏微量元素锌虽可引起小儿厌食，但小儿厌食并非均由缺锌所致。同时单纯用补锌的方法进行治疗，并非均疗效满意。

600 例厌食证的观察，证实了用中医辨证施治方法进行治疗，疗效高于对照组，说明一方面原因是摄取不足，但更重要的原因是胃肠吸收功能障碍所致。因此对厌食证的小儿，应着重在调整胃肠吸收功能。我们采用了中医辨证分型进行施治，使胃肠吸收运化功能得到恢复，不但能改善食欲，而且由于吸收运化功能恢复正常，锌的吸收也随之增加，取得较理想的效果，疗效也较持久巩固。

5.3 厌食证的好发年龄 从厌食证的发病年龄来看，1—3 岁发病率最高，3—5 岁居第二，5 岁以上逐渐减少。1—3 岁已处于小儿断乳、增加辅食的阶段，往往由于喂养不当、饮食不节、断奶过早或过晚，影响脾胃功能，故发病率较高。5 岁以上学龄儿童，脾胃功能逐渐健全，生活饮食渐能自节自理，故发病率逐渐降低。

5.4 观察厌食证的辅助检查 观察厌食证，检查内容除测定发锌外，我们同时观察血常规的红细胞计数及血色素的情况。发现多数患儿存在贫血现象：血色素低于10%及红细胞低于350万/mm^3的占60%以上。这与小儿脾胃功能薄弱，气血生化之源不足有密切关系。调整脾胃功能，受纳运化恢复后，贫血也随之得到纠正。

“和胃消食丸”“健运增食丹”“益阴散”“调脾散”是我们以祖国医学的整体观念、辨证论治的基本特点作为理论指导，结合多年来对小儿脾胃功能失调几种常见情况的临床实践而总结出来的方药，所以正确使用这4种制剂能取得满意的疗效。

[《河北师范大学学报》(自然科学版)，1991年第3期]

中西医结合治疗肾病综合征100例观察

河北中医学院附属医院 谢惠芬 张成运 倪蔼然

我院1988—1990年，用中西医结合的方法观察治疗肾病综合征（以下简称肾病）100例住院患者，取得较好疗效，报告如下。

1. 一般资料

根据南京会议关于肾病综合征诊断的统一标准，本组病例100例均符合诊断标准。其中初治32例，复治60例；男75例，女25例；农民30例，学生24例，工人16例，干部1例，学龄前儿童

29 例；病程 1 年内 60 例，2 年 16 例，3 年 8 例，4 ～ 5 年 8 例；5 岁以下 18 例，6 ～ 10 岁 17 例，11 ～ 15 岁 8 例，16 ～ 25 岁 35 例，26 ～ 50 岁 19 例，51 岁以上 3 例。

2. 治疗方法

2.1 第一组 74 例用激素加中药治疗，强的松儿童每日 1 ～ 1.5mg/kg、成人每日 30 ～ 40mg，顿服，尿蛋白转阴后改隔日服用，以后每 4 周减 6mg。疗程 6 ～ 8 个月。

中药处方：生地黄、熟地黄、山茱萸、山药各 10g，茯苓 9g，泽泻、牡丹皮各 6g，女贞子、墨旱莲各 12g。据临床表现随症加减。

当激素减至 20mg/ 日以下时，可酌加仙茅、淫羊藿、巴戟天等。

2.2 第二组 26 例，用激素加环磷酰胺加中药治疗，强的松用法用量同前。环磷酰胺儿童每日按 1.5mg/kg、成人每日 150mg，分 3 次口服，用药 8 周无效时停用。如应用后，尿蛋白转阴，再用原量 4 周，然后改为服 3 天停 4 天，共用 8 周以巩固疗效。

中药处方：柴胡、郁金各 9g，丹参 12g，制何首乌、茯苓各 15g，泽泻 6g，大枣 7 枚。气虚者加黄芪、白术，阴虚者加当归、山药。适用于经服强的松纠正蛋白尿疗效不满意者。

随症加减　在肾病早期或再次复发初起，患者表现为高度浮肿，少尿，甚而有胸腔积液、腹水、阴囊水肿时，激素用法用量同前。中药：黄芪 20g，茯苓 15g，白茅根、白术、防己、大腹皮、陈葫芦各 12g，桑白皮、泽泻各 9g，制附子、猪苓各

6g。用利尿剂效果不明显者，同时加用脉通 100mL 加 5% 葡萄糖 200mL，加多巴胺 20 ～ 40mg，静脉滴注，每日 1 次，酌情加用速尿，使尿量维持在 1500 ～ 2000mL 及以上。当浮肿消退，尿量增多后，则用滋阴补肾剂治疗。因长期服用激素，抵抗力低下，往往容易发生上呼吸道感染，应配合抗生素治疗。中医处方：金银花、板蓝根、连翘、芦根各 15g，牛蒡子、桔梗、薄荷、蝉蜕、山豆根、玄参各 10g，茯苓、甘草各 3g。

3. 疗效分析

第一组 74 例，显效：临床症状消失，尿蛋白转阴，随访半年未复发 55 例；好转：临床症状消失，尿蛋白（+ ～ ++）13 例；无效：临床症状未消失，尿蛋白不下降 6 例，未发现副反应。第二组 26 例，显效 17 例，好转 6 例，无效 3 例，有 5 例出现副反应。

4. 讨论

治疗肾病综合征，目前主要是应用肾上腺皮质激素和细胞毒性药物。这两种药物虽然有一定疗效，但也有副作用，十几年来我们采用了中西医结合方法治疗肾病综合征，减少了激素及细胞毒性药物的副作用，并有助于巩固疗效防止复发。

皮质激素是治疗肾病的首选药物，但长期大量应用，病人常有医源性肾上腺皮质功能亢进症，表现为面色潮红、五心烦热、口咽干燥、心悸、消谷善饥，或有低热盗汗，舌红少苔、脉细数。故以滋阴补肾之法可减轻激素的副作用，又可增强疗效。

细胞毒性药物如环磷酰胺，也是治疗肾病的常用药，在单用激素疗效不满意时加用。但也有不同程度的胃肠道反应，如食欲减退、恶心呕吐、腹胀腹痛等。如加用疏肝利胆、健脾补肾的中药，病人能坚持服药，顺利完成疗程。

肾病在发病早期阶段，常表现为高度浮肿，少尿，甚则胸腔积液、腹水、阴囊水肿，在此阶段除予一定量的激素外，必须加用温阳益气、利水消肿的中药治疗，可起到一定效果。

中药清热解毒法治疗肾病的全过程可随时根据病情加以采用。服用激素及细胞毒性药物，患者免疫力低下，常因一些诱因而发生感染，此时采用中药清热解毒法控制感染有较好的疗效。

（《河北中医》1992 年第 14 第 4 期）

清心灵治疗小儿病毒性心肌炎的临床观察

河北省中医院　赵燕娥　郭登洲　任晓丹　黄春霞

指导：倪蔼然

病毒性心肌炎是儿科临床常见的心血管疾病之一，至今国内外尚无特效疗法。我们从 1987 年开始运用清心灵为主治疗病毒性心肌炎，取得了良好的疗效，现报告如下。

1. 对象与方法

1.1 对象　共观察治疗 100 例病毒性心肌炎的患儿。诊断标准参考九省市心肌炎协作组制定的病毒性心肌炎诊断依据，全部病例均来自河北省中医院儿科心肌炎专科门诊及住院病人。其中男性 56 例，女性 44 例；1 ～ 3 岁 19 例，3 ～ 7 岁 51 例，7 ～ 14 岁 30 例。平均年龄 8.5±2.6 岁。发病前 4 周内有明显病毒感染病史者84例，其中上呼吸道感染55例，气管炎或肺炎16例，肠道感染13例。就诊前，病程最短1周，最长3年。

1.2 方法　根据其临床表现：低热不退或反复发热，咽痛、咳嗽、乏力、心悸、胸闷气短、心前区疼，舌质红、苔白或腻，脉滑或促，脉律不整。辨证为热证、实证及湿热证，相当于病毒性心肌炎的早期或在患病过程中复感外邪者用清心灵［银花藤15g、连翘12g、苦参6g、板蓝根12g、薏苡仁8g、川朴9g、滑石18g（包）、黄连4g、半夏6g、苦杏仁6g、瓜蒌12g、薤白8g、苏梗10g等］治疗，日1剂，水煎取汁300～400mL，分3次服。3个月为1疗程，治疗前均做X线、心电图、心肌酶及同工酶等项检查，治疗3个月后复查以上各项（心电图每周至少1次），同时每天记录心率、心律、肝界大小、呼吸频率、心音等临床表现，对未恢复正常者，可继续用2～3个疗程。（以上药量为7～14岁用量。）

2. 治疗结果

2.1 疗效评定标准：依据1993年九省市心肌炎协作组第四次会议制定的标准。

2.2 结果与分析

2.2.1 心肌酶及同工酶的变化见表1。

表1　心肌酶、同工酶治疗前后异常例数比较（单位：例）

	LDH	CPK	GOT	LDH1/LDH2	CK-MB
治疗前	100	100	94	100	70
治疗后	15	6	10	19	15
消失率	85%	94%	89.4%	81%	78.6%

由表 1 可见，临床用清心灵治疗后心肌酶及同工酶异常的例数明显减少，说明清心灵对心肌酶及同工酶的恢复至正常有一定的作用。

2.2.2 心电图改变见表 2

表 2　治疗前后心电图异常例数的比较（单位：例）

	早搏	窦性室上性	ST-T 改变	房室传导阻滞	大致正常
治疗前	62	10	36	15	3
治疗后	20	3	10	6	0
消失率	67.7%	70%	72.2%	60%	100%

由表 2 可以看出，经以清心灵治疗后，心电图各项指标均有明显好转。说明服用清心灵对心电图的改变确有疗效。

2.2.3 治疗前后临床症状消失情况见表 3

表 3　治疗前后临床症状消失情况（单位：例）

症状	例数	消失	未消失	消失率 %
心悸	32	32	0	100
心前区疼	10	10	0	100
乏力	92	90	2	97.8
胸闷	89	86	3	96.6
气短（长叹息）	85	82	3	96.4

由表 3 可以看出，经采用清心灵治疗后，患者各项症状均明显好转或消失。

2.2.4 X 线及心脏超声检查

治疗前 X 线显示心脏增大者 10 例，治疗后 6 例恢复正常。治疗前心脏超声诊断为符合心肌炎改变者 90 例，治疗后恢复正常者 79 例。

3. 讨论

通过多年临床实践，我们体会到小儿病毒性心肌炎与感受外邪、脾胃功能失调、湿浊内阻密切相关，临床运用清热解毒的同时，并行祛湿化浊治疗，常能获得满意的效果。小儿卫外机能不固，外易为六淫所侵；且饮食不知自调，内易为饮食所伤，均可致痰热郁结胸膈，而使胸阳不展，阻滞心脉，则脉络不通。为此我们拟定出清心灵来治疗小儿病毒性心肌炎，方中金银花、连翘、苦参、板蓝根清热解毒，有杀灭病毒的作用；薏苡仁、川朴、滑石、黄连、半夏、苦杏仁有祛湿化浊之功效；瓜蒌、薤白、紫苏梗可宣痹通脉以舒展胸阳。临床如见胸闷、长叹息明显者加檀香；心前区疼痛、舌质暗红加鸡血藤；夜寐不安加首乌藤。

本方在临床应用上，对急性病毒性心肌炎或心肌炎患儿因复感外邪致使病情变化，以实证、热证或湿热为主要临床表现者效果良好。

（《河北中医学院学报》1995 年第 10 卷第 1 期）

敷脐疗法治疗婴幼儿腹泻 864 例临床观察

焦平　倪藹然　赵艳娥　耿少怡　苏春枝　戎士玲

河北省中医院（350011）

作者于 1992 年 7 月—1994 年 12 月应用敷脐疗法治疗婴幼儿腹泻 864 例，取得了较为满意的疗效。现将其总结如下。

1. **一般资料**

864例均符合中华人民共和国中医药行业标准所规定的中医病证诊断疗效标准。其中男460例，女404例；年龄：1岁以内608例，1～2岁168例，2～3岁88例；病程:1～2天336例，2～3天218例，3～5天106例，4～6天70例，7～10天84例，10～15天50例；并发症：伴呕吐367例，腹痛402例，感冒63例，发热108例，轻度脱水327例，中度脱水161例，重度脱水8例（配合支持疗法）；分型：寒湿257例，伤食487例，湿热120例。便常规镜检：有白细胞306例，脂肪球420例，便常规无异常138例。

2. **治疗药物及使用方法**

止泻Ⅰ号由白术、苍术、干姜、吴茱萸各等份组成。止泻Ⅱ号由黄连、吴茱萸、木香各等份组成。止泻Ⅲ号由吴茱萸、桔梗、炒麦芽、炒山楂、神曲、鸡内金、炒卜子组成。

将上药研极细面，每取3g，以陈醋（米醋）调成糊状，敷于神阙（脐中），外敷纱布，以胶布固定，一日一次，每次保持11～12小时，如小儿对胶布过敏，可用绷带绕腰缠敷固定。

3. **结果**

3.1 疗效标准

治愈：用药2～3次腹泻停止，大便成形，全身症状消失，大便镜检无异常。好转：用药2～3次大便次数明显减少，全身症状改善，大便镜检可见少量白细胞或脂肪球。无效：大便次数及全身症状未改善，或症状加重。

3.2 治疗结果（见下表）

中医分型	例数	治愈（%）	好转（%）	无效（%）
寒湿	257	198（77.04）	47（18.29）	12（4.67）
伤食	487	370（75.98）	98（20.12）	19（3.9）
湿热	120	76（63.33）	35（29.17）	9（7.5）
合计	864	644（74.54）	180（20.83）	40（4.63）

4. 病例介绍

例 1：谷某，男，4 个月，1993 年 8 月 19 日初诊。患儿因护理不当，腹部受寒，而大便稀薄，日行 5 ～ 10 次，色黄如蛋花汤样，伴轻度呕吐，乳食减少，尿少，无发热，舌淡、苔薄白，指纹淡。便常规：黄色稀便。镜检：白细胞（1 ～ 2），脂肪球（++）。西医诊断为消化不良，中医诊断为寒侵中阻，肠胃运化失调。治宜温中止泻，给予止泻Ⅰ号，外敷神阙，每日 1 次，每次 12 小时。经 2 天治疗大便基本成形，日行一二次，乳食正常，呕吐已止，复查便常规示未见异常。继用 1 次巩固，随访 1 个月未复发，病告痊愈。

例 2：徐某某，男，6 个月，1993 年 6 月 14 日初诊。患儿因喂养不当而引起大便溏泻 1 周，色黄如蛋花样，日行 10 余次，时有呕吐，泛恶，肚腹胀满，乳食稍减，苔腻，舌质淡红，指纹紫滞，曾服西药氟哌酸、庆大霉素、复方苯乙哌啶未效。便常规：色黄稀；镜检：脂肪球（+++）。西医诊断为消化不良，中医辨证为食滞伤中，中焦运化失常。治宜理气温运，给予止泻Ⅲ号。经治疗 3 天，大便成形，日行一二次，余症全消，便常规复查正常。

例3：高某某，男，15岁，1993年11月18日初诊。患儿素食炙烙之品，2天前突然大便次数增多，日行10余次，泻如水状，色黄而臭，夹有黏液，腹时痛，口渴，小便短黄，肛门灼热，舌红、苔黄腻，指纹深紫。便常规镜检：白细胞（10～15）。西医诊为急性肠炎，中医辨证为湿热内阻，气机不畅之湿热下痢。治以清热利湿止泻，给予止泻膏Ⅱ号，4日大便成形，日行一二次，余症全消，便常规正常。

5. 讨论

5.1 祖国医学认为神阙穴为上、中、下三焦之枢，人身之命蒂，系五脏之本，十二经脉之源，冲脉循行之地，元气归藏之根，属任脉，为阴脉之海，与督脉相表里，且脐又为冲脉循行之所，冲乃经脉之海，故任、督、冲脉一源而三歧，三脉经气相通，内联十二经脉、五脏六腑、四肢百骸，故神阙穴为经络之总枢、经气之汇海，药物敷脐后即可通过经脉循行而直趋病所，故古人将其称为“神气之穴”“通五脏而真神往来之门”“保生之根”。且神阙穴具有回阳固脱、振奋中阳、温补下元、运肠胃气机、化寒湿积滞等作用，通过药物对脐部的温通传导收敛，使泄泻停止。

5.2 现代医学认为，脐部是腹壁最后闭合之处，其表皮角质层薄，无皮下脂肪，屏障功能最弱，敏感度最高，外皮筋膜、腹膜相连，并布有丰富的神经和血管，故有较强而迅速的吸收能力，有良好的感受功能和传导能力，药物分子通过皮肤角质层进入细胞间质，迅速散入血而达全身，从而发挥治疗作用。另外，从人的生理分析，人在胚胎期都是通过脐静脉来吸取母体的营养而生长发育的，出生后虽然脐带封闭了，但它那不同于其他皮肤组织的解剖结构，仍不失为特殊通道。从上可以看出，此处不仅是吸收的通道，又是全身血管总汇，尤其是腹部血管与其连结最近，故可直接通过肠系膜连接、淋巴液的转运，促进肠黏膜对药物的充分吸收，改善肠壁的血液循环，肠壁的血液循环改善后，纠正了由于肠道毒素和因电解质紊乱所造成的肠胃功能代谢失常，或补偿正常血细胞的损失，从而调整人体胃肠功能的恢复而达到止泻目的。

从物理学上看，根据热胀冷缩的道理，热能使毛细血管扩张，且热能促进血液循环，从而增强血管的吸收能力，再加上敷贴药物多为辛温走窜之品，气味浓烈，对脐部的刺激作用较大，既有利于器官、组织功能恢复，又能起到温运血脉的作用，使肠系膜淋巴转运加快，带走肠内毒素和完成血细胞的生成代谢功能，达到止泻的目的。另外，敷脐药物渗入皮肤，还能作用于神经末梢，调整神经功能，激发抗病能力，增强免疫机制，从而达到治愈疾病的目的。

5.3 药物敷贴之所以能治疗泄泻，除了药物本身的止泻作用外，更重要的是其温运血脉、散寒祛邪之功。从以上三则病例来看，寒湿和伤食作泻者较多，故寒湿者选白术、苍术、干姜、吴茱萸，以健脾燥湿、温运止泻。方中白术善于健脾益气，利小便强身健体，故《药性论》云其“治水肿胀满，止呕逆，腹内冷痛，吐泻不止”；苍术芳香醒脾主以运脾；干姜、吴茱萸温中散寒止泻；丁香为引，取其香窜渗透之力以开通脐部之脉道，使药物直达病所。Ⅱ号方主治湿热泄泻，芳香温散之中，独以黄连为君，而达清热利湿止泻之功。《本草正义》曰："黄连，大苦大寒，苦燥湿，寒胜热，能泄降一切有余之湿火，而心脾肝肾之热，胆胃大小肠之火，无不治之。"吴茱萸取其温性防苦寒伤气，又用香窜之性而渗透。木香，《本草新编》记载："用广木香，由一分、二分至一钱而止。断勿出于一钱之外，过多反无效功，佐之补而不补，佐之泻而亦不泻也。"《本草求真》记载："木香下气宽中，为三焦气分要药。然三焦则又以中为要，故凡脾胃虚寒滞而见吐泻停食，肝虚寒入而见气郁气逆，服此辛香味苦，则能下气而宽中矣。"中宽则上下皆通，是以Ⅲ号方为三焦宣滞要剂，方中桔梗入肺胃二经，有升阳益胃之功，又有提气固肠之功，故《别录》曰："利五脏肠胃，补血气，除寒热风痹，温中消谷，疗喉咽痛。"《药性论》言其"去积气，消积聚……除腹中冷痛"。炒麦芽、神曲、鸡内金消食和胃、开中止泻；山楂化食积解结气、健胃宽膈；炒莱菔子消食除胀、行气止痛，主治下痢后重；丁香理气消胀，芳香走窜，为三方之引经要药。

5.4 清代吴尚先在《理瀹骈文》中说："不可苟见从事，必先明阴阳，识脏腑。"分清寒热虚实，方能取效。

笔者应用Ⅰ号方治疗寒性腹泻，针对其因寒邪侵及胃肠，胃肠功能失调而设，故以温运为主，药以辛温走窜、渗透之力强为宗旨。Ⅱ号方为湿热内阻而设，主治泄下臭秽，便如水样，故方中取黄连清热燥湿之性而获效。Ⅲ号方为食滞中脘，气机不畅而设，故方中以消导化滞为主，佐以升提之药桔梗而取效。所以

《理瀹骈文》谓："中焦之病，以药切粗末炒香，立敷脐上，为第一捷法。"可见此法应用之长久、疗效之可靠。实践证明，此法是祖国医学一大法宝，且操作简便，药源丰富，费用低廉，药效迅速，安全可靠，家长无煎药、喂药等麻烦，又是一种无创伤性的疗法，深受群众欢迎。

（《光明中医杂志》1996 年第 1 期）

倪蔼然教授治疗小儿咳嗽经验

郭登洲　韩培英

倪蔼然教授，主任医师，女，60 岁，1963 年毕业于天津中医学院。曾任河北省中医院儿科主任、儿科教研室主任，1993 年起享受政府津贴。从事临床、教学、科研工作 30 余年，积有丰富的经验。她所主持的《中医辨证分型治疗小儿厌食症》的科研课题，荣获河北省卫生厅科技进步二等奖。著书 2 部，撰写论文 20 余篇，其中《小儿多动症临床治疗体会》《中医辨证治疗小儿厌食症 600 例临床观察》等文章，对临床均有较高的指导价值。

倪蔼然教授业医 30 余载，临床经验丰富，擅长治疗小儿咳嗽，根据咳嗽的声音、病因、病程长短，结合望诊等，将经络辨证、脏腑辨证与四诊八纲辨证有机结合起来，取得了显著的疗效，兹整理介绍如下。

1. 审证求因，分清外感内伤

小儿脏腑娇嫩，卫外不固，外感咳嗽居多，而其他脏腑病变也可影响肺的正常功能而发生咳嗽。因此临证时辨清外感、内伤咳嗽尤为重要，根据发病季节及患儿临床表现，如冬春季节发病伴发热、流涕、鼻塞者，多以外感论治。如咳嗽时间较长无明显表证者，则以调整其他脏腑功能为先，灵活随证施治。小儿患病外为感受风、寒、热邪为主，且小儿为纯阳之体，感邪后多从火化，故热证居多；内为饮食所伤，脾失健运，水谷不能化生精微，反而酿成痰浊，上贮于肺，壅阻气道，致使肺气不宣，而引起咳嗽。痰热壅肺，肺失宣肃，为小儿咳嗽的主要病理基础。

2. 治疗当分虚实，区分不同病位

倪教授认为，小儿咳嗽应分虚实两类。凡感受外邪入里化热，炼液成痰而致者属实证，辨证要点为形体较胖，咳嗽声重，气粗痰壅，痰液浓稠，起病急，病程短，舌红苔白厚或黄厚，脉浮滑数，治以清热化痰为主。凡咳嗽日久不愈，耗伤正气属虚证，辨证要点为身体瘦弱，咳声低弱，痰稀色白或干咳少痰，发病缓，病程长，治以扶正调补肺脾为主。

倪教授认为，咳嗽的治疗应辨病与辨证相结合，抓住主要矛盾，分清主次虚实，如感受外邪而引起的咳嗽频作，喉痒声重，相当于现代医学的急性咽炎，则以祛风为主，用蝉蜕、桑叶、荆芥、牛蒡子、徐长卿等；如急性喉炎的咳声空空如犬吠样，则以清热解毒、利咽清喉的板蓝根、玄参、射干、木蝴蝶为主；如咳嗽痰少，咽部堵塞，伴扁桃体充血肿大，则重用清热利咽的马勃、射干、僵蚕、玄参等；如咳嗽痰多，色黄而黏，肺部听诊可闻及痰鸣音者，重用瓜蒌、胆南星、海浮石清热化痰；如咳嗽有痰，声重而沉，双肺可闻及中小水泡音，重用鱼腥草、桑白皮、刘寄奴等清热化痰、活血化瘀；如咳嗽气短，伴有哮鸣音，重用地龙、紫苏子、桑白皮、僵蚕、徐长卿等解痉平喘；如久咳不愈，语音低微，伴面色白者，加健脾益气的太子参、茯苓及润肺止咳的百部、百合；如干咳无痰，舌红、苔薄，脉细数，则加用沙参、麦冬、山药、白扁豆、川贝母等益气养阴、润肺止咳。

3. 脾胃为本，注重健脾调胃

脾为生痰之源，肺为贮痰之器。小儿脾常不足，故在用清热化痰、宣肺止咳药物治疗咳嗽的同时，应当顾护脾胃。根据患儿体质的胖瘦、舌苔厚薄、病程长短、咳嗽声音等变化，加用健脾调胃的药物，如太子参、茯苓、山药、白扁豆、鸡内金等。尤其是咳嗽后期更应强调调补脾胃，使脾胃功能健全，津液水谷运化正常，血脉流通则机体康健。

4. 病案举例

王某，男，4岁。患儿2个月前因发热咳嗽鼻塞，经西药治疗后发热鼻塞消失，咳嗽不止，曾先后肌内注射青霉素、先锋霉素、病毒唑等咳嗽不减，继用抗菌消炎药物及中药疏表宣肺化痰止咳等中药治疗近月余，未见好转。其间经多次胸部X线均无阳性发现。现咳声低弱，痰白清稀，面色白，汗出，舌质淡嫩，脉细弱。证属外感咳嗽日久不愈，耗伤正气，肺虚则气无所主所致。治宜调补肺脾。处方：黄芪、太子参、茯苓各12g，炒白术、陈皮、百部各8g，半夏、炙甘草各6g，生姜3片，大枣6枚。每日1剂，水煎服。4剂后，咳嗽锐减，无自汗出，结合患儿体质瘦弱、纳食欠佳，继用上方加山药、白扁豆各10g，砂仁6g，调理1周，患儿饮食正常，面色转润，咳嗽停止而病愈。

（《新中医》，1998年第30卷第7期）

抗痫神丹胶囊治疗癫痫临床研究

焦平　薄敬华　倪蔼然　张力　耿少怡　张洁　苏春芝

（河北省中医院　050011）

关键词：癫痫；抗痫神丹胶囊

1996—1999年，我们采用自拟抗痫神丹胶囊治疗癫痫158例，取得较满意的疗效，现报道如下。

1. 一般资料

本组158例均为门诊病人，经临床和脑电图、脑电地形图或CT检查，确诊为癫痫。其中男88例，女70例；年龄最小6岁，最大57岁，以15～46岁居多；病程最短1个月，最长23年。就诊前80%的患者曾服用抗癫痫西药如卡马西平、扑痫酮等。临床发作频率不一，多者每周发作3～5次，少者半月或2个月发作1次。将158例分为2组，治疗组108例，对照组50例，其中脑电图异常者治疗组78例，对照组35例。

2. 治疗方法

2.1 治疗组　服抗痫神丹胶囊（药物制备：人工牛黄、羚羊角粉、石菖蒲、麝香、金箔、川贝母、橘红、薄荷、钩藤、柴胡、大枣、白芍药、朱砂、全蝎、甘草等29味药按比例混合加工制成粉末，过100目筛后装入胶囊，每粒胶囊含药量0.5g），成人每次服4～6粒，小儿每次服2～3粒，1日3次，早、中、晚饭后服用，1个月为1疗程。正服用西药者，服抗痫神丹胶囊后15～20日后逐步减少西药用量，一般15～30日全部停用西药。对癫痫大发作不能很快控制者，将上方改为汤剂服用，待病情控制或症状缓解后改服抗痫神丹胶囊。

2.2 对照组　服用苯妥英钠，成人50～100mg，1日3次；小儿3～5mg/kg，1日3次服用。

2.3 疗程　2组病例均按时、按量服用药物，每15～30日观察1次，均观察2年以上。

3. 疗效观察

3.1 疗效标准　治愈：病情完全控制，未再次复发，间歇时间达用药前最长间歇期2倍以上；显效：病情基本控制，发作频率减少75%以上，症状减轻；有效：病情发作频率减少50%～75%，发作程度减轻；无效：病情较治疗前无明显差别或发作频率减少不足50%。

3.2 治疗结果

3.2.1 2组疗效比较 见表1。

表1　2组疗效比较

例（%）

组别	n	治愈	显效	有效	无效	总有效率%
治疗组	108	79（73.15）$^{\triangle}$	19（17.59）	8（7.41）	2（1.85）	98.15*
对照组	50	15（30.00）$^{\triangle}$	11（22.00）	16（32.00）	8（16.00）	84.00*

组间比较，$^{\triangle}x^2$=26.40，$P<0.001$，$^*X^2$=11.54，$P<0.01$

3.2.2 2 组副反应比较 见表 2。

表 2 是服药 1 ～ 3 个月的情况，3 个月后再度服药，治疗组副反应种类及例数未再增加，有些病例副反应反而消失；对照组副反应较为明显。

表 2　2 组药物副反应比较

例（%）

组别	n	头晕	嗜睡	反应迟钝	智力下降	合计
治疗组	108	4	5	0	0	9（8.33）△
对照组	50	3	5	2	1	11（22.00）△

组间比较，△x^2=5.77，$P < 0.005$

3.2.3 2 组脑电图疗效比较 见表 3。

治疗组较对照组脑电图改善显著。

表 3　2 组脑电图疗效比较

例（%）

组别	n	正常	基本正常	好转	未改善	总有效率
治疗组	78	31（39.74）	21（26.92）	17（21.80）	9（11.54）	88.46 △
对照组	35	9（25.71）	5（14.29）	7（20.00）	14（40.00）	60.00 △

组间比较，△x^2=12.07，$P < 0.001$

3.3 显效时间　服用抗痫神丹胶囊疗效出现时间，最短 9 日，最长 21 日，服用汤药者起效时间为 5 ～ 7 日，最长者 10 日。

4. 讨论

4.1 祖国医学认为癫痫多由风、痰、火、惊所致，精明之府失于神主，阴阳之气一时不得顺接，加之风性善动，故突然发生抽搐、昏倒、惊叫，因痰蒙清窍而神昏，故风与痰为发病的基础。抗痫神丹胶囊以豁痰开窍、息风止痉为主，使风息、气顺、痰消、空窍通达而神志渐复。方中人工牛黄、羚羊角粉、钩藤、薄荷清肝胆之热以避热生风；金箔、钩藤、朱砂、全蝎平肝熄风止惊；石菖蒲、麝香醒脑开窍；川贝母、橘红化痰导滞；柴胡、白芍、甘草缓解痉挛、育阴柔筋，使阴生阳长，化生有源，紧扣心、肝二脏之病机，痰、气、火三者之病源，融清热、疏肝、理气、平肝熄风、化痰开窍、育阴柔筋、宁心安神于一体，抗痫止惊疗效显著。

4.2 治疗组 78 例脑电图异常患者治疗结果表明，抗痫神丹胶囊对脑电图异常者的疗效基本上与临床平行，且随着时间延长脑电图可获得进一步改善，抗痫神丹胶囊对弥漫性痫样放电的控制作用优于局灶型痫样放电。同苯妥英钠控制全身性发作的作用机制不同，抗痫神丹胶囊疏通经络，缓解痉挛，主要改善精神紧张，抑制大脑的异常放电，从而起到控制癫痫发作的目的。

4.3 观察显示，抗痫神丹胶囊副反应小，继续用药后抗痫神丹胶囊的副作用反而消失，这说明此药长期应用是安全的，抗痫神丹胶囊虽然能抑制大脑异常放电，但对中枢神经的抑制作用显得非常小，而不至于使病人长期服药后出现痴呆或反应迟钝、记忆力减退等不良反应。

我们从治疗组抽查检验 40 例患者肝功能、乙肝五项、心电图、肺功能及肾功能、B 超检查，均未发现服抗痫神丹胶囊出现异常反应，个别病人服药 10 日后，感觉胃脘部不适，改为饭后 1 小时服药后则消失，胃溃疡或胃炎病人，服用 1 个疗程后休息 2 ～ 3 日，再服第 2 个疗程，则可避免副反应发生。

（《河北中医》2000 年第 3 卷第 22 期）

平痛神奇膏治疗小儿腹痛的临床疗效研究

河北省中医院：焦平　张福增　耿少怡
赵燕娥　郭登州　张爱英
指导：倪蔼然

腹痛是小儿常见的症状之一，涉及的疾病范围较广，许多内外科疾病均可出现腹痛，笔者针对祖国医学的“食积”“气滞”所引起的腹痛作为观察对象，拟定了“平痛神奇膏”治疗小儿腹痛264例取得了较好的疗效。

1. 一般资料

共观察264例，将其分为2组，治疗组：164例，其中男89例，女75例；年龄：3～5岁86例，6～8岁62例，9～14岁16例；病程：1～3天64例，4～6天50例，7～10天31例，10～15天13例，半月以上6例；合并有腹泻18例，便秘者36例，呕吐者9例，厌食34例。

对照组：100例，其中男62例，女38例；年龄3～5岁52例，6～8岁40例，9～14岁8例；病程：1～3天45例，4～6天26例，7～10天15例，10～15天9例，半月以上5例；合并有腹泻10例，便秘者18例，呕吐者9例，厌食18例。

2. 依据标准

以《中医儿科学》教材（第6版）和中华人民共和国《中医病症诊断和疗效标准》为依据。

2.1 辨证分型

气滞腹痛：脐腹部胀痛，阵发性发作，游走不定，伴两胁胀痛，嗳气，矢气痛减，苔白，脉弦滑。

食积腹痛：脐腹胀满，疼痛拒按，不思乳食，嗳腐吐酸，痛则欲便，便后痛减，夜卧不安，苔白厚，脉弦滑。

2.2 纳入标准

确诊为以上证型而出现此症状，经X光、实验室检查无器质性病变，属肠痉挛。

2.3 排除标准

凡是食积腹痛、气滞腹痛以外的证型，如“虫积”“血瘀”“痧胀”等或现代医学的“上感”“肺炎”“肠系膜淋巴结炎”“肠炎”“痢疾”及外科疾病引起的腹痛除外。

3. 治疗方法

共观察264例，并随机分为2组。治疗组：164例，用平痛神奇膏敷脐，1日1次，每次贴12～15小时；对照组100例，用654–2注射或片剂口服，1日2次，3天为一疗程。

4. 治疗结果

4.1 疗效标准　治愈：疼痛次数减少98%～100%，其他症状全部消失，理化检查未见异常；显效：疼痛次数减少50%～75%，其他症状好转；无效：疼痛次数不减少或减少10%～20%，其他症状无明显改善。

4.2 治疗结果　治疗组：治愈122例，占74.39%；显效26例，占15.85%；有效12例，占7.32%；无效4例，占2.44%，总有效率为 97.56%。

对照组：100 例，治愈 42 例，占 42%；显效 18 例，占 18%；有效 10 例，占 10%；无效 30 例，占 30%，总有效率 70%。

两组疗效比较差异有非常显著性，$P < 0.01$。

5. 典型病例

刘某，女，5 岁，因间断腹痛 5 天就诊。患儿于 5 天前不明原因引起腹痛，以脐腹为甚，时痛时止，伴腹胀，嗳气，纳呆，便干，时有胸腹满胀，曾在某卫生院针灸，服用“江中健胃消食片”“复方鸡内金片”等疗效欠佳，今日就诊于我院。查患儿面色㿠白，疼痛面容，精神紧张，心肺听诊未见异常，胃脘及脐腹部有轻度压痛，未触及条索状物和肠形，无反跳痛，舌淡红、苔白，脉滑数。血常规：WBC 5.6×10^9/L，N 56.7%，L 43.3%，Hb 12.8g/L，腹透未见异常。中医诊断为腹痛食滞型，西医诊断为肠痉挛。拟理气消食、解痉止痛，用平痛神奇膏贴脐，1 日 1 次，连用 2 天，腹痛次数减少 75%，继用 2 日，腹痛消失，其他诸症随愈。

6. 体会

祖国医学认为，神阙为上、中、下三焦之枢，人身之命蒂，五脏之本，十二经脉之源，冲脉循行之地，元气归藏之根，属任脉，为阴脉之海，与督脉相表里，而任、督、冲脉一源三歧，三脉经气相通，内联十二经脉、五脏六腑、四肢百骸，故神阙穴为经络之总枢、经气之汇海，药物敷脐后可顺经脉循行直趋病所，古人称其为“神气之穴”、通五脏而真神往来之门、促生之根，且神阙又有回阳固脱、振奋心阳、温补下元、运化肠胃、化寒利湿、消滞理脾的作用，利用药物对脐部的温通传导，达到理气、消胀、化积消食、解痉止痛之效。

现代医学认为，脐部是最后闭合之处，其表皮角质层薄，无皮下脂肪，屏障功能薄弱，敏感度最高，外皮筋膜与腹膜相连，并有丰富的神经、血管，故有较强的吸收功能和传导能力，药物分子透过皮肤角质层进入细胞间质而散入血液、到达全身，进而发挥治疗作用。

平痛神奇膏主要由延胡索、木香、鸡内金、甘松、荜茇、炒莱菔子为主组成，其中木香、姜黄、甘松、荜茇理气消胀、行血止痛，甘松经现代药理研究发现有明显的解痉止痛作用；鸡内金、炒莱菔子消食和胃、理气止痛。通过经络气血的循行，穴位的吸收，经络的传导，改善微循环，缓解肠痉挛，达到止痛目的。

采用了内病外治的方法，选用了吸收渗透性强的地道中药研成细末，严格选择病例，诊断准确，观察细致，操作认真，是达到治疗腹痛的保障。

平痛神奇膏针对食积、气滞而设，以中医基础理论为指导，根据多年的临床经验，本着疗效可靠、起效快捷、方便使用、治愈率、有效率高、经济合理的原则配伍，临床观察效果满意。

（《河北中医药学报》2001 年第 16 卷第 1 期）

中西医结合治疗肾病综合征合并泌尿系感染

河北中医学院附院　倪蔼然　安锡玲　赵艳娥

近年来，笔者发现肾病综合征（以下简称肾病）的疗效与泌尿系感染密切相关。我们自1981—1988年对66例病程较长、反复出现蛋白尿的肾病住院患儿做了中段尿培养，其中结果阳性的（中段尿培养菌落技术＞10^5/mL）30例，经中西医结合治疗控制了泌尿系感染，同时促进了肾病的缓解。现总结如下。

临床资料

30例中，男26例，女4例，年龄2～5岁7例，8～9岁14例，10～14岁9例。临床表现有明显泌尿系感染症状的23例。实验室检查：蛋白尿（++）8例，（+++）18例，（++++）4例，蜡样管型2例，颗粒管型7例，脓细胞管型3例，②中段尿培养结果：大肠杆菌16例，产气杆菌3例，副大肠杆菌2例，大肠杆菌和产气杆菌同时生长3例，肺炎克雷伯杆菌2例。

治疗方法及结果

肾病的治疗　对肾病初期常规给予肾上腺皮质激素（简称激素）治疗。其中酌情加用环磷酰胺12例，消炎痛18例，潘生丁2例。

泌尿系感染的治疗　1.西药：根据药物敏感性试验应用抗生素，依次为丁胺卡那霉素、氨苄青霉素、庆大霉素等。2.中药：对药敏试验不敏感者，临床多见舌质红、苔薄黄腻，脉滑数。拟清热解毒利湿法。予八正散化裁（木通、车前子、萹蓄、瞿麦、栀子、滑石、甘草、蒲公英、紫花地丁）。体质虚弱者去苦寒之木通、大黄、栀子以防伤胃，加入灯心草、白茅根、石韦、墨旱莲。

30例患儿采用上方治疗后，尿蛋白在2周内转阴者10例，2～4周转阴者15例，5周转阴者5例。在尿蛋白转阴后连续3次中段尿培养30例均为阴性。

典型病例

李某，男，8岁，1980年5月25日初诊。主因反复眼睑浮肿半年入院。曾在当地医院检查发现蛋白尿（++++），用强的松、潘生丁、消炎药治疗1个月，尿蛋白波动在（++～+++）。入院后尿检白细胞＞15个/高倍视野，3次中段尿培养均为产气杆菌生长，药敏试验无敏感药。给予激素并配合中药治疗。处方：萹蓄40g，瞿麦10g，车前子6g，马齿苋20g，蒲公英15g，石韦12g，白茅根20g，黄柏6g，滑石9g，甘草3g。每日1剂，水煎取250mL，早晚分服。治疗18天后临床症状消失，水肿消退，尿蛋白转阴，连续3次尿培养阴性，肾病缓解出院，随访半年未见复发。

（《河北中医》1990年第2期）

倪藹然治疗儿童多动综合征、多发性抽动症经验

葛鼎　董文锋　指导：倪藹然

儿童多动综合征（ADHD）又称注意力缺陷多动症，是儿童时期一种较常见的行为异常性疾病。临床特征为：与年龄不相称的注意力不集中，不分场合的动作过多，情绪冲动可伴有认知障碍和学习困难，智力正常或基本正常。属中医“躁动”“健忘”“失聪”等病证范畴。多发性抽动症（MT），曾称抽动－秽语综合征（TS），是一种复杂的慢性神经精神障碍，属中医“瘛”“梅核气”等病证范畴。现代医学主要以中枢兴奋药和三环类抗抑郁药治疗儿童多动综合征，以多巴胺受体阻滞剂治疗多发性抽动症，但效果不理想，且副作用大。河北省中医院倪藹然主任医师从事临床工作近50载，对于治疗儿童多动综合征和多发性抽动症积累了丰富的临床经验。我们有幸随师侍诊，受益颇多，现介绍如下。

1. 病因病机

倪老师认为，ADHD和MT现代医学虽定为两种疾病，但中医学辨证均属肝肾阴虚、相火妄动或肝阳上亢、肝风内动所致。ADHD属肝肾阴虚，相火妄动；MT属肝肾阴虚，肝阳上亢，肝风内动，故在此一同论述。形成本病的主要原因是先天禀赋不足、饮食不节、劳倦过度等，引起肝肾阴虚、相火妄动、肝阳上亢、肝风内动、心神失养、痰火扰心、痰浊内阻所致。又常因感

受外邪、情志不畅等导致病情加重。

1.1 禀赋不足，肝肾阴虚

先天禀赋不足，或后天体弱多病，调护失宜，致肝肾阴精亏虚。肾之阴精不足，不能上济于心，致心不主神明，故有思维短暂、注意力不集中、记忆力差、心神不宁、学习困难等。《灵枢·行针》曰："重阳之人，其神易动，其气易往也，言语善疾，举足善高。"所以阴虚阳亢之人易出现精神亢奋、多动多语、烦躁易怒、喜凉恶热等一系列阳亢之征。肾藏志，阴精亏虚，故做事有头无尾，完成作业困难，学习成绩差。肾之阴精不足，少数患儿可表现为相火妄动之征。《类经》云："魂之为言，如梦寐恍惚，变幻游行之境，皆是也。"肝藏魂，肝之阴精不足，相火妄动，魂失所藏，游荡无主，故见呓语、梦游、少于谋虑等。肝其华在爪，肾其华在发，阴精亏虚，故指甲、发泽不荣。《素问·阴阳应象大论》曰："风胜则动。"肝体阴而用阳，为风木之脏，性喜条达，主藏血、疏泄，开窍于目，其声为呼，变动为握，当由肝肾阴虚发展成肝阳上亢或肝风内动时，则出现眨眼、清嗓子、挤眉、噘嘴、摇头、耸肩、甩臂、握拳、鼓肚、踢腿、呼叫、秽语、破坏行为等阳亢或风动之象。

1.2 饮食劳倦，内伤脾胃

由于患儿多食辛辣厚味，酿热生痰，上扰心神，则见烦躁、多动、打人毁物、不避亲疏。或暴饮暴食，脾胃损伤，痰浊内生，阻于心窍，故见静谧懒言、睡眠不安、多梦、呓语、记忆力减退或头晕昏瞀、形体肥胖、舌苔厚腻、脉滑或缓等。《素问·阴阳应象大论》曰："脾在志为思。"患儿久玩电子游戏、看电视、考试前因多思伤脾，故易加重病情或复发。

1.3 感受外邪，加重病情

小儿为"纯阳"之体，生机蓬勃，发育迅速，阴精相对不足，若感受阴寒之邪，便易从阳化热，加重病情；若感受阳热之邪，同气相求，亦使病情加重。

1.4 情志失调，气郁化火

家庭教育不当，或经常打骂训斥，或单亲家庭，或娇生惯养致患儿冲动任性，皆可由于情志不畅，肝失疏泄，气郁化火，亦会加重病情。故《素问·至真要大论》曰："诸躁狂越，皆属于火。"

综上所述，本病病位在肝，常涉及肾、心、脾，其基本病机为肝肾阴虚，常发展成相火妄动、肝阳上亢、肝风内动、心神失养、痰火扰心、痰浊内阻等，又常因外感六淫和情志失调而加重病情。由于先后天同病，内外互因，涉及肝、肾、心、脾四脏功能失调，以致机体阴阳失衡，形成本虚标实之证，使病情反复发作、缠绵难愈。

2. 治疗方药

基于上述认识，倪老师集滋肝肾、潜肝阳、熄肝风、解肝郁、养心安神、清心祛痰、开窍益智、健脾益胃诸法于一方，自拟了治疗 ADHD 的调脑益志汤和治疗 MT 的止抽益志汤。

调脑益志汤组成：生地黄、熟地黄各 10g，山茱萸 10g，桑椹 12g，女贞子 10g，黄精 10g，制何首乌 12g，龟甲 10g，白芍

12g，灵芝10g，百合12g，合欢花、合欢皮各10g，茯苓12g，益智仁12g，石菖蒲12g，炙远志10g，龙齿12g，鸡内金10g，炙甘草4g。止抽益志汤组成：调脑益志汤加蝉蜕10g、钩藤18g（后下）、全蝎10g、僵蚕10g、天麻10g、天竺黄10g、龙骨10g、牡蛎10g、珍珠母12g。随症加味：摇头或点头甚加葛根10g；面部抽动甚加白附子6～10g；喜唾加（炒）白术10g；眨眼甚加白蒺藜10g、菊花10g；喊叫甚加磁石12g、朱砂1g（冲服）；时常清嗓加射干10g；鼓肚、身动、四肢动加地龙6～12g；明显的舌尖红加竹叶6～10g；纳差加焦三仙各18g；遗尿加桑螵蛸10g、金樱子10g；多汗加浮小麦15g；睡眠欠佳或入睡困难加酸枣仁15g（炒）、首乌藤10g；食积便秘加焦三仙各18g、生大黄3～10g；阴虚便秘加玄参10g、火麻仁12g；阳虚便秘加肉苁蓉10～15g、火麻仁12g；懊恼加栀子10g、淡豆豉6g、竹叶10g。若在治疗过程中患外感，应先治愈外感再治本病，或在方中加入治外感的药物，视病情而定。

调脑益志汤以孔圣枕中丹为基本方，功补心肾，专为“读书善忘”者设。配以生地黄、熟地黄、山茱萸、桑椹、女贞子、黄精、制何首乌滋补肝肾之阴精，“壮水之主，以制阳光”。白芍养血柔肝，配甘草缓急以止抽搐，配合欢花、合欢皮以舒肝解郁安神。灵芝、百合、茯苓、益智仁、石菖蒲、炙远志共奏养心安神益智之功。黄精、茯苓、鸡内金、炙甘草相伍，又有健脾化痰和胃之功，且防滋腻之品影响脾胃运化。茯苓、石菖蒲、炙远志化痰和胃开窍安神。炙甘草调和诸药。全方集滋阴、健脾、化痰、养心、益智、舒肝于一体，数法合用，多脏并治。止抽益志汤为调脑益志汤加息肝风、潜肝阳、清心热和化痰通络之品构成，功专治MT肝肾阴虚，肝阳上亢，肝风内动，故能使肝肾平，肝阳潜，肝风熄，而抽动止。

3. 典型病例

例1：栗某某，男，6岁，2009年3月8日初诊。患儿为第一胎，且足月、顺产。家人代诉：注意力不集中伴多动2年余。患儿于2年前无明显诱因出现注意力不集中、多动，伴夜间遗尿，冬季加重，自幼食欲欠佳，喜吃鱼及甜食，口气有酸腐味，大便时干，每日一二次。鼾声重，右侧卧加重，面赤，红星舌、薄黄苔，脉滑数，关脉甚，右脉较左脉无力。处方：调脑益志汤加焦三仙各18g、桑螵蛸10g、金樱子10g。用此方治疗月余诸症消失，随访至2009年10月未复发。

例2：陈某某，男，12岁，2009年9月15日初诊。患儿为第一胎，足月、顺产。家人代诉：清嗓子伴两腿抽动1年余。患儿于1年前无明显诱因出现清嗓子，两腿抽动。到当地儿童医院诊断为“抽动症”，予盐酸硫必利片100mg，每日3次；盐酸苯海素片（安坦片）2mg，每日3次；肌苷片200mg，每日2次，未能控制病情。现眨眼、注意力不集中，行为影响课堂秩序，面部抽动、点头，学习成绩明显下降，走路时蹦跳，口出秽语，喜唾，喉中“啊”声不断，纳差，注意力高度集中时诸症明显减轻。自幼反复发热，且爱玩电子游戏机，嗜食辛辣食物，舌质红、苔白，脉滑数。脑电图无明显异常。处方：止抽益志汤加射干10g、地龙10g、白附子10g、葛根10g、蒺藜10g、磁石12g、焦三仙各18g、(炒)白术10g。嘱其少玩电子游戏，忌食辛辣食物。患儿服药7个月余，诸症基本消失，后因2009年5月学习紧张病情复发，又服上方14剂，症状消除，服药期间嘱其渐停西药，已全部停服。后改用中药丸剂巩固疗效，病情稳定。

(《中医杂志》2010年第51卷第9期)

倪藹然教授治疗儿科外感疾病经验介绍

葛鼎　刘国英　指导：倪藹然

倪藹然系河北省中医院主任医师、教授，享受国务院政府特殊津贴专家，从事中医儿科临床工作四十余载，在治疗儿科外感性疾病方面独出心裁，疗效颇著。笔者有幸随师侍诊，现将其治疗儿科外感疾病经验，介绍如下。

1.病因病机

倪老师认为，儿科外感性疾病，包括现代医学之鼻炎、咽炎、扁桃体炎、喉炎、气管炎、支气管炎、肺炎、哮喘及麻疹、水痘等某些传染性疾病。小儿为纯阳之体，在外感表证中，风热证多见，如《宣明论方·小儿门》说："小儿病者纯阳，热多冷少也。"且现今之人，多恣食肥甘厚味，孕妇更是营养有加，小儿禀受内热之质，及小儿出生之后又多喂食各种高热量、高营养食物，使小儿后天形成内热体质，即使外感风寒，亦多从阳化热，形成风热表证，故咽痛、咽喉不利为儿科外感病之常见症状。又小儿脾常不足，且饮食不知自调，父母总爱多喂，故常有积食。感邪之后，肺失宣肃，津液不得敷布而生痰，痰壅气道，则咳嗽，或喉中痰鸣，故咳嗽、咳痰亦是小儿外感病之常见症状。同时，在外感病治疗过程中，由于调护失宜，重感外邪，常使病情加重。

2. 治疗方药

基于上述认识，倪老师自拟治疗小儿外感性疾病的倪氏小儿清宣饮，药物组成：金银花、忍冬藤各12g，连翘、桑叶、炒苦杏仁、淡豆豉各10g，桔梗8g，生甘草、马勃各6g。功为辛凉解表、清热宣肺，专为儿科外感病而设。方中金银花主入肺经，清热解表为君药。配以连翘清热散邪、忍冬藤清解里热为臣。桑叶配苦杏仁、桔梗，辛凉味苦，宣降肺气，祛痰止咳（咳嗽、咳痰为儿科外感病常见症状）；淡豆豉虽属辛温，但其性平和，辛而不烈，温而不燥，与大队辛凉药配伍，可增强辛散透表作用，且消食化滞，以助运化，马勃解毒利咽，共为佐药。生甘草配桔梗解毒利咽（咽痛、咽喉不利为儿科外感病常见症状），生甘草又助君臣药清热解毒之力、和调和诸药为使。临证时随病、证、症和现代医学视、触、叩、听、生化检查、影像学检查等所收集到的阳性体征进行加减。

2.1 随病加减　①鼻渊：流黄涕、鼻塞加辛夷、白芷各6g，辛夷为治鼻渊之要药，白芷通窍效著；头痛加白芷6g、川芎10g，鼻渊头痛部位多在前额，属阳明经，乃白芷专治之症，朱丹溪曰“头痛必用川芎”，故加此二药。②过敏性鼻炎：加蝉蜕、徐长卿各10g，炒苍耳子、辛夷各6g。现代药理研究发现蝉蜕配徐长卿有抗过敏作用，炒苍耳子、辛夷为治鼻渊之要药，故合用之。③喉炎：加蝉蜕、木蝴蝶各10g。喉炎的主要症状是音哑及局部不适，蝉蜕善治音哑，木蝴蝶善治咽喉不适，故合用之。④哮喘：加炙麻黄6g，石膏18g，紫苏子、款冬花各10g。炙麻黄、石膏、紫苏子均为治哮喘之要药，另加一味款冬花化肺中之痼痰。过敏性哮喘加蝉蜕、徐长卿、广地龙、桑白皮各10g。现代药理研究发现蝉蜕配徐长卿抗过敏效佳，广地龙、桑白皮泻肺平喘，故合用之。⑤积食：加炒莱菔子10g，焦三仙（焦山楂、焦麦芽、焦神曲）各6g，炙鸡内金9g。积食为小儿常见病，又多兼夹于外感证中，此五味药为消食要药，且无伤正之弊，合用能消谷、菜、面、肉、果、乳等各种积食。⑥麻疹：前驱期加浮萍6～10g，蝉蜕、柽柳各10g，前驱期在卫分证阶段，三药能辛凉解表，更为透疹要药；出疹期加紫草、牡丹皮、赤芍、生地黄各10g，出疹期相当于卫营合邪阶段，故于原方清热解表基础上加清热凉血之品；退疹期去金银花，加沙参、麦冬、芦根各10g，石膏12g，竹叶6g，退疹期为温病热后伤阴，故去清热疏散之金银花，加清热养阴之沙参、麦冬、芦根、石膏，其中竹叶既予热邪以出路，又兼清热除烦。⑦水痘：邪伤肺卫证加滑石、薏苡仁各12g，冬瓜皮10g，水痘时邪多夹湿邪，疏风清热、解毒利湿为邪伤肺卫证的治疗大法，故于原方加滑石、薏苡仁、冬瓜皮等利湿清热之品。⑧毒炽气营证者则合清胃解毒汤加减，清胃解毒汤为《痘疹传心录》中治疗水痘毒炽气营证的专方，但清热解毒之力较弱，故常与倪氏小儿清宣饮合方加减应用。

2.2 随症加减 ①咽痛加板蓝根、木蝴蝶、射干各10g，因板蓝根配木蝴蝶为治外感咽痛之要药，射干又利咽解毒，疗咽痹。咽干加玄参、蝉蜕各10g，两者合用利咽解毒、滋阴生津。咽后壁滤泡加山慈姑、牡丹皮各10g，此为倪老师的经验用药，疗效良好。咽痒加荆芥6g、牛蒡子10g，咽痒为风邪所致，此二味相配散风利咽，故加之。乳蛾红肿加僵蚕、黄芩、锦灯笼、射干各10g，此四味药相配散风邪、清肺热、消肿，故合用之。乳蛾红肿化脓加蒲公英、黄芩各10～15g，僵蚕、射干各10g，蒲公英为倪老师的经验用药，再配以后三味治疗乳蛾红肿。无咽痛去马勃。②音哑加金果榄、蝉蜕各10g，胖大海6g（后下），此三味为治疗音哑之专药，合用可增强疗效。③颈部臀核肿大加夏枯草10g、重楼6g，此二味为治疗臀核肿大之要药。④咳嗽加炙枇杷叶、炙百部各10g，二药炙用，兼以润肺。咳嗽吐白痰加炙百部、清半夏、陈皮各10g，咳嗽吐白痰量大多为脾虚所致的寒湿之痰，故用性温燥湿健脾祛痰之清半夏、广陈皮，二药相配且具二陈汤之意，再配以“嗽药”百部，标本兼顾。咽痒咳嗽加荆芥6g，牛蒡子、炙百部、蝉蜕各10g，咽痒为风邪所致，故用牛蒡子、荆芥、蝉蜕散风利咽，炙百部润肺止咳，四药合用，标本兼顾。咳嗽吐黄痰加全瓜蒌15g、浙贝母10g（捣），全瓜蒌清热化痰润肺，浙贝母清肺化痰止咳，二药相配，增强疗效。咳嗽便秘加瓜蒌仁15g（捣）、生大黄4g、枳壳10g，伴便秘之咳嗽，乃大便不通，肺气不降所致，故只需加此三味降气通便药便可愈疾。呕吐加竹茹、紫苏梗各10g，此二味药兼有降逆止呕之功，且紫苏梗兼有轻微疏解之力，故适用于外感表证而兼有呕吐者。干咳加沙参、麦冬、枇杷叶各10g。因干咳多为肺阴虚所致，故加用甘凉养肺阴之沙参、麦冬，再配以清肺化痰止咳之枇杷叶，以标本兼顾。⑤发热加金银花、连翘、薄荷（后下）各10g。此取银翘散之意以清热解毒、辛凉散风。恶寒、喷嚏、流涕加荆芥、防风各6g。寒热往来加柴胡12g、黄芩10g。发热、舌苔少加石膏20g、生知母10g，舌苔少为阴津不足之征，石膏配生知母不但清热效著，且有较强的生津之功。发热、呕吐、舌苔黄加芦根15g、川黄连6g、紫苏梗10g，此三症并见，乃热在胃腑，川黄连配紫苏梗取连苏饮之意，且以紫苏梗易紫苏叶，增强止呕之功，再加芦根清热止呕，作用更强。发热甚、抽搐加双钩藤15g（后下）、羚羊角丝3g（先煎）、紫雪散2g（冲服），发热甚伴抽搐乃热淫于肝经，致肝热生风，故加入清热息风之品。⑥头痛头晕加菊花10g、蔓荆子6g，头痛、头晕并见乃肝阳上扰之证，用菊花清肝，再配善止头痛之蔓荆子以增效。⑦口糜合用清热泻脾散加减，重用赤茯苓15g，清热泻脾散乃治小儿口糜之专方，重用赤茯苓是倪老师多年临床经验。⑧舌质红甚加忍冬藤12g、竹叶6g，舌质红乃内热之征，忍冬藤善清内热，竹叶清热且引热从小便出，是清下两法治热也。舌苔白厚，轻微恶风寒，加广陈皮10g、紫苏梗6g，外感表证中见舌苔白厚，多由外邪致脾失健运，或患儿素有脾虚之证，合以紫苏梗，疏散风寒，协助陈皮健脾和胃。舌质绛加大青叶6～10g，外感病中见绛舌，乃邪热亢盛，热入营血，故于方中加入清热凉血之大青叶。汗出、恶风、易感冒加黄芪15g、白术10g、防风6g，兼此三症者，乃表虚的典型症状，故加入益气固表之玉屏风散治之。

2.3 随现代医学诊断结果加减　①听诊肺部有湿啰音者，加黄芩10g、鱼腥草15～30g，肺部湿啰音多见于肺热壅滞证，故用黄芩、鱼腥草清肺热之重剂。②听诊肺部有哮鸣音者，加桑白皮、广地龙、紫苏子各10g，葶苈子6g，听诊肺部哮鸣音提示气道有痰阻，气道变窄，故用泻肺祛痰平喘药治之。③胸部X线片示肺炎加鱼腥草15g、金银花、连翘各10g，全瓜蒌12g，清半夏6g，倪老师从临床实践中总结出此五味药合用治肺炎效佳，故患者没有典型症状或体征，而只要胸片存在提示时亦用之。

3. 病案举例

例1：患儿，女，6个月，2011年8月24日初诊。家长代诉：发热3天，体温37.8℃，夜间甚，哭闹不安，微咳。2周前患手足口病，已治愈。查：咽红，舌红、苔白厚，指纹色紫，浮现于风关。处方：金银花、忍冬藤、连翘、桑叶各10g，炒苦杏仁（捣）、薄荷（后下）、桔梗、竹叶、牛蒡子各6g，焦三仙各4g，生甘草3g。3剂，每天1剂，水煎2次，取药汁100mL，分数次喂服。10月4日见其家长，诉患儿服药1剂后诸症消失，继服1剂巩固，药未服尽而病愈。

例2：患儿，男，10岁，2011年10月9日初诊。家长代诉：间断性咳嗽2月余。患儿于2月前无明显诱因出现间断性咳嗽，自服消炎、止咳化痰类药物后无效，故来诊。诊见：间断性咳嗽，时轻时重，咳吐黄稠痰，伴低热，体温 37.4℃，流黄涕，鼻塞。既往患有中耳炎、鼻炎。查：咽红，双乳蛾红肿且有少许脓点，舌红、苔薄白。听诊双肺呼吸音粗，有少许哮鸣音，脉滑略数。处方：忍冬藤、鱼腥草、蒲公英各 15g，全瓜蒌、金银花、连翘各 12g，桑叶、炒苦杏仁（捣）、黄芩、地骨皮、桑白皮、紫苏子、炙枇杷叶、清半夏、浙贝母（捣）、射干、桔梗各 10g，辛夷（包煎）、炒苍耳子各 6g，生甘草 4g（考虑到某些小儿一次服药量很少，未肯尽服，故方中每味药的剂量和成人相似，这样才能达到药物的有效浓度）。6 剂，每天 1 剂，水煎 2 次，取药汁约 300mL，每天 3 次。

10 月 15 日复诊：药后好转，仍有轻微咳嗽，吐痰，舌偏红、苔薄白，双肺呼吸音略粗，深吸气末有少许哮鸣音，脉好转。上方继服 6 剂。

10 月 21 日三诊：诸症悉除，查无阳性体征，原方继服 2 剂以巩固疗效。

（《新中医》2014 年第 46 卷第 1 期）

倪蔼然教授治疗小儿肺炎经验

黄萍娥　　指导老师：倪蔼然

“小儿肺炎”属中医儿科“肺炎喘嗽”范畴，临床以发热、咳嗽、气促鼻煽为主要特征，严重时可出现张口抬肩、呼吸困难、颜面、口唇青紫等症状，即西医所称“支气管肺炎”。该病多发于春秋两季以及季节交替之时，属于儿科临床常见病和多发病，其中以 1 ～ 3 岁小儿多见。倪蔼然教授系河北省中医院主任医师，享受国务院政府特殊津贴，从事儿科临床工作五十余载，对儿科诸多疾病见解独到，尤其是运用中药汤剂配合中成药治疗小儿肺炎独具特色。笔者有幸随师侍诊，现将倪师治疗小儿肺炎的经验介绍如下。

1. 病因病机

1.1 外感病因　由于小儿“脏腑娇嫩，形气未充”的生理特点，肺脏娇嫩，藩篱未固，腠理疏松，易受外邪侵袭。《幼科要略・春温风温》言：“春月暴暖忽冷，先受温邪，继为冷束，咳嗽痰喘最多。”若气候失常，非其时而有其气，外界冷热不均，或外出受风，或更衣脱帽，或汗出当风，以致小儿卒然受邪为患；若家长护理不当，衣被增减失宜，致使小儿寒温失调，外邪侵袭而为病。邪气多从口鼻、肌肤腠理而入，肺开窍于鼻，在体合皮毛，首先影响肺的生理功能，正如叶天士所言，“温邪上受，首先犯肺，逆传心包”，进而出现鼻塞、流涕、咳嗽等外感症状，因小儿发病后传变迅速，初为感冒，若失治误治可迅速转化为肺炎喘嗽。

1.2 内伤病因　《灵枢・逆顺肥瘦》曰：“婴儿者，其肉脆，血少气弱。”小儿乃稚阴稚阳之体，脏腑在趋于成熟过程中，形体尚未充实，气血生化不足，抵抗能力较弱，若禀赋不足，正气虚弱，则易发病。《育婴家秘》记载：“小儿血气未充……脾胃薄弱……神气怯弱。”小儿脾常不足，若饮食不节，致脾胃受损，纳化失常，而致宿食、痰湿内生，宿食、痰湿郁而化热，痰热之

邪上犯于肺，肺失宣降，发为本病

1.3 病情演变　小儿为纯阳之体，疾病传变迅速，外感邪气后易入里化热，内伤脾胃，易酿生痰热而上犯于肺，故而疾病初起以邪犯肺卫和肺热亢盛或痰热阻肺为主，后期多由实转虚，以肺脾两虚为主。

2. 诊断依据

儿科古称“哑科”，因小儿多不能自言，又常不配合医者，病情难以得知，故有“宁治十男子，莫治一妇人；宁治一妇人，莫治一小儿”的说法。倪师认为，小儿肺炎应采用中医望闻问切四诊，结合西医视触叩听、生化指标和医学影像学的结果综合确诊。

2.1 临床表现　小儿肺炎临床表现轻重不等，为便于诊治，将其分为急性期和缓解期。

2.1.1 急性期

邪犯肺卫和肺热亢盛或痰热阻肺为主，常见临床表现：①发热或不发热；②刺激性干咳，或有痰鸣音咳嗽，可伴有呛咳或呕吐；③可伴有喘憋；④舌质红，苔薄黄或苔厚，脉滑数或弦滑；⑤听诊，此法是确定小儿肺炎的关键体征。肺部体征可闻及双肺呼吸音粗和湿啰音，背部两肺底及脊柱旁较密集、深吸气末更为清楚。

2.1.2 缓解期

肺脾两虚为主，常见临床表现：①咳嗽少痰或干咳无痰；②食欲不振，恶心呕吐等；③舌红少苔或舌淡苔薄白，脉细数或细弱；④听诊：仅双肺呼吸音微粗，湿啰音已完全消失。

2.2 辅助诊断

①血常规检查：小儿肺炎分为细菌性感染和病毒性感染。细菌性肺炎时，血常规结果为白细胞总数增高，中性粒细胞比例增高。病毒性肺炎的白细胞数正常或减少，淋巴细胞比例增加，中性粒细胞比例无增高。②C反应蛋白（CRP）试验：细菌性感染时此值上升，升高程度与感染的严重程度成正比。

3. 治法方药

基于上述认识，倪师结合临床实际，在中医基础理论的指导下，总结桑菊饮、三拗汤和华盖散等组方思路，并自拟“小儿肺炎宁方”为基础方，分期论治，并随患儿症状、体征及现代医学检查结果进行加减配伍。兹介绍如下。

3.1 急性期治疗　以祛邪为主，以解表清热、宣肺平喘为治疗原则，选用小儿肺炎宁方。药物组成：忍冬藤12g，连翘10g，桑叶10g，苦杏仁10g，鱼腥草12g，前胡10g，炙枇杷叶10g，陈皮10g，甘草5g。

方中忍冬藤、连翘辛凉透表，兼有清热之功，忍冬藤走窜通络之性较强，连翘有消痈散结之功，两药相伍，使体内郁热宣散透达于外。桑叶甘苦性凉，善走肺络，清热宣肺；苦杏仁苦温，肃降肺气，二药相伍，直走上焦，一宣一降，以复肺宣发肃降之性。鱼腥草微寒，独归肺经，清热解毒、消痈排脓，据现代药理研究表明，鱼腥草有消炎、抗菌、抗病毒、平喘作用；黄芩苦寒，清热泻火，善清肺热，现代药理研究证明黄芩有广谱抗菌作用，对各种革兰氏阳性菌、阴性菌均有抑制作用，两药相伍，共奏清热化痰、泄肺排脓之功。其中鱼腥草的用量应随肺热咳嗽、痰黄黏稠的轻重程度选择，在 10 ～ 20g 之间；枇杷叶味苦性平，降肺下气；前胡辛散苦降，清热宣肺；桔梗味苦性平，开宣肺气，三药合用，加强宣降肺气之力。陈皮辛温，理气化痰，使全方不至寒凉壅滞；甘草甘温补中，调和诸药。诸药合用，共奏解表清热、宣肺平喘之功。

若听诊闻及双肺呼吸音粗、干啰音或湿啰音者，在“小儿肺炎宁”方上加桑白皮 10g、紫苏子 10g、地龙 12g，以泄肺平喘。若憋喘较重，另加炙麻黄 6g、葶苈子 10g，此二药药力峻猛，宜中病即止。

3.2 缓解期治疗　以扶正为主，调理小儿体质，促进身体全面恢复，以防邪气来复。若咳嗽痰少或干咳无痰者，宜加紫菀 12g、炙百部 12g、款冬花 12g，以润肺止咳化痰；若有易感、汗出、恶风者，宜玉屏风散（防风 10g、黄芪 10g、白术 10g）加怀山药、黄精各 12g，以益卫固表、健脾益气；若面色萎黄、食少纳呆、见食不香、舌淡少苔或无苔者，多为脾气亏虚兼胃阴不足，宜五味异功散（太子参 12g、白术 10g、茯苓 12g、陈皮 10g、甘草 4g）加沙参、麦冬、木瓜、鸡内金各 12g，以健脾益气、和胃增食，其中木瓜、鸡内金合用，可和胃增食，为倪师治疗食欲不振的常用药对；若患者为过敏体质，可加防风、蝉蜕、徐长卿、银柴胡、乌梅各 12g，此五味药据现代药理学研究证明有抗过敏之效；若患者舌苔厚，不加乌梅，以防敛邪之弊。

3.3 成药治疗

当患者确诊为小儿肺炎，小儿可服汤药，便以中药汤剂进行治疗。若小儿服汤药困难，单用中成药也可治愈。倪师选用的基本中成药为小儿肺炎散、猴耳环消炎颗粒（或炎宁颗粒）。在此基础上，随症选择合适的成药治疗。例如，小儿发热加儿感退热宁颗粒、小儿退热口服液，热甚超过 38.5℃时，在前两种中成药基础上加羚羊角粉以退热；小儿外感咳嗽兼食积属痰热者，加小儿消积止咳口服液；小儿久咳或咳嗽较重但痰不多者，加儿童咳液；咳嗽痰多或喉中痰鸣者加保童化痰丸或金振口服液；小儿食积发热加健儿清解液。

4. 病案举隅

病例 1：患儿，男，6 岁，2018 年 9 月 6 日初诊。1 个月前曾因肺炎住院治疗，活动后仍咳嗽有痰；1 周前又现发热，体温 39.4℃，咳嗽，流黄涕，经推拿治疗及服用中药和抗生素治疗。现咳嗽、热退。查：双肺呼吸音粗，可闻及湿啰音，舌微偏红、苔中白，咽微红，脉滑细数。处方：忍冬藤 12g，连翘 10g，桑叶 12g，苦杏仁 10g，鱼腥草 15g，黄芩 10g，炙枇杷叶 12g，前胡 10g，瓜蒌 12g，清半夏 10g，浙贝母 12g，牛蒡子 12g，蝉蜕 10g，射干 10g，桔梗 10g，陈皮 10g，炒莱菔子 10g，生甘草 5g。5 剂，每天 1 剂，水煎 2 次，取药汁 150mL。每次服约 10mL，2 小时口服 1 次，每日 5 ～ 7 次。

按：2018 年 9 月 16 日，该患儿家长反馈 3 剂药后基本不咳嗽。该患儿 1 个月前得过肺炎，未彻底好转便又因外感而复发，虽现已热退，但舌诊提示仍有余热，听诊提示有支气管肺炎，故治疗应以解表清热、宣肺化痰为主，选用小儿肺炎宁方加瓜蒌、半夏、蝉蜕、射干、牛蒡子，因该患儿痰热较重，故鱼腥草用量达15g，并加浙贝母、瓜蒌、半夏增强清热化痰之力；蝉蜕、射干、牛蒡子清热利咽，又可辛凉解表。

病例2：患儿，男，2岁，2018年11月24日初诊。感冒流涕，咳嗽3天，加重1天，大便干结。查：舌微红、苔白，双肺可闻及哮鸣音及湿啰音。处方：桑叶10g，苦杏仁10g，连翘10g，防风10g，黄芩10g，鱼腥草15g，葶苈子6g，地龙12g，瓜蒌12g，清半夏10g，前胡10g，炙枇杷叶10g，苏子6g，桑白皮9g，厚朴9g，生甘草3g，陈皮9g，炒莱菔子10g。5剂，水煎服。水煎浓缩150mL，每次10mL，每日5～7次。同时配合小儿肺炎散和猴儿环消炎颗粒治疗。

按：该患儿属于痰热内阻型的肺炎喘嗽，故用“小儿肺炎宁方”的基础方。此外加葶苈子、地龙、紫苏子、桑白皮以泻肺平喘，防风以祛风解表，瓜蒌、半夏增强化痰之力，厚朴、炒莱菔子以行气化积。

2018年12月1日二诊：药后肺炎好转，已无明显症状，大便较为正常，日行1次。查：舌微红，苔薄白，双肺呼吸音微粗，未闻及哮鸣音及湿啰音。在前方基础上，减去防风、葶苈子、地龙、瓜蒌、半夏、紫苏子和厚朴。再予3剂，以兹善后。

倪教授在中医辨证论治的理论基础上，结合现代医学检查手段，利用纯中药治疗小儿肺炎，体现了中医治疗急症的优势所在。身为学生，我们有责任将老师的宝贵经验继承和传播，惠及更多同道中人和有志之士，此乃吾辈之幸，也是写文的初衷。

（本文在《中国中医药报》2019 年 6 月 10 日所发表文章的基础上稍作改动，以弥补之前不足和欠缺之处。）

内外合治：倪蔼然教授运用中药和耳穴治疗小儿抽动障碍经验

黄沛森　倪蔼然

摘要：倪蔼然教授是河北省儿科名家，潜心研究小儿抽动障碍多年，她认为此病的发生与小儿的体质密切相关。小儿先天禀赋不足，以及肝常有余的生理特点，加之家庭教育的缺失，家长对孩子的打骂，导致肝肾阴虚，阳亢化风，遂出现一个或多个部位的不自主抽动，或伴有精神意识思维情志上的异常变化。而小儿多发的外感邪气袭肺与饮食失和伤脾，又能导致该病的加重。根据多年临床经验与总结，倪教授创制了“调脑灵”一方，该方以滋肾阴、息肝风、开心气、镇静安神以及调和肝脾为大法，并配合耳穴贴敷，内外合治，对该病的治疗取得了良好的疗效。同时通过这一治疗方案，也为我们临床上治疗其他疾病提供了新思路，就是外治法与内治法共同使用，使临床疗效进一步提高。

关键词：抽动障碍　倪蔼然　内外合治　调脑灵　耳穴

1. 抽动障碍概述

抽动障碍是起病于儿童或青少年时期的一种神经精神障碍性

疾病。以不自主、反复、突发、快速的，重复、无节律性的一个或多个部位运动抽动和（或）发声抽动为主要特征。抽动障碍属于中医“肝风”“抽搐”“瘛疭”“筋惕肉瞤”等范畴[1]。

根据基本症状，可分为运动抽动和发声抽动，而进一步根据抽动的复杂程度可分为简单形式和复杂形式。运动抽动的简单形式可表现为眨眼、耸鼻、咧嘴、耸肩、转肩或斜肩等；运动抽动的复杂形式可表现为蹦跳、跑跳、旋转、屈身、拍打自己或猥亵行为等。发声抽动的简单形式可表现为清嗓子、吼叫声、嗤鼻子、犬吠等；发声抽动的复杂形式可表现为重复言语、模仿言语、秽语等。

抽动症状的特点是不随意、突发、快速、重复和无节律性，可以受意志控制在短时间暂时不发生，但却不能较长时间地控制症状。在受到心理刺激、情绪紧张、学习压力大、患躯体症状疾病或其他应激情况下发作较频繁，睡眠时症状减轻或消失。

到目前为止，对儿童抽动障碍的诊断采用的是临床描述性诊断方法，没有一个特异性的病理生理学实验指标用于确定诊断，导致该病诊断的不确定性。

2. 病因病机

2.1 肝亢风动

抽动障碍患者表现为全身肌肉的不自主抽动，从中医辨证来看，实际上是肝风的表现。肝体阴而用阳，为风木之脏，明代医家万密斋认为小儿体质“肝常有余”，肝常有余则易肝阳亢盛，进而化风，《素问·阴阳应象大论》云“风盛则动”，故可见全身肌肉抽动。另外，肝主疏泄，条畅气机，调节情志，小儿心智不全，情绪容易波动，导致气机失其条达而郁滞，久郁之下，必有伏阳，阳郁久则化风，亦致抽动。

2.2 肾阴亏虚

肾为先天之本，小儿先天禀赋不足或温热病久劫烁真阴，均可导致肾阴亏虚，水不涵木，肝阴虚损则无以制约肝阳，肝阳上亢而动风，则发为抽动。另外乙癸同源，精血互化，肾阴亏虚日久，肝血岂能无虞。覆巢之下，安有完卵，故最终发展为肝肾阴虚于下，肝阳亢盛于上，化风则发为抽动。

2.3 心神失明

肝火、肝阳上犯于心，火热扰神，神失清明，故可见患儿秽语、多动。《灵枢·本神》中云“所以任物者谓之心”，心神失于清明，则心不任物，可见注意力不集中、学习困难等。另外木生火，肝火旺盛容易引起心火旺盛，则可见患儿烦躁不安、夜寐翻身呓语等。

2.4 脑髓空虚

脑为髓海，肾主骨生髓，上通于脑，故肾阴亏虚，生髓不足，则髓海空虚；脑为元神之府，为意识思维活动的枢纽，当髓海空虚无以濡养元神，则元神失养，出现意识思维及情志方面的异常。

2.5 肺脾失和

小儿由于调护不当，多发外感疾病和内伤饮食失和。外感邪气袭肺，饮食失和伤脾，夫病痼疾，又加以肺脾失和，则可使原本的病情加重或预后不良。

3. **治疗**

3.1 中药治疗

倪教授根据多年临床经验与体会，针对此病的治疗，创制了“调脑灵”这一经验方，方药如下。

生地黄 12g，女贞子 12g，桑椹 10g，龟板 12g（先煎），益智仁 10g，天麻 10g，钩藤 18g（后下），生牡蛎 10g（先煎），珍珠母 12g（先煎），全蝎 6g，僵蚕 10g，蝉蜕 10g，石菖蒲 10g，远志 10g，生龙齿 12g（先煎），生龙骨 10g（先煎），百合 12g，灵芝 10g，白芍 12g，茯苓 10g，鸡内金 12g。

随症加减：点头伸颈者，加葛根 10 ～ 15g；挤眉动眼者，加白蒺藜 10 ～ 12g；清嗓子、发出吭吭声者，加射干 12 ～ 15g；咧嘴、面部肌肉抽动者，加白芷 10g、防风 10g，甚者加白附子 10g；动腿甩臂、全身抽动者，加地龙 10g；舌质偏红者，加忍冬藤 12 ～ 15g、连翘 10 ～ 12g；舌苔厚者，方中茯苓可加至 15g；舌苔不太厚者，可酌情加山茱萸 12 ～ 15g、怀山药 10 ～ 15g；目眵多者，加菊花 10 ～ 15g、木贼 10 ～ 15g；食欲不振者，方中鸡内金可加至 15g，或另加木瓜 10 ～ 15g、陈皮 10g。

3.1.1 方义分析

3.1.1.1 滋肾阴

生地黄滋补肾阴，或问滋补肾阴何不用熟地？小儿多脾胃不足，或积食难消，熟地黄滋腻难以运化，故弃之不选，而改用生地黄，益肾水而无滋腻之虞。女贞子与桑椹取二至丸之意，滋补肝肾阴液。龟板大补真阴，填补亏虚之肾阴，又能潜降肝阳而息内风。益智仁性温，能温补肾阳，此乃阳中求阴之意，正如张景岳所言："善补阴者，必于阳中求阴，则阴得阳升而泉源不竭。"

3.1.1.2 息肝风

平抑肝阳 天麻、钩藤均能平抑肝阳，又能直接息风止痉，用之治疗肝阳化风，真可谓事半功倍。其中钩藤性凉，轻清透达，长于清热息风；而天麻甘平质润，清热之力虽不及钩藤，但肝风内动、惊痫抽搐者，不论寒热虚实，皆可运用。

介类潜阳 林佩琴在《类证治裁》中云："凡肝阳有余，必须介类以潜之。"故用珍珠母、生牡蛎等介类重镇潜阳，使亢盛之肝阳潜藏于下，断其化风之变。另外，珍珠母与生牡蛎又能重镇安神，与生龙骨、生龙齿配伍，增强安神之力。

虫类息风 全蝎、僵蚕、蝉蜕三药均为虫类药，均能息风止痉，而虫类药为血肉有情之品，较一般草本类药物的功效更强。其中全蝎专入肝经，性善走窜，既平息肝风，又搜风通络，有良好的息风止痉之功，为治疗痉挛抽搐之要药。而僵蚕味辛行散，既能息风止痉，又能通络。蝉蜕甘寒，既能疏散肝经风热，又可凉肝息风止痉。

3.1.1.3 开心气

远志、石菖蒲二药相伍能开心气，《神农本草经疏》言远志"阳主发散，故利九窍，心气开通则智慧自益。经曰：心为君主之官，神明出焉。天君既定，五官自明，故耳目聪明，不忘强志"。《神农本草经疏》言石菖蒲"阳气开发，芬芳轻扬，气重于味，辛兼横走，故能下气开心”。心主藏神，心神以清明为要，故心气开通则心神清明，心神清明则心能正常任物。

此对药为倪教授从孔圣枕中丹化裁而来，《医方集解·孔圣枕中丹》中云“远志苦泄热而辛散邪，能通肾气上达于心，强志益智；菖蒲辛散肝而香舒脾，能开心孔而利九窍”。

3.1.1.4 镇静安神

抽动障碍者多属于阳亢有余，整个人处于兴奋高亢的状态，阳主动主升，阴主静主降，故选用生龙齿、生龙骨，二药质重，均入心、肝经，能镇惊安神，使被阳亢扰动之神恢复平静。另外生龙骨亦有平肝潜阳之功，加强息肝风之力。而百合配合灵芝能清心补气安神，其中百合取义于《金匮要略》中百合病“如有神灵者”，清心以安神，使心神恢复清明。

3.1.1.5 肝脾同调

肝体阴而用阳，平肝之余，尤须柔肝，故选用白芍养血柔肝，且白芍亦有解痉之功，如《伤寒论》中治疗脚挛急之芍药甘草汤。《金匮要略·脏腑经络先后病脉证》起首即云“见肝之病，知肝传脾，当先实脾”。此病肝阳化风，恐其克伐脾胃中焦，故用茯苓培补脾胃，防其伤中焦生生之气，另外茯苓亦有安神之功，此可谓一石二鸟也。而鸡内金则能健脾胃而消食，同时能帮助脾胃更好吸收药力。

综上所述，全方集滋肾阴、息肝风、开心气、镇静安神于一体，同时考虑到肝脾同调，数法并用，多脏并治，符合中医的整体观念与辨证论治。

3.1.2 加减药物分析

点头伸颈者，是头颈部肌肉的痉挛抽动，加葛根，取义于《伤寒论》第 14 条："太阳病，项背强几几，反汗出恶风者，桂枝加葛根汤主之"。葛根有很好的解痉作用。

挤眉动眼者，为眼肌痉挛，肝开窍于目，此为肝风袭于本经；白蒺藜入肝经，长于祛风而明目，《神农本草经逢原》云："白蒺藜，性升而散，入肝肾经，为治风明目要药。风入少阴厥阴经者为向导，目病为风木之邪，风盛则目病，风去则目明矣。"

清嗓子、发出吭吭声为喉肌痉挛，用射干乃取义于《金匮要略·肺痿肺痈咳嗽上气病脉证治》"咳而上气，喉中水鸡声，射干麻黄汤主之"，以其能利咽喉而化痰。

咧嘴、面部抽动者，为面肌痉挛；足阳明胃经的循行，"起于鼻，交頞中，旁纳太阳之脉，下循鼻外，入上齿中，还出挟口环唇，下交承浆，却循颐后下廉，出大迎，循颊车，上耳前，过客主人，循发际，至额颅"，可见其广泛分布于面，因此有"阳明主面"一说。而白芷走阳明，善祛阳明经之风，另外防风通治一身内外之风，白芷与其相伍，能引其入阳明，加强祛风之功效。白附子，亦走阳明善于祛面风，《本草备要》云其为"阳明经药，能引药势上行，治面上百病。阳明之脉荣于面，白附能去头面游风"。

动腿甩臂、全身抽动者，为肝风游走于周身，风性善行而数变，肝风所至，痉挛由生。地龙性善走行，平肝息风而通经活络，能搜刮周身经络之风。

舌质偏红者，为有里热，忍冬藤功用与金银花相似，但忍冬藤为藤类药，走窜通络之性较强，与连翘相伍，能宣透疏散在里之郁热。

舌苔厚者，为水湿之象，重用茯苓以健脾利湿。

舌苔不太厚时，提示脾胃运化功能较好，可酌情加山茱萸和怀山药增强补益肝肾之力。

目眵多者，为肝火上炎于目，火热劫烁津液而成目眵，加菊花、木贼清肝明目。

食欲不振者，加鸡内金、木瓜、陈皮以健胃消食。

3.2 耳穴治疗

根据生命全息学，人体是一个有机整体，耳朵亦是一个小的人体，耳朵与人体脏腑经络密切相关，在耳朵上有着许多人体脏腑经络躯体的反应点。当人体的脏腑经络躯体出现异常时，往往在耳朵的相应部位会出现压痛敏感、变形、变色等反应，而我们亦可以通过对这些穴位进行刺激来调理人体相应的脏腑经络。倪教授根据多年临床经验总结出耳穴贴敷辅助中药治疗，效果相得益彰。兹介绍如下。

主穴：耳尖、神门、交感、肾、肝、脾。

随症加减穴位：点头伸颈者，加颈穴；挤眉弄眼者，加眼穴；清嗓子、发出吭吭声者，加咽喉穴；咧嘴者，加口穴。

每次用王不留行贴敷于上述一侧耳穴，下次则选对侧耳穴，如此左右耳朵轮流贴敷。每次持续 5 ～ 7 天，嘱每日用手轻轻按压 6 次，每次 5 分钟左右，以耳朵发潮红并伴酸痛感为度。

4. 病案举隅

4.1 病案一

高某，男，8 岁，2017 年 8 月 13 日来诊。

主诉：家长述患儿出现抽动现象 2 个月，加重 1 周。

刻下：患儿面部表情异常，挤眉弄眼，咧嘴，清嗓子，口出秽语。食欲一般；大便正常，小便调；夜寐不安，翻身呓语。查其舌质略偏红，苔白略厚，脉弦滑。

家长代述：2 个月前患儿临近期末考试，可能因学习压力大而出现抽动现象。平素性格急躁，爱发脾气。

予调脑灵加白蒺藜 10g、白芷 10g、防风 10g、射干 15g、忍冬藤 12g、连翘 10g，鸡内金加至 15g。7 剂，每日 1 剂，水煎，分早晚 2 次温服。

另外配合耳穴治疗，取一侧耳朵的耳尖、神门、交感、肾、肝、脾、眼、口、咽喉穴贴敷，嘱其每日用手按压 6 次，每次 5 分钟，以耳朵发潮红并伴酸痛感为度。

并嘱其不要打骂孩子，给予沟通、包容和关爱。

2017 年 8 月 20 日二诊：仍有挤眉弄眼、咧嘴，但出现的频率减少，清嗓子基本消失，仍偶有秽语，夜寐稍安。查其舌质略红、苔白略厚，脉弦滑。

上方去射干，白蒺藜加至 12g，防风加至 15g。7 剂，每日 1 剂，水煎，分早晚 2 次温服。

耳穴治疗同上，去咽喉穴。

2017 年 8 月 27 日三诊：家长代述近 1 周未听见秽语，仍有挤眉动眼。查其舌质略红，苔白略厚，脉弦滑。

上方茯苓加至15g。7剂，每日1剂，水煎，分早晚2次温服。

耳穴治疗同上。

因临近开学，嘱家长与患儿多沟通交流，避免学习上的压力影响病情。

后来以此方加减并耳穴贴敷治疗月余，其间因患儿感冒停服1周，停药期间症状无反复，因此与患儿家长商量中药减量，由每日1剂改成2日1剂。

2017年10月1日四诊：诸症基本均已消失，遂停中药，仅予耳穴治疗，并嘱其平时加以调护。

4.2 病案二

李某，男，6岁，2017年8月19日来诊。

主诉：不自主挤眼1个月。

家长述患儿出现挤眼一症1个月，曾于眼科治疗未效，后于河北省儿童医院诊断为抽动症，予甲钴胺等神经营养剂治疗罔效。

刻下：挤眼，清嗓子，咳白黏痰，多动，注意力欠集中。查其舌质微红，苔薄白，脉滑细。

予调脑灵加忍冬藤12g、连翘10g、白蒺藜12g、射干12g、浙贝母12g。7剂，每日1剂，水煎，分早晚2次温服。

另外配合耳穴治疗，取一侧耳朵的耳尖、神门、交感、肾、肝、脾、眼、咽喉穴贴敷，嘱其每日用手按压6次，每次5分钟，以耳朵发潮红并伴酸痛感为度。

2017 年 8 月 26 日二诊：药后嗓子已清利，眨眼亦大为减轻，仅偶尔发作。舌微红、苔薄白，脉滑细。

上方去射干、浙贝母，继服 7 剂以巩固疗效，日 1 剂，水煎，分早晚 2 次温服。

耳穴治疗同上，去咽喉穴。后痊愈。

4.3 病案三

马某，男，9 岁，2017 年 8 月 20 日来诊。

患抽动症已有 4 年，4 年来遍服中药，症状反复，时轻时重，近半年情况加重。

刻下：不自主眨眼、清嗓子、伸颈。纳寐可，二便正常。查其舌质微红，苔白略厚，脉弦滑细。

予调脑灵加白蒺藜 12g、射干 12g、葛根 12g。7 剂，每日 1 剂，水煎，分早晚 2 次温服。

另外配合耳穴治疗，取一侧耳朵的耳尖、神门、交感、肾、肝、脾、眼、咽喉、颈穴贴敷，嘱其每日用手按压 6 次，每次 5 分钟，以耳朵发潮红并伴酸痛感为度。

2017 年 8 月 27 日二诊：症状未见明显改善，且近 1 周增加面部肌肉抽动明显，大便稍偏干。舌微红、苔白薄，脉弦滑。

上方生地黄加至 15g，另外加防风 10g、白芷 10g、地龙 12g。14 剂，每日 1 剂，水煎，分早晚 2 次温服。

耳穴治疗同上。

2017 年 9 月 10 日三诊：抽动诸症减轻，出现频率减少。舌微红、苔白薄，脉弦滑。

上方继服14剂，每日1剂，水煎，分早晚2次温服。

耳穴治疗同上。

后以此方加减配合耳穴贴敷治疗半年余，诸症得到控制，未出现反复。

4.4 小结

抽动障碍一病，对于病程短者，或初起即及时治疗者，能较快取得效果；而病程已久者，由于失治误治，往往导致治疗周期变长，且症状易出现反复。另外由于此病与情绪关系密切，家长在治疗过程中，需要耐心配合，并对患儿加倍关爱与呵护。

5. 总结和展望

倪蔼然教授通过自己多年的临床经验，潜心研究，针对小儿抽动障碍这一疾病，总结出一套内外法合治的治疗方案，使临床的治疗效果大大提高。这不仅给治疗小儿抽动障碍带来新的解决办法，更给我们临床上面对其他疾病的时候提供一个新思路，那就是内外法并用。中医学源远流长，我们要深入挖掘外治法的理论与经验，使之成为与内治法并驾齐驱的一个“制胜法宝”，从而让我们的中医药事业发展更上一个台阶。

参考文献

[1] 马融. 中医儿科学 [M]. 北京：中国中医药出版社，2016：147，15–16.